10대의 뇌

THE TEENAGE BRAIN

인간의 뇌는 어떻게 성장하는가

THE
TEENAGE
BRAIN

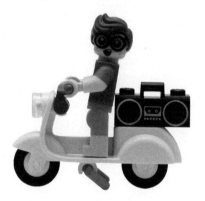

10대의 뇌

프랜시스 젠슨 · 에이미 엘리스 넛 지음 | 김성훈 옮김

웅진지식하우스

이 책을 두 아들, 앤드루와 윌에게 바친다. 아이들이 10대를 지나 어른으로 자라는 모습을 지켜보는 것은 인생 최대의 즐거움이었고, 그 시기를 잘 헤쳐 나갈 수 있도록 두 아이를 인도하는 것은 인생에서 가장 중요한 일이었다. 우리는 그 여정을 함께했으며, 내가 아이들을 가르친 만큼, 아이들도 나에게 많은 가르침을 주었다. 그리고 그 결과가 바로 이 책이다. 부디 이 책이 청소년 자녀를 돌보는 사람들뿐만 아니라 10대 자신들에게도 도움이 될 수 있기를 바란다.

내가 14살 소년이었을 때, 우리 아버지가 너무 무식한 것 같아 도저히 가까워지고 싶지 않았다. 하지만 7년이 지난 21살이 되었을 때야 나는 아버지가 얼마나 많은 걸 알고 있는지 깨닫게 되었다.
_마크 트웨인

차라리 16살과 23살 사이의 나이는 존재하지 않거나, 잠만 자며 지낸다면 좋으련만. 그 사이에는 젊은 처자를 만나 아이를 낳고, 지난날을 욕보이고, 훔치고, 싸우는 일 말고는 아무것도 없으니.
_윌리엄 셰익스피어, 『겨울 이야기』

정재승
뇌과학자, 『정재승의 과학콘서트』, 『열두 발자국』 저자

부모가 된다는 것은 바닥이 드러날 때까지 인내하는 일이다. 한 인간의 온전한 탄생과 성장을 지켜보고 길러내는 과정을 통해 우리는 비로소 어른이 된다. 때론 충동적이며 자기중심적이다가도 갑작스레 차분하고 이성적인 존재로 돌변하는, 도저히 예측이 불가능한 10대의 행동을 부모나 교사는 어떻게 받아들여야 할까? 하지만 하루에도 몇 번씩 감정이 뒤바뀌고 그 감정적 요동을 통제하기 힘들며, 친구들과의 관계가 더없이 소중하면서도 모든 것이 막막한 10대들은, 어느 누구보다도 자신들이 왜 이렇게 혼란스러워 하는지 궁금하다.

오랫동안 인간의 뇌 발달은 주로 1~3세, 혹은 3~7세에 거의 완성된다고 간주돼왔기 때문에 '10대의 뇌'는 학계에서도 깊이 연구되지 않았던 주제다. 하지만 지난 20년간 괄목할 만한 연구 성과를 통해 10대의 뇌에서 놀라운 변화가 일어난다는 사실이 최근에야

밝혀졌다. 그 최전선에 있는 학자가 바로 이 책의 저자인 프랜시스 젠슨 교수다. 그는 쥐 실험을 통해 자폐증과 간질 환자의 뇌에서 어떤 일이 벌어지고 있는지, 특히 신경세포 안에서 어떻게 자폐증과 간질이 유발되는지 그 신경과학적 메커니즘을 탐구해왔다. 그가 최고의 과학저널리스트 에이미 엘리스 넛과 함께 쓴 『10대의 뇌』는 최신 신경학의 연구 결과들을 바탕으로 매우 흥미로운 청소년 뇌 발달 이야기를 들려주고 있다. '우리 애들 머릿속에선 도대체 무슨 일이 벌어지길래 녀석들이 저렇게 행동할까' 하면서 한숨을 쉬는, 사춘기 자녀를 둔 부모에게 적극 권하고 싶은 책이다. 저자 프랜시스 젠슨은 뇌과학의 전반적인 이해와 신경학의 임상적 경험을 바탕으로 10대가 반항하고 욕망하고 좌절과 고민에 휩싸일 때, 그들의 뇌에서 무슨 일이 벌어지는지, 그리고 그들은 왜 그런 행동을 할 수밖에 없는지에 대해 우리에게 조언해준다.

불과 15년 전만 하더라도, 10대의 좌충우돌 엉뚱한 행동을 우리는 '사춘기의 호르몬 과잉과 불균형' 때문이라고 생각해왔다. 한 번쯤 미쳐보고 싶은 충동을 느끼고, 늘 일탈을 꿈꾸며, 위험하기 짝이 없는 모험을 즐기고, 온통 섹스 생각밖에 안 하며, 친구들을 괴롭히거나 남의 말을 하기 좋아하는, 그리고 술과 담배에 쉽게 유혹되는 그들의 행동을 그저 어른이 되는 과정, 혹은 진정한 남자와 여자가 되기 위한 호르몬의 일시적 요동으로만 여겨왔다.

물론 호르몬의 불균형은 청소년 시절을 설명하는 매우 중요한 요소임엔 틀림없다. 그런데 이 책에서는 호르몬 수치의 변화 못지 않게 그 시기의 뇌 발달이 그들의 행동을 규정짓는 가장 중요한 요소 중 하나라고 설명한다. 예를 들어, 청소년 시절의 예측할 수 없는 일탈 행위들은 다양한 욕망과 자극들을 통제하는 뇌의 앞이마겉질prefrontal cortex이 아직 성인만큼 충분히 발달하지 않았기 때문이며, 이것이 사춘기를 거치면서 급속도로 빠르게 발달하면서 벌어지는 일시적 혼란이라고 이해해야 한다. 이렇듯 10대는 잘못을 저지르면서 배우고, 예측할 수 없는 행동을 하는 과정에서 성숙해지니 부모는 그들의 '성숙한 뇌' 역할을 해주면서 때로는 현명한 조언자가, 때로는 말이 통하는 친구가 되어야 한다.

그리고 무엇보다 이 책의 가장 중요한 독자는 당연히 사춘기 청소년들이다. 내가 만약 10대 때 이 책을 읽었다면 부모님께 까닭 없이 화를 내거나, 지나친 감수성에 사로잡혀 그토록 방황하진 않았을 텐데 말이다. 부모에게는 자녀 교육의 지침서로, 청소년에게는 나를 찾아가는 과정에 대한 가이드북으로 『10대의 뇌』가 더없이 소중한 안내서가 되어줄 것이다.

차례

———————— 애가 대체 무슨 생각으로 이런 거지?

어여쁜 내 아들이 친구네 집에서 적갈색 머리카락을 새까맣게 염색하고 집으로 막 돌아온 참이었다. 속으로는 완전히 공황 상태에 빠질 지경이었지만 나는 아무 말도 하지 않았다.

아들이 태연하게 이렇게 말했다.

"여기에 빨간색으로 줄무늬 몇 개 넣으려고요."

나는 그만 말문이 막히고 말았다. 애가 정말 내 아들이 맞나? 나는 매사추세츠의 사립 고등학교 2학년에 다니는 15살 아들 앤드루에게 이것저것 자주 물어보고 최대한 공감해주려 노력하고 있었다. 나는 10대 아들 둘을 둔 이혼녀이자 직장 여성이었다. 보스턴 어린이 병원과 하버드 의대에서 임상의와 교수로 근무하다 보니 아이들과 떨어져 있는 시간이 길어 가끔은 죄책감이 느껴졌다. 그래서 좋은 엄마가 되기 위해 최선을 다해야겠다고 굳게 마음먹고 있었다. 어쨌거나 나는 소아신경학과의 교수진 중 한 사람이었고, 뇌의 발달에 대해 열심히 연구하고 있었다. 내 연구 분야는 아

15

동의 뇌였다.

하지만 다정하기 그지없던 첫째 아들이 갑자기 어디로 튈지 모를 낯선 아이가 되었다. 아주 다른 사람이 되기로 작정한 듯이 보였다. 첫째 아들은 교복과 넥타이를 매야 하는 전통적인 중학교를 다니다가 이제 막 진보적인 고등학교로 전학했다. 이곳에 오자마자 아이는 새로운 환경을 최대한으로 활용했다. '얼터너티브 스타일'이라 부를 만한 차림을 하고 다니는 것도 그 일부였다. 인정할 것은 인정하자. 아들의 제일 친한 친구는 파란색 뾰족 머리를 하고 있다. 더 말해 무엇 하리.

나는 크게 심호흡을 하고 침착하려 애썼다. 아이에게 화를 내봤자 우리 두 사람에게 득 될 게 없을 테고, 아이와의 관계만 더 소원해질 게 뻔했다. 그래도 아이가 하고 싶은 일을 실천에 옮기기 전에 내게 거리낌 없이 먼저 말을 꺼냈다는 것이 어디인가? 나는 이것이 기회임을 깨달았다. 그리고 재빨리 그 기회를 붙잡았다.

"가게에서 파는 싸구려 염색약으로 머리카락 상하게 만들지 말고 내가 다니는 미용실에 가서 빨간 줄무늬를 넣어달라고 하는 게 어때?"

돈도 내가 낸다고 하니 앤드루는 기꺼이 동의했다. 나름 펑크록 가수라고 자부하는 내 미용사는 정말 꼼꼼하게 앤드루의 머리를 만졌고, 머리가 정말 예쁘게 나왔다. 어찌나 예쁘게 나왔는지 당시 앤드루의 여자 친구도 앤드루의 머리를 보고는 자기도 똑같이 염색해야겠다고 마음먹었나 보다. 그 아이는 직접 염색을 했는데, 물론 결과는 아주 판이했다.

아이의 삶이 무척이나 혼란스러웠던 그때를 되돌아보면 당시 내가 아들에 대해 알고 있다고 생각했던 것들이 사실은 완전히 틀렸다 싶은 것이 많다. 앤드루는 아이와 성인 사이의 어딘가에 붙잡혀 있는 듯했다. 여전히 혼란스러운 감정과 충동적 행동에 사로잡혀 있으면서도 신체적, 지적으로는 아이보다는 성인에 가까운 상태였다. 아이는 자신의 정체성을 가지고 실험을 하고 있었고, 자신의 정체성에서 가장 기본적인 요소는 바로 외모였다.

아이의 엄마이자 신경학자로서 나는 내 10대 아이들의 머릿속에서 일어나고 있는 일들에 대해 알 만큼은 알고 있다고 생각했다. 하지만 아니었다. 그렇다고 아이의 머리 바깥에서 일어나는 일은 알고 있었나? 분명 그렇지도 않다. 그래서 엄마이자 과학자로서 나는 대체 무슨 일이 일어나고 있는지 알아낼 필요가 있다고, 아니, 알아내야만 한다고 결심했다.

당시 나는 주로 아기의 뇌에 대해 연구하고 있었고, 내가 운영하는 연구실에서는 간질과 뇌의 발달을 주로 다루고 있었다. 나는 중개신경과학translational neuroscience도 연구했다. 중개신경과학이란 간단히 말해 새로운 뇌 장애 치료법을 만들기 위한 학문을 말한다. 그런데 난데없이 나에게 새로운 과학 실험과 연구 프로젝트가 생겼다. 바로 내 아들들이었다. 둘째 아들인 윌은 앤드루와 2살 터울밖에 나지 않았다. 이 아이가 지금의 형 나이가 될 때는 또 어떤 일이 내 앞에 기다리고 있을까? 내가 이해할 수 없는 일이 너무도 많았다. 나는 거의 하룻밤 사이에 앤드루가 완전히 다른 사람으로 바뀌는 모습을 지켜보았다. 하지만 그 내면 깊숙한 곳에는 내가 알던 상냥하고 밝은 아이가 여전히 남아 있음을 알고 있었다. 대체 무슨 일이 있었던 것일까? 그것을 알아내기 위해 나는 10대라는, 이 조금은 낯선 대상에 대한 연구에 뛰어들어야겠다고 마음먹었다. 그리고 그 지식을 바탕으로 내 아들들이 좀 더 순조롭게 성인의 단계로 넘어갈 수 있게 해야겠다고 결심했다.

최근까지만 해도 10대의 뇌는 상대적으로 대접을 못 받는 연구 영역이었다. 신경학과 신경심리학의 연구비는 대부분 학습장애나 강화 치료 등 아기와 아동의 발달에 대한 연구, 아니면 그 반대로 노년층의 뇌 질환, 특히 알츠하이머병의 연구에 투입되었다. 몇년 전까지만 해도 청소년의 뇌에 대한 신경과학은 연구비 지원도 부족하고, 연구도 제대로 이루어지지 않았으며, 알려진 바도 많지 않았다. 과학자들은 아이가 유치원에 갈 나이가 되면 뇌 성장이 상당 부분 마무리된다고 믿었다. 하지만 결국 이런 믿음은 잘못된 것으로 밝혀졌다. 지난 20년 동안 부모들 사이에서 베이비 아인슈타인 DVD와 베이비 모차르트 디스커버리 키트 같은 학습 도구가 큰인기를 끈 것도 이런 믿음 때문이었다. 부모들은 이런 것으로 아기들을 남들보다 하루라도 더 빨리 교육하려고 했다. 하지만 청소년의 뇌는? 대부분의 사람들은 청소년의 뇌가 성인의 뇌와 아주 비슷하며, 거기서 몇 발짝만 더 가면 어른의 뇌가 된다고 생각했다.

이것이 틀린 가정이라는게 문제다. 10대의 뇌와 행동에 대한 그릇된 개념과 미신들은 아예 사회적 믿음으로 굳어져버렸다. 10대가 충동적이고 감정적인 것은 호르몬의 폭주 때문이다, 10대가 반항적이고 저항하기 좋아하는 이유는 까다롭게 굴고 싶고 남과 다른 사람이 되고 싶어 하기 때문이다, 부모의 동의 없이 과음을 한다 해도 10대의 뇌는 회복력이 좋기 때문에 영구적인 영향 없이 원래대로 회복될 것이다 등등. 사춘기에는 이미 돌이킬 수 없이 모든 것이 결정된다는 가정도 있다. 사춘기에 IQ가 몇이 나오고, 소질 있는 분야가 무엇으로 나오든 간에, 이것이 이후에 그대로 유지된다는 것이다.

이 또한 모두 틀린 가정들이다. 10대의 뇌는 발달 과정에서 아주 특별한 지점에 있다. 이 책에서 다룰 내용이지만, 나는 이 시기만의 독특한 취약성이 있는 한편, 성인으로 접어들면서 희미해져버릴 막강한 장점을 이용하는 능력 또한 존재한다는 것을 알게 되었다.

청소년과 관련된 새로운 과학문헌을 연구할수록 나는 성인 신경생물학의 프리즘을 통해 10대의 뇌를 바라보는 것이 얼마나 잘못된 일인지 깨닫게 되었다. 청소년의 뇌는 기능, 배선, 능력, 모든 면에서 성인의 뇌와 다르다. 그리고 대부분의 부모가 10대의 뇌에 관한 이 새로운 과학 정보를 접하지 못하고 있음을 알게 되었다. 적어도 나처럼 신경과학에 대한 배경지식을 갖고 있지 않은 부모들은 접하기 어려운 것이 사실이다. 하지만 이런 부모들이야말로 청소년의 뇌에 관한 새로운 과학에 대해 반드시 알아야 할 사람들이다. 10대의 행동에 당황하고, 낙담하고, 화가 나 있는 교육자들 역시 이런 내용을 꼭 알아야 할 사람들이다.

둘째 아들 윌은 16살에 운전면허시험을 통과했다. 윌은 내게 걱정거리를 안기는 일이 드물었는데, 어느 날 아침 상황이 바뀌었다. 아이는 운전면허를 따고 몇 주 안 돼 직접 차를 몰고 학교에 등교

했다. 우리 차는 아주 크고, 낡고, 안전한 1994년 형 다지 인트레피드였다. 별 문제랄 게 없어 보였다. 학교 일과가 7시 55분에 시작하기 때문에 윌은 7시 30분 정도에 집을 나섰다. 그날도 그렇게 윌은 집에서 출발했다. 그런데 7시 45분쯤, 내가 출근하려고 집을 막 나서는데 윌에게 전화가 왔다.

"엄마, 저는 멀쩡해요. 그런데 차가 수리가 불가능할 정도로 망가졌어요."

일단, 아이가 자기가 무사하다는 것을 먼저 얘기할 정도로 침착함을 유지하고 있다는 사실에 감사한 마음부터 들었지만, 이때만 해도 그저 아이의 자동차가 어디 나무라도 하나 들이박은 줄로만 알았다. 나는 곧 가겠다고 말하고 내 차에 뛰어올랐다. 학교 입구에 가까워지는데 경찰차들 불빛이 번쩍거리는 게 보였다. 얘가 대체 무슨 짓을 한 거지? 간단히 말하자면 윌은 차들이 빠른 속도로 지나가고 있는 반대편 차선을 뚫고 좌회전해서 학교 출입구 쪽으로 들어설 수 있으리라 판단했다. 반대편 차선에서 달려오는 차 운전자가 나 같은 엄마였다면 이 방법이 통했을지도 모른다. 그럼 그 엄마는 급하게 브레이크를 밟고는 고개만 절레절레 젓고 지나갔을 것이다. 하지만 이날 아침 윌의 경우에는 그 운전자가 아줌마가 아니라 포드 F-150 모델을 타고 출근하던 23살의 공사장 인부였다. 윌이 좌회전 신호를 기다릴 기분이 아니었듯이, 이 사람도 자신의 우선 통행권을 양보할 기분이 결코 아니었다. 그래서 사고가 난 것이다. 그나마 1994년산 에어백이 2006년에도 작동한 것이 불행 중 다행이었다.

윌은 학교 정문, 완전히 박살난 자동차 옆에 서 있었다. 자기가 저지른 일 때문에 굉장히 멋쩍어하는 모습이었다. 그도 그럴 것이 하루의 일과를 시작하러 온 모든 학생과 직원들이 차를 타고 그 곁을 지나고 있었기 때문이다. 윌에게는 이날의 일이 단단한 교훈이 되었으리라는 것을 한눈에 알 수 있었다. 그리고 윌과 상대방 운전자가 우선권이 누구에게 있느냐를 두고 벌인 이 기 싸움에서 탈 없이 무사하다는 것도 정말 감사한 일이었다.

거의 반사적으로 이런 생각이 들었다. '아니, 생각이 있는 거야 없는거야?' 거기에 바로 이런 생각이 따라붙었다. '정말이지 또 시작이군.'

하지만 이번에는 재빨리 마음을 진정시킬 수 있었다. 이제는 훨씬 더 많은 것을 알고 있었다. 나는 윌의 뇌가 앤드루나 다른 모든 10대들처럼 아직 발달 단계에 머물고 있음을 알고 있었다. 윌은 분명 더 이상은 아이가 아니었지만, 그 뇌는 여전히 발달하고, 변화하고, 성장하고 있었다. 나는 앤드루 때문에 잠 못 드는 밤들을 보내고 소아의 뇌에 대해 내가 알고 있던 내용들을 찬찬히 검토해보고서야 사춘기의 뇌는 소아의 뇌와 다르다는 것을 깨달았다.

10대의 뇌는 경이로운 기관이다. 이 책을 통해 알게 되겠지만, 10대의 뇌는 막대한 자극을 받아들일 수 있고, 학습을 할 때도 깜짝 놀랄 만한 솜씨를 발휘한다. 아동 연구 운동의 창시자인 그랜빌 스탠리 홀Granville Stanley Hall은 1904년에 활기가 넘치는 청소년기에 대해 이런 글을 적었다.

이 시기가 삶에서 최고의 10년이다. 어른들의 사려 깊은 노력에 이처럼 열렬하게 호응하는 연령대는 없다. 다른 어떤 정신적 토양에서도 씨앗이 그렇게 깊이 뿌리를 내리고, 그렇게 무성하게 가지를 뻗고, 그렇게 빠르고 확실하게 열매를 맺지는 못한다. 그 씨앗이 좋은 것이든 나쁜 것이든 말이다.[1]

홀은 '상상력이 탄생하는 시기'라며 청소년기를 긍정적으로 바라보았지만[2] 이 활기찬 시기가 충동성, 무모한 위험 감수, 감정 기복, 통찰력 부족, 빈약한 판단력 등을 비롯한 위험을 안고 있다는 것도 알고 있었다. 하지만 그도 오늘날의 청소년들이 소셜미디어와 인터넷을 통해 숨 막힐 정도로 다양한 위험에 노출되리라는 부분은 예상할 수 없었다. 나는 친구나 동료들, 그리고 내 강연을 듣고 난 후에 연락을 해오는 모르는 이들로부터 10대 자녀나 10대 친구가 방금 어떤 미친 짓을 했는지 아느냐며 하소연하는 소리를 수도 없이 들었다. 아빠의 오토바이를 '훔쳐' 타다가 보도 가장자리에 가서 박은 딸의 이야기, 발코니 난간 등 아무데서나 아래를 보고 엎드리는 널빤지 시체놀이(팔을 일자로 옆구리에 딱 붙이고 머리와 발끝을 땅에 대지 않은 자세로 배만 닿게 유지하는 자세를 말한다 – 옮긴이)를 하면서 그 모습을 서로 찍어주며 노는 아이들 이야기⋯⋯ 더 심한 것들도 있다. 취한 기분을 빨리 느끼려고 독한 술을 곧바로 안구에 붓는 '눈으로 보드카 마시기' 같은 것도 있고, 전날 밤에 피운 마리화나 성분이 오줌으로 나오면 주말 아르바이트 자리에서 하는 약물 검사를 통과하지 못할까 봐 그 성분을 '청소'해주리라는 생각에 표백제를 물로 희석해서 삼키는 일도 있다.

아이의 뇌는 환경에 의해 계속 생리적으로 바뀌며 이런 변화는 20대 중반을 넘어서까지 이어진다. 따라서 청소년기는 위대한 가능성의 시간일 뿐만 아니라 독특한 위험 요소를 안고 있는 시간이기도 하다. 청소년의 뇌는 아동이나 성인의 뇌와는 작동 방식도 다르고, 세상에 반응하는 방식도 다르다. 과학자들은 하루가 멀다 하고 청소년 뇌의 작동 방식을 밝혀내고 있다. 그리고 10대들이 흔히 충동적이고, 비이성적이고, 고집스런 결정을 내릴 때가 많은 것도 바로 세상에 대한 청소년의 뇌의 반응 방식과 관련이 있다.

10대들을 진정으로 이해하지 못하게 방해하는 걸림돌은 우리 안에 있다. 바로 어른들이 문제다. 어른들이 10대들에게 혼란스러운 메시지를 전달하는 경우가 많다. 우리는 여자아이가 가슴이 나오고, 남자아이가 수염이 자라는 등 신체적으로 성인처럼 보이기 시작하면 행동도 어른 같아야 하고, 어른으로서 짊어져야 하는 책임을 모두 감당해야 할 성인으로 여겨버린다. 미국에서는 10대도 군에 입대해서 전쟁에 참가할 수 있고, 부모의 동의 없이도 결혼할 수 있고, 어떤 곳에서는 공무원직을 맡을 수 있다. 최근에는 적어도 7명의 10대가 뉴욕, 펜실베이니아, 아이오와, 미시간, 오리건 주의 작은 도시에서 시장으로 선출되었다. 분명 법은 10대를 성인으로 대할 때가 많다. 10대가 폭력 사건으로 기소되어 성인 형사 법정에서 재판 받을 때를 보면 특히 그렇다. 하지만 10대들을 아이 취급하는 일도 숱하다. 아이까지는 아니어도 완전한 성인의 자격을 갖추지 못한 존재로 취급하는 것이다.

이렇듯 서로 상충하는 메시지들을 우리는 어떻게 이해하고 있을까? 과연 우리가 이것을 이해할 수는 있을까?

지난 몇 년 동안 나는 부모, 10대, 의사, 연구자, 심리치료사 등 미국 각지의 사람들에게 청소년 뇌를 연구하는 새로운 과학에 따르는 위험과 보상에 대해 설명하는 강연을 했다. 이 책은 내 강연을 들은 부모와 교육자, 그리고 심지어 때로는 10대들로부터 빗발치는 엄청난 반응에 자극을 받아서 쓰게 됐다. 모두들 자신의 이야기를 다른 이들과 나누고, 질문을 던지고 싶어 하고, 자기 아이를 도울 방법을 알아내고자 애썼다. 그리고 그 과정에서 이 황홀하면서도 당혹스러운 인생의 단계를 헤쳐 나갈 방법을 배우고자 했다.

나는 두 아들을 통해 청소년들이 외계인이 아니며 다만 제대로 이해되지 못한 존재일 뿐임을 알게 되었다. 그렇다. 청소년은 다르다. 하지만 이런 다름에는 중요한 생리학적, 신경학적 이유가 존재한다. 이 책에서 나는 10대의 뇌가 크나큰 장점을 가지면서도 다른 한편으로는 눈에 잘 띄지 않고, 제대로 파악도 안 되는 취약점을 띠는 이유를 설명하려 한다. 부디 독자 여러분이 이 책을 10대의 뇌를 이해하고 자양분을 공급하는 데 필요한 사용설명서 내지는 생존지침서로 이용할 수 있기를 바란다. 궁극적으로는 성인들이 10대 자녀들을 더 잘 돌볼 수 있도록 돕는 데 그치지 않고, 실용적인 충고도 함께 제공될 수 있기를 바란다. 이 흥미진진하면서도 불안정한 인생의 시기를 헤치고 나가야 하는 사람은 청소년만은 아니다. 부모, 교육자, 그리고 10대를 주위에 둔 사회 구성원 모두 같은 처지다. 나 또한 두 번이나 그런 시기를 헤치고 나왔다. 이 일은 한꺼번에 사람을 겸손하게 만들고, 들뜨게 하고, 혼란에 빠뜨린다. 부모로서 우리는 롤러코스터 같은 격동의 시기를 감당하기 위해 마음의 준비를 단단히 하지만, 대부분의 경우 롤러코스터는 속도가 느려지다 결국 잠잠해져서 나중에 되돌아보며 꺼낼 이야깃거리를 많이 만들어줄 것이다.

거의 10년 전, 10대의 부모가 된다는 것이 그냥 덩치만 큰 아이를 돌보는 일이 아님을 분명하게 깨달았을 즈음에 나는 이렇게 말했다. 좋아. 같이 한번 해보자. 나는 두 아들과 늘 함께했다. 앤드루가 고등학교 2학년이었을 때 시험 기간이 코앞에 들이닥쳤다. 그런데도 앤드루는 여전히 책과 숙제보다는 스포츠와 파티에 관심이 쏠려 있었다. 나는 과학자이다 보니 학습이 누적적으로 이루어진다는 것을 안다. 새로운 것은 모두 우리가 막 배운 무언가를 바탕으로 학습된다. 그래서 늘 학습에 매달려 있어야 하고, 그것을 훤히 꿰뚫고 있어야 한다. 나는 종이를 꺼내 앤드루 교과서의 각 장을 훑어본 다음, 종이 한편에는 풀어야 할 문제를 골라 적고, 반대편에는 해답을 적어 보이지 않게 접어놓았다. 앤드루에게 필요한 것은 학습의 모델, 본보기, 짜임새였다. 이것은 앤드루에게나 나에게 하나의 전환점이 되었다.

앤드루는 무언가를 배우려면 실제로 자리에 앉아서 공부를 해야 한다는 사실을 깨달았다. 앤드루는 모든 자료들을 주변에 펼쳐놓고 침대 위에서 공부를 해서는 도움이 되지 않는다는 것도 깨달았다. 앤드루는 보다 짜임새 있는 학습이 필요했기 때문에 스스로 연필깎이와 종이 한 장을 자기 앞에 두고 책상에 앉았다. 그리고

스스로에게 지시를 내리는 법도 배웠다. 앤드루는 외부의 신호가
필요했다. 나는 스스로 계획을 짤 수 있었지만, 당시의 앤드루는
계획을 잘 세우지 못했다. 하지만 짜임새 있는 환경 조성이 앤드루
의 학습에 도움을 주었고, 결국 앤드루는 몇 시간씩 책상 앞에 앉
아 공부하는 일에 무척 익숙해졌다. 내가 가끔씩 확인을 해보았기
때문에 안다. 나는 이것이 '장소 의존적 학습'의 좋은 사례라는 것
도 알았다. 과학자들은 자기가 배운 내용을 기억하는 가장 좋은 방
법은 그 내용을 배운 장소로 되돌아가는 것임을 보여주었다. 앤드
루의 경우에는 자기 방 책상이 바로 그 장소였다.

　나중에 다시 설명하겠지만 10대들은 학습의 욕구로 충만해 있
다. 10대의 두뇌는 지식을 받아들일 준비가 되어 있다. 그래서 어
디서 어떻게 공부하느냐가 중요하다. 집 안에 숙제와 공부를 할 수
있는 장소를 마련하는 일은 어느 부모라도 10대를 도와 함께 해줄
수 있는 일이다. 그리고 숙제는 아이들이 집에서 주로 하는 일이기
때문에 부모들은 해당 과목 분야에 박사학위가 없다 해도 관심을
갖고 지켜봐줄 수는 있다. 과제물의 교정을 보거나, 맞춤법을 확인
해주거나, 하다못해 편안한 의자에 앉아서 공부할 수 있도록 도와
줄 수도 있다. 아이가 외모를 바꾸고 싶어 할 때는 아이의 머리카
락에 빨간 줄무늬 염색을 해줄 미용사는 찾아주지 못해도 적어도
가정용 염색약 정도는 사줄 수 있다. 아이가 반항하고 더욱 심각
한 문제로 빠져들게 하기보다는 이렇게 해로울 것 없는 일들로 실
험해볼 수 있게 놔두는 것이 좋다. 작은 전투에만 급급하다가 전쟁
전체에서 지고 마는 우를 범하지 않아야 한다. 아이들은 본능적으

로 실험이 필요하고, 우리의 최종 목표는 아이들이 그런 실험을 장기적인 부작용 없이 무사히 치를 수 있도록 돕는 것이다. 10대 시절은 아이의 장점이 무엇이고, 어떤 약점을 신경 써야 하는지 시험해볼 수 있는 아주 좋은 때이다.

절대로 하지 말아야 할 행동이 있다. 비웃거나, 비판적으로 말하거나, 못마땅해하거나, 무시하는 등의 태도를 보이는 것이다. 대신 아이의 머릿속으로 들어가야만 한다. 아이들은 누구나 고민거리가 있기 마련이고, 그중에는 당신이 도울 수 있는 고민이 있다. 이런 일은 흔해 빠졌다. 집에 올 때 책을 가지고 오는 것을 깜박하거나, 중요한 쪽지를 책가방 밑바닥에 쑤셔 넣고 까먹고 있다거나, 학교에서 내준 과제를 잘못 이해했다거나 등등. 아이들은 정리도 너무 안 되어 있고, 자기 주변에서 일어나고 있는 구체적인 상황에 신경을 쓰지 않는 경우도 많다. 사정이 이렇다 보니 아이들이 과제를 알아서 잘할 수 있으리라 기대하는 것이 지나친 기대가 될수도 있다. 10대 자녀가 항상 부모의 충고를 따르지는 않지만 부모가 아이들 곁에 머물고, 아이들이 어떻게 학습하고 있는지 이해하려 들지 않는다면 충고를 해줄 수도 없다. 아이들도 역시 자신의 예측 불가능한 행동, 그리고 변덕스러운 도구인 자신의 뇌 때문에 어리둥절하다는 걸 알아야 한다. 아이들이 부모에게 이런 얘기를 하지 않는 것은 그런 부분을 파악할 능력이 없기 때문이다. 아이들은 자기 자신을 들여다보며 스스로를 비판할 수 있는 능력이 갖추어져 있지 않다.

10대의 한계가 무엇인지, 그리고 10대 아이들을 뒷받침하기 위해 우리가 할 수 있는 일이 무엇인지 알자는 것이 바로 이 책의 주제다. 나는 무엇 때문에 10대 아이들이 그렇게 사람 속을 뒤집어놓는 존재가 되는지 이해하게 돕고 싶다. 이것을 알아야 10대 자녀 때문에 혼란에 빠지거나, 그들에게 무작정 화를 내거나, 포기하고 두 손 들지 않을 수 있기 때문이다. 이 책에 담긴 내용 중에는 여러분을 놀라게 할 것이 많다. 우리가 일반적으로 생각하던 것과 다르기 때문이다. 우리는 10대들이 스스로 통제할 수 있거나 적어도 통제할 수 있어야 하는데도 불구하고 반항적인 행동을 보인다고 생각한다. 그리고 10대들의 둔감함이나 분노, 산만한 태도 등이 전적으로 의식해서 이루어진다고 생각한다. 당신의 제안이나 요구를 귀담아듣지 않으려 하는 것 역시 전적으로 그들의 의지에서 나온 것이라고 생각한다. 이런 생각들 역시 사실이 아니다.

이 책에서 나와 함께 10대의 뇌를 탐구하는 과정에서 당신은 몇 번 충격을 받게 될 테지만 이 여정이 마무리될 즈음이면 10대의 뇌가 작용하는 방식을 더 잘 이해하고, 10대 자녀의 행동에 대해서도 더 깊은 통찰을 얻게 되리라 약속한다. 이 책을 쓰며 나는 가능한 한 과학 학술지 논문에 나오는 실제 자료를 밝히려고 노력했다. 아직 대중이 알아볼 수 있는 형태로 옮겨지지 못한 자료들이 많다. 10대는 정보를 대단히 중요시하는 세대다. 따라서 실제 자료가 있으면 10대와 대화를 나누기 쉽다. 실제 과학 자료를 보여주기 위해 이 책에는 가급적 많은 그림을 집어넣었다. 그리고 이것이 우리가 알고 있는 10대의 장점과 약점에 대한 지식 중 어디에 적용되는 내용인지도 밝혀놓았다. 10대와 관련해서 오류를 바로잡아야 할 미

신들이 너무나도 많다. 이 책은 그런 미신들을 몰아내고 새로운 과
학을 탐구해 우리에게 알찬 정보를 제공해주려는 시도다.

하지만 이 책으로 진정한 효과를 보려면 한 가지 간단한 규칙을
기억해야 한다.

먼저, 열까지 세는 습관을 들이자. 이 규칙은 두 아들을 키우는
동안에 일종의 주문이 되어주었다. 하지만 이것은 그저 심호흡을
한 번 크게 하라는 의미에 그치는 것이 아니다. 내가 직업적 경력
을 쌓기 위해 수강하는 리더십 교육과정에서 늘 강조하는 한 가지
주제는 바로 보이스카우트의 모토인 '준비하라Be prepared'이다.
이 세미나에서 미국의 사업가들이 회의 준비에 투자하는 시간이
평균 2분 정도라고 배웠다. 회의에서 무엇을 할까, 무슨 얘기를 할
까 생각해보는 시간보다는 그 회의 일정을 잡느라 보내는 시간이
더 많을 것이다. 회의라고 해서 무슨 거창한 프레젠테이션을 의미
하는 것이 아니다. 다른 사람과 일대일로 만나는 회의를 말한다.
이런 회의를 할 때 미리 그 내용을 생각해두지 않고 무신경하게 임
하는 경우가 많다. 이 통계를 듣고 처음에는 충격을 받았지만 내
가 연구실과 수많은 학부생과 대학원생들을 거느리며 있는 직장
에서는 어땠나 생각해보니 별반 다를 것이 없음을 깨달았다. 나 역
시 동료나 직원과의 일대일 만남을 계획하고 예행 연습하는 데 투
자하는 시간이 그리 많지 않았다. 좀 더 개인적이고 직접적인 이런
만남이 조직의 성공에 결정적인 역할을 할 때가 많은데도 말이
다. 이런 만남에서 타인에게 어떤 인상을 심어주느냐가 경력이
나 진로에 영향을 미칠 수도 있다. 그래서 상대방이 어떤 반응을

보일지에 대해 생각하고 적어도 몇 분 이상 투자해서 미리 계획을 세우는 일이 대단히 중요하다. 머릿속으로 하고 싶은 말을 단계별로 정리해보고, 상대방이 어떻게 반응할지도 다양하게 상상해두어야 한다.

이제 그 상대방이 당신의 10대 아들이나 딸이라고 상상해보자. 긍정적인 반응이나 부정적인 반응에 모두 준비를 해두면 그다음에는 어떤 말을 하고, 어떤 행동을 취해야 할지 선택할 때 훌륭한 지침이 되어줄 것이다. 만약 당신이 성급하고 정신이 없는 모습을 보이면 상대방이 동료이든, 고용인이든, 10대 자녀이든 그들로부터 신뢰를 잃게 된다.

부모나 교사, 혹은 10대를 돌봐야 하는 사람이라면 누구라도 이 책을 읽고 나서 지식과 용기로 무장하게 될 것이다. 당신이 돌보는 10대 청소년의 행동을 바꾸는 일은 부분적으로는 당신에게도 책임이 있다. 따라서 당신은 자신의 필요는 물론이고 다른 가족 및 자녀에게도 적합한 행동 계획과 행동 방식을 생각해내야 한다. 명심하자. 당신은 성인이기 때문에 자녀가 만 18세 이하라면 법적으로도 그 아이를 책임져야 하는 위치에 있다. 법정에서는 자녀와 관련된 책임을 당신에게 물을 것이고, 그 연장선에서 당신이 자녀에게 제공하는 환경에도 책임을 물을 것이다. 따라서 당신이 먼저 나서서 주도권을 잡자. 자녀의 뇌가 스스로 모든 일을 감당할 수 있을 때까지 당신이 10대 자녀들을 대신해서 생각해주려고 해야 한다. 인간의 뇌에서 자신의 행동을 저울질하고, 상황을 판단하고, 결정을 내리는 가장 중요한 부분은 이마 바로 뒤쪽 이마엽에 있다.

이 영역은 뇌에서 가장 늦게 발달하는 부위다. 그렇기 때문에 10대 자녀의 뇌가 완전히 배선과 연결을 마치고 스스로 작동할 능력을 갖출 때까지 당신이 10대 자녀의 이마엽이 되어주어야 한다.

하지만 내가 당신에게 해주고 싶은 가장 중요한 충고는 자녀와 늘 밀접한 관계를 유지하라는 것이다. 아이들이 10대가 되자 작은 꼬마였을 때처럼 내가 아이들에게 바라는 행동을 물리적으로 이끌어낼 수 없었다. 이제는 몸집이 워낙 커져서 번쩍 들어 올려 내가 원하는 곳에 내려놓는 것이 불가능해졌듯 말이다. 자녀가 아동기를 지나면 우리는 아이들에 대한 물리적 통제력을 잃을 수밖에 없다. 자녀가 청소년기를 거치는 동안 충고와 설명, 그리고 본보기를 보이는 것이 최고의 도구다. 내가 두 아들을 키우며 배운 것이 하나 있다면, 아무리 산만하고 흐트러져 보이고, 허구한 날 학교에서 과제물 챙겨오는 것을 깜빡하는 아이라 해도, 그 아이는 늘 나를 지켜보고 있다는 것이었다. 아이들은 엄마뿐만 아니라 자기 주변의 모든 어른들을 계속해서 판단하고 있다. 이 부분에 대해서는 책에서 더 자세히 다룰 것이다. 어쨌거나 나와 두 아들은 이 시기를 잘 헤쳐 나갈 수 있었다. '전직 10대' 두 아들이 거둔 성과를 간단히 소개하자면, 첫째 아들 앤드루는 2011년 5월에 양자물리학 학위를 받아 웨슬리안대학교를 졸업했고, 지금은 박사 과정을 밟고 있다. 둘째 아들 월은 2013년에 하버드대학교를 졸업해서 뉴욕에서 경영자문직을 얻었다. 그렇다. 당신과 당신의 10대 자녀는 청소년기에서 살아남을 수 있다. 그리고 그 시기를 모두 보내고 나면 아주 많은 추억거리가 남게 될 것이다.

1장	10대로 접어든다는 것의 의미

2010년 7월, 대학 1년을 갓 마친 19세 자녀를 둔 한 낙담한 어머니가 내게 이메일을 보내왔다. 이분은 내가 매사추세츠 콩코드에서 학부모와 교사들을 대상으로 10대의 뇌에 대해 강연한 것을 들었다고 한다. 이메일을 읽어보니 슬픔에서 혼란, 분노에 이르기까지 아들에 대한 다양한 감정들이 쏟아져 나오고 있었다. 아들의 행동이 어느 날 갑자기 너무나 이상해졌다고 한다.

"제 아들이 너무 쉽게 화를 내요. 자기 주변으로 벽을 쌓고는 아예 말을 하지 않으려고 해요. 한밤중에는 깨어 있다가 낮에는 잠만 자요. 좋아하던 것들도 지금은 안 해요. ……한때는 아주 매력이 넘치고, 똑똑하고, 외향적인 아이였는데 요즘 보면 기분이 좋아 보일 때가 드물어요. 내가 이 꼴 보려고 그 고생을 해가면서 키우고 좋은 대학까지 보냈나 싶어요."

이메일은 간단한 질문으로 끝이 났다.

"어떻게 하면 이 아이를 도울 수 있을까요?"

이런 편지와 이메일, 전화통화가 나로 하여금 이 책을 집필하게

33

만들었다. 그 어머니가 어떻게 하면 아들을 도울 수 있겠느냐는 질문을 던진 지 9달 후에 비슷한 이메일을 또 한 통 받았다. 이번에는 18살 딸을 둔 어머니였다. 이 딸은 예전에는 분별력이 있는 아이였지만 고등학교 들어가서는 성적이 바닥으로 미끄러졌다고 한다. 딸은 반항적으로 변했고, 가출하기도 하고, 우울증 때문에 병원에 입원까지 했었다. 어머니는 이렇게 적었다.

"올해가 제게는 너무도 힘든 한 해였습니다. 어떨 때는 외계인이 내 딸의 탈을 쓰고 들어와 있는 것이 아닌지 의심스럽기까지 해요. 아이의 행동과 말을 보면 그런 생각이 들어요. 완전히 다른 사람이 되어버렸어요."

이 두 어머니의 기분이 어떤 것인지는 나도 잘 알고 있었다. 한때는 나도 그처럼 무기력한 기분을 느꼈다. 큰아들 앤드루가 청소년기에 접어들 무렵에 이혼한 나는 내 아이들의 현재는 물론이고 그 미래까지도 나에게 달려 있음을 절실히 느끼고 있었다. 이제는 머리카락을 쥐어뜯다가 이렇게 말할 수도 없었다. "가서 아빠한테 물어봐!" 혼자 아이를 키워야 하는 처지가 되면 자기가 모든 것을 책임져야 한다. 부모로서 우리가 원하는 것은 아이들을 대신해서 문을 몇 개 열어주는 것이다. 정말 그게 전부다. 그저 아이들이 올바른 방향으로 갈 수 있게 슬쩍 옆구리를 찔러주고 싶은 것뿐이다. 아동기에는 모든 것이 계획대로 척척 되어가는 듯 보인다. 아이는 무엇이 적절한 행동이고 적절한 행동이 아닌지 배우고, 언제 잠자리에 들고 언제 일어나야 하는지, 무엇을 만지지 말아야 하고, 어디를 가면 안 되는지 배운다. 아이들은 학교의 중요성도 배우고,

어른들 앞에서 예의 바르게 행동하는 것이 중요하다는 것도 배운다. 그리고 몸이나 마음을 다치기라도 하면 우리에게 달려와 위로를 구한다.

그런데 이랬던 아이들이 14살, 15살, 16살이 되면 대체 무슨 일이 일어나는 것일까? 10년 넘게 귀엽고, 차분하고, 행복하고, 행실도 바르던 아이가 어째서 어느 날 갑자기 낯선 사람으로 돌변하고 마는 것일까?

이런 경우 부모들에게 곧바로 말해주는 것이 몇 가지 있다. 당신이 느끼는 충격이 드문 경우가 아니라는 사실이다. 당신의 아이는 변화하고 있고, 자신이 누구인지 확인하려 애쓰고 있다. 아이들의 뇌와 몸은 광범위하게 재조직되고 있다. 그리고 겉으로 보이는 이 아이들의 무모함, 무례함, 우둔함은 아이의 잘못이 전혀 아니다. 이런 현상들 대부분이 신경학적, 심리학적, 생리학적으로 설명 가능하다. 부모나 교육자라면 이 사실을 매일매일, 아니 매시간 되새김질할 필요가 있다.

물론 청소년기는 지뢰밭과도 같다. 이 또한 비교적 최근에 이루어진 '발견'이다. 청소년기를 인간의 성장 과정에서 보편적으로 나타나는 시기로 바라보는 개념은 아주 오래전부터 이어져 내려왔지만, 아동기와 성인기 사이에 놓인 개별적인 시기로 바라보는 개념이 등장한 때는 고작해야 20세기 중반이었다. 사실 만 13세에서 만 19세 사이의 연령대를 다른 연령대와 구별되는 별개의 단계로 지칭하는 의미로 '10대teenager'라는 단어가 처음 등장한 인쇄물은 1941년 4월에 발간된 어느 잡지였고, 그것도 지나가듯 잠깐

언급되었을 뿐이다.[1]

주로 경제적인 이유 때문에 19세기까지도 아동은 작은 성인으로 취급받았다. 밭에 씨를 뿌리고, 소젖을 짜고, 장작을 쪼개는 데는 아동의 일손이 필요했다. 미국 독립혁명 당시 새로운 개척지 인구의 절반은 만 16세 이하였다. 여자가 만 18세가 되도록 혼자면 사실상 짝을 찾는 일은 포기해야 했다. 20세기 초반까지만 하더라도 만 10세가 넘는 아동, 그리고 그보다 훨씬 어린 아동들도 온갖 일을 할 수 있었다. 처음에는 주로 농장 일을 했고, 나중에는 도시의 공장에서 일을 했다. 물론 작은 키 때문에 상자 위에 올라가서 작업을 해야 했지만 말이다. 산업혁명이 정점에 도달한 1900년 즈음에는 200만 명 이상의 미국 아동이 고용되었다.

20세기 중반 몇십 년에 걸쳐 일어난 두 가지 사건, 즉 대공황과 고등학교의 등장은 아동기에 대한 사람들의 태도를 바꾸어놓았을 뿐 아니라 10대의 시대를 이끌어내는 데도 도움이 되었다. 1929년의 주식시장 붕괴 이후에 대공황이 시작되면서 아동 노동자들은 제일 먼저 일자리를 잃었다.[2] 아이들이 갈 곳은 학교뿐이었다. 바로 이런 이유 때문에 1930년대가 끝나갈 즈음에는 미국 교육 역사상 처음으로 만 14세와 17세 사이의 청소년들이 대부분 고등학교에 다니게 되었다.

미국 국가여론연구센터에서 2003년에 설문 조사를 한 결과에 따르면 미국인들은 고등학교를 마치는 것을 성인이 되는 제일 중요한 관문으로 여겼다.[3] (영국의 여러 지역에서는 고등학교를 마치지 않아도 10대들은 성인으로 취급받으며, 잉글랜드, 스코틀랜드, 웨일스에서는 만 16세가 되면 합법적으로 학교를 그만둘 수 있을 뿐 아니라 집에서 독립해서 생활할 수도 있다.) 1940년대와 50년대 미국 젊은이들은 대부분 가족을 경제적으로 부양할 책임이 없었기 때문에 분명 성인으로 보이지 않았다. 적어도 고등학교를 졸업할 때까지는 그랬다. 보통 이들은 본가에 살면서 부모에게 의존했고, 점점 더 많은 아이들이 8학년을 마치고도 계속 학교를 다니자 이들은 그 자체로 일종의 사회계층으로 자리 잡았다. 이들은 성인들과 외모도 다르고, 입는 옷도 다르고, 관심사도 다르고, 심지어는 사용하는 언어도 달랐다. 한마디로 이들은 새로운 문화였다. 그 당시 익명의 한 저자는 이렇게 썼다.

"젊은이들이 10대가 된 것은 그들이 달리 할 만한 더 나은 것이 없었기 때문이다."[4]

100년도 더 전에 이 모든 것을 내다본 사람이 있었다. 미국의 심리학자 그랜빌 스탠리 홀은 1904년에 젊은이의 문화에 대해 쓴 1,400쪽에 달하는 방대한 책의 제목을 『청소년기: 청소년기의 심리학, 그리고 청소년기와 생리학, 인류학, 사회학, 성, 범죄, 종교, 교육과의 관련성Adolescence: Its Psychology and Its Relations to Physiology, Anthropology, Sociology, Sex, Crime, Religion and Education』으로 정했다. 이를 통해 그가 아동기와 성인기 사이의 시기를 별개의 발달 단계로 보았다는 것이 분명하게 드러난다.

하버드대학교에서 심리학 분야로 미국 최초의 박사 학위를 받았고, 미국심리학회 초대회장을 지낸 홀에게 청소년기는 삶에서 대단히 특이한 시기였고, 아동기나 성인기와는 질적으로 다른 별개의 단계였다. 그는 말하기를 성인기가 완전히 진화한 이성적인 인간의 시기라면, 아동기는 야만의 시기이며, 청소년기는 거친 활력이 넘치는 시기라고 하였다. 그는 이것을 원시적, 혹은 신원시적neo-atavistic이라 묘사했고, 따라서 아동기의 완전한 무질서보다 그저 살짝 더 통제되고 있을 뿐이라고 했다.

홀은 부모와 교육자들에게 이렇게 제안했다. 청소년을 응석받이로 키울 것이 아니라 울타리 안에 붙잡아놓고 공익, 규율, 이타심, 애국심, 권위에 대한 경의 등의 이상을 주입해야 한다고 말이다. 청소년의 질풍노도의 시기에 어떻게 대처할 것인가 하는 부분에서는 홀이 조금 고루한 입장을 가지고 있었을지 모르지만, 그럼에도 그는 청소년기와 사춘기, 그리고 심지어는 사용하는 언어 사이에 생물학적인 상관관계가 존재할지 모른다고 주장한 선구자였다. 이것은 신경과학자들이 나중에 이해하게 될 뇌의 순응성malleability 혹은 가소성plasticity을 미리 내다본 선견지명이었다. 그는 이런 유연성을 일컬어 다음과 같이 적었다. "특성과 개성이 자리 잡아가고 있지만, 모든 것은 가소성을 가지고 있다. 자기중심적인 감정과 야망이 커지고, 모든 특성과 능력이 과장되고 과잉되기 쉽다."[5]

자기중심적 감정, 야망, 과장, 과잉 같은 단어들은 20세기 중반에 미국 대중들이 '10대'를 정의하는 데 도움을 주었다. 유행에 빠져들고 스타를 쫓아다니는 10대 소녀들부터 영화 〈이유 없는 반항〉의 제임스 딘과 소설 『호밀밭의 파수꾼』에 등장하는 홀든 콜필드에 이르기까지 일종의 문화적 현상으로서의 10대 문화가 자리 잡게 된 것은 제2차 세계대전 이후의 시대였다.

하지만 청소년기에 대한 정의가 더욱 명확해지고 그 개념이 사람들에게 받아들여진 반면, 아동기와 성인기 사이의 구분은 애매하게 남아 있었고, 이는 지금도 다르지 않다. 한 개인을 언제부터 성인으로 볼 것인가라는 수세기를 이어온 혼란의 흔적이 사회 전반에 여전히 남아 있다. 미국 대부분 지역에서는 운전면허 취득은 만 15세에서 17세 사이, 투표권, 담배 구입, 군 입대는 만 18세, 음주는 만 21세가 되어야 한다. 그리고 차를 렌트하려면 만 25세가 되어야 한다. 하원 의원이 될 수 있는 최소 나이는 만 25세다. 미합중국 대통령이 되려면 만 35세가 되어야 한다. 그리고 주지사로 선출될 수 있는 나이는 주마다 제각각이다. 아예 연령 제한이 없는 곳도 있고(6개 주), 최소 연령을 만 31세로 규정한 곳도 있다(오클라호마). 대부분의 법정에서는 일반적으로 법정증인 출석, 계약이나 소송, 부모로부터의 독립 요구, 알코올의존증이나 약물중독 치료의 요구 등에서 최소 연령 제한을 두지 않는다. 하지만 자신의 의료와 관련된 결정을 스스로 내리거나, 법정 구속력이 있는 유언장을 쓸 수 있으려면 만 18세가 되어야 한다. 그리고 최소 35개 주에서는 만 18세 이하의 청소년들은 부모의 동의가 있어야만 낙태를 할 수 있다. 여기까지만 살펴봐도 우리가 10대들에게 얼마나 혼란스러운 메시지를 전하고 있는지 알 수 있다. 10대 청소년들은 사회가 자신에게 책임을 묻는 방식 뒤에 숨어 있는 논리를 분석할 수 있는 단계에 있지 않다(과연 그런 논리가 존재하는지는 의문이지만). 그들에게 이것은 혼란 그 자체다.

그럼 대체 10대가 된다는 것은 무슨 의미일까? 남성아동? 여성

아동? 준성인? 이 질문은 그저 의미론, 철학, 혹은 심리학 이상의 것에 관한 질문이다. 10대 자신은 말할 것도 없고, 부모, 교육자, 의사들은 물론 형사사법제도까지 피부에 직접 와닿는 지대한 파급효과를 미치기 때문이다.

홀은 청소년기가 사춘기의 시작과 함께 개시된다고 믿었다. 이것이 그가 청소년 과학 연구의 창시자로 여겨지는 이유다. 그는 그 상관관계를 입증해줄 실증적 증거는 갖고 있지 않았지만, 사춘기의 생물학적 메커니즘을 이해하지 않고서는 아이가 성인으로 변화하는 과정에서 일어나는 정신적, 정서적, 신체적 변화를 이해할 수 없음을 알고 있었다.

사춘기 연구에서 오랫동안 초점을 맞춰온 주요 분야 중 하나는 '호르몬'이었지만, 호르몬은 부모와 교육자들에 의해 억울한 누명을 쓰고 살아왔다. 부모와 교육자들은 10대에게 무슨 문제만 생기면 다 호르몬 때문이라 탓하는 경향이 있다. 나는 '광란의 호르몬'이라는 표현이 마치 이 아이들이 어떤 사악한 약물을 마시는 바람에 모든 것을 무시하며 난폭하게 행동하고 있는 것처럼 보이게 만든다는 생각을 늘 했다. 하지만 호르몬을 범인으로 지목할 때 사실 우리는 엉뚱한 존재를 비난하고 있는 것이다. 호르몬은 전령사일 뿐 아무런 죄가 없다. 생각해보자. 세 살배기 아기가 짜증을 부리는 것도 광란의 호르몬 때문이라고 비난할 텐가? 물론 아닐 것이다. 세 살배기 아기는 아직 스스로를 통제하는 방법을 모르기 때문임을 우리는 알고 있다.

이는 10대에게도 그대로 적용되는 얘기다. 그리고 꼭 기억해야 할 부분은 10대의 뇌가 이런 호르몬을 난생처음 '만나고' 있다는 점이다. 그렇기 때문에 뇌는 새로 쏟아져 들어오는 이 화학물질에 대한 신체의 반응을 어떻게 조절해야 하는지 아직 알지 못하는 상태다. 이것은 마치 담배를 처음 한 모금 빨아들였을 때와 비슷하다 (부디 그것이 마지막 한 모금이기를!). 처음 담배를 빨아들일 때는 얼굴이 새빨갛게 달아오르고, 머리가 핑 돌면서, 심하면 속이 메슥거리기까지 한다.

이제 과학자들은 주요 성호르몬인 테스토스테론testosterone, 에스트로겐estrogen, 황체호르몬progesterone 등이 청소년에게 신체적 변화를 촉발한다는 것을 알고 있다. 남자아이의 경우는 목소리가 굵어지고 얼굴에 수염이 자라기 시작하고, 여자아이의 경우 가슴이 발달하고 생리 주기가 시작된다. 이런 성호르몬은 아동기 내내 남녀 모두에 존재하고 있다. 하지만 사춘기가 시작되고 나면 이화학물질의 농도가 극적으로 변한다. 여자의 경우 생리 주기를 따라 에스트로겐과 황체호르몬 수치가 요동친다. 양쪽 호르몬 모두기분을 조절하는 뇌 속의 화학물질과 관련되어 있기 때문에 행복하게 깔깔거리며 웃던 14세 소녀가 짧은 시간 갑자기 감정이 무너져 내려 방문을 닫아걸 수도 있다. 남자의 경우 테스토스테론은 편도체amygdala에 있는 수용체receptor와 잘 결합한다. 편도체는 투쟁-도피 반응fight-or-flight response, 즉 공격성과 공포를 통제하는 뇌 속의 구조물이다. 청소년기가 끝날 무렵이면 남자아이는 사춘기가 시작되었을 때보다 체내 테스토스테론 수치가 무려 30배까지 올라갈 수 있다.

성호르몬은 특히나 둘레계통limbic system(변연계)에서 활발하게 작용한다. 둘레계통은 뇌의 감정중추다. 청소년들이 감정 기복이 심할 뿐만 아니라 감정이 격하게 고조되는 경험을 추구하는 이유는 이렇게 부분적인 설명이 가능하다. 여자아이들의 눈물을 쥐어짜는 책에서 남자아이들을 비명 지르게 만드는 롤러코스터에 이르기까지 모든 것이 이런 경험에 해당한다. 아직 성숙한 결정을 내릴 능력은 갖춰지지 않았는데, 자극적인 경험을 추구하는 이중고에 휩싸인 뇌 때문에 10대는 크나큰 타격을 입을 수 있고, 그로 인해 10대 청소년과 가족에게 때로는 재앙이 닥치기도 한다.

과학자들이 호르몬의 작용 방식을 이해한 지는 오래되었지만, 왜 그렇게 작용하는지 알게 된 것은 5년밖에 되지 않았다. 성호르몬은 태어날 때부터 존재하기 때문에 사실상 10년 이상을 동면하고 있는 셈이다. 그럼 대체 무엇이 그 호르몬들을 촉발하여 사춘기를 개시하는 것일까? 몇 년 전에 연구자들은 사춘기가 호르몬 도미노 게임 같은 것에 의해 개시된다는 것을 밝혀냈다.[6] 이 호르몬 도미노는 대사를 조절하는 뇌 영역인 시상하부hypothalamus에서 키스펩틴kisspeptin이라는 단백질을 만들어내는 유전자에서 시작한다. 이 단백질이 또 다른 유전자의 수용체와 결합하면, 혹은 '키스'를 하면 결국 뇌하수체로 하여금 저장하고 있던 호르몬을 분비하도록 자극한다. 그리하여 테스토스테론, 에스트로겐, 황체호르몬이 물밀듯 분비되고, 이것이 고환과 난소를 활성화시킨다.

성호르몬이 발견된 이후로 나머지 20세기 동안 성호르몬은 청소년의 행동을 설명하는 지배적 이론으로 자리 잡았고, 사람들은 청소년의 행동을 성호르몬과 관련지어 설명하기를 좋아했다. 그런데 이 이론에는 문제가 있다. 10대가 젊은 성인에 비해 호르몬 수치가 높지 않다는 점이다. 청소년은 호르몬에 그저 다르게 반응할 뿐이다. 예를 들면 청소년기는 스트레스에 대한 반응이 커지는 시기다.[7] 공황장애를 비롯한 불안장애들이 주로 사춘기에 생기는 이유도 이로써 부분적으로 설명할 수 있을지 모른다.

한마디로 10대는 성인 수준의 스트레스 내성을 갖고 있지 않다. 10대들은 스트레스로 인한 질병이나 감기, 두통, 배탈 등의 신체적 문제가 나타날 가능성이 더 크다. 그리고 손톱 물어뜯기나 섭식장애와 같은 오늘날의 10대에게서 흔히 나타나는 증상들이 다양하게 나타날 수 있다. 10대들에게는 가정, 학교, 친구, 그리고 미디어와 인터넷으로부터 인류 역사상 전례가 없을 정도로 엄청난 정보가 쓰나미처럼 쏟아져 들어오고 있다. 그런데 성인들은 이 모든 자극의 영향에 왜 덜 민감한 것일까?

2007년 뉴욕주립대학 다운스테이트 의료센터의 연구자들이 보고하기를, 보통 스트레스에 반응해서 불안 조절을 위해 분비되는 테트라히드로프레그네놀론tetrahydropregnanolone, THP이 청소년에게는 반대의 효과를 나타내 불안을 가라앉히는 것이 아니라 오히려 불안을 키운다고 하였다. 성인에서는 이 스트레스 호르몬이 뇌에서 진정제처럼 작용해서 불안을 야기하는 사건 이후 30분 정도가 지나면 진정 효과를 일으킨다. 하지만 청소년기의 쥐를 대상으로 실험해보면 THP가 불안을 억제하는 데 효과가 없었다. 따라서 10대에서는 불안이 더 많은 불안을 야기한다. 이런 현상을 뒷받침하는 생물학적 이유가 실제로 존재하는 것이다.

10대들이 왜 감정 기복이 심하고, 충동적이고, 쉽게 지루해하는지, 그리고 왜 쉽게 감정을 표출하고, 말대꾸를 하고, 어른이 하는 말에 관심을 기울이지 않는지, 그리고 약물과 알코올이 10대들에게 왜 그리도 위험한지, 10대들이 음주, 운전, 성 등에 대해 왜 그렇게 어리석은 판단을 내리는지에 대해 진정으로 이해하려면 그들의 뇌 회로를 들여다보아야 한다. 성호르몬 분비의 증가는 사춘기가 시작되고, 아직은 진짜 '어른'이 아니지만 아이에서 성적으로 성숙한 존재로 가는 생리적 변화가 일어남을 알리는 생물학적 지표다.

10대의 뇌에서 일어나는 일 중 일부는 호르몬으로 설명이 가능하지만 그보다 훨씬 많은 것이 작용하고 있다. 10대의 뇌는 뇌 영역들 사이에서 새로운 연결이 구축되고, 수많은 화학물질, 특히 뇌의 '전령사'인 신경전달물질neurotransmitter이 밀려든다. 청소년기가 진정 경이로운 시기인 이유도 바로 이것이다. 덕분에 뇌의 유연성과 성장으로 놀라운 성취를 이룰 수 있는 능력이 커져 청소년들에게 새로운 기회의 창이 열린다. 하지만 유연성, 성장, 활력은 양날의 칼이다. 자극에 민감한 열린 뇌는 스트레스, 약물, 화학물질, 그리고 수많은 환경적 변화로 인해 부정적인 영향을 받을 수도 있기 때문이다. 청소년들의 뇌는 과도하게 활성화되어 있는 경우가 많아서 그런 영향이 결국에는 성인의 경우에서보다 훨씬 극적이고 심각한 문제를 낳을 수 있다.

2장　　성숙과 미성숙을 결정짓는 뇌의 발달

───────── 인체는 놀랍기 그지없다. 이 모든 복잡한 기관들을 한데 모아 서로 연결하여 매끄럽게 기능하는 하나의 시스템을 구축하고 있으니 말이다. 우주의 어떤 물체도 지극히 평범한 사람의 뇌만큼 복잡하지 않다고 수많은 과학자들이 입을 모은다. 아기의 뇌는 성인 뇌의 축소판이 아니며, 뇌의 성장은 몸 안의 다른 대다수 기관의 성장과는 달리 그냥 크기만 커지는 과정이 아니다. 성장하는 과정에서 뇌는 변화를 거친다. 아동기와 가족의 보호를 기회로 활용하는 특별한 단계들을 거치고, 10대 시절의 막바지에는 독립을 향해 내달려 간다. 아동기와 10대 시절의 뇌는 외부의 영향을 쉽게 받는 '감수성이 뛰어난' 뇌다. 이 또한 이유가 있다. 알에서 갓 태어난 병아리가 엄마 닭의 얼굴을 각인하듯이 인간의 아기와 10대도 자기가 겪는 경험을 각인imprinting할 수 있다. 그리고 이렇게 각인된 경험들은 나중에 성인이 되었을 때의 행동 선택에 영향을 미친다.

　내가 그랬다. 나는 신경과학과 의학을 꽤 일찍부터 머릿속에 각인시켰다. 내 경험들은 억누르기 힘든 호기심을 일으켰고, 고등학교부터 의대를 거쳐, 대학원 연구, 그리고 오늘에 이르기까지도 나를 지탱해주고 있다. 나는 맨해튼에서 겨우 40분 거리에 있는 코네티컷의 안락한 집안에서 세 자녀 중 장녀로 자랐다. 이후 그리니치에서 살게 되었는데, 당시에도 그곳은 배우, 작가, 음악가, 정치인, 은행가들이 모여 사는 곳이었고, 부자 동네였다. 여배우 글렌 클로즈가 거기서 태어났고, 전직 미국 대통령 조지 허버트 워커 부시도 거기서 자랐고, 위대한 밴드의 리더 토미 도시는 그곳에서 세상을 떴다.

부모님은 영국 출신이다. 두 분은 제2차 세계대전 이후에 미국으로 이민을 왔는데, 아버지는 런던에서 의대를 졸업한 후에 미국 컬럼비아에서 비뇨기외과 레지던트 수련을 받기 위해 건너왔다. 두 분에게는 뉴욕으로 통근할 수 있는 그리니치가 정착하기에 안성맞춤으로 보였다. 부모님은 편리를 생각해서 이곳을 선택했을 뿐, 이곳이 그런 유명 인사들이 사는 곳인지는 잘 몰랐다.

아버지 덕분인지 나는 수학과 과학 공부에 대해 거부감이 없었다. 나를 의대에 진학하도록 밀어붙인 중요한 각인의 순간은 여학교인 그리니치 아카데미 9학년 생물학 수업이었다. 가장 기억에 남고 좋아했던 수업은 학생들에게 새끼 돼지를 한 마리씩 나누어주고 해부하게 한 것이다. 이 작은 동물의 시체에 칼을 대라는 얘기에 반 친구들 여럿은 자리에 털썩 주저앉아버렸고, 어떤 애들은 구토를 참지 못하고 화장실로 달려가기도 했지만, 몇몇 아이들은 좋아라고 해부에 뛰어들었다. 이것이 가장 결정적인 순간 중 하나였다. 미래의 작가, 변호사, 사업가들로 운명 지어진 학생들로부터 미래의 과학자들이 분리되는 순간이었다.

이 돼지들은 라텍스를 주사해놓았기 때문에 정맥과 동맥이 빨간색과 파란색으로 튀어나와 있었다. 나는 대단히 시각적인 사람이다. 삼차원적으로 생각하는 것도 좋아한다. 이런 시각-공간적 능력은 신경학과 신경과학에 잘 맞아떨어진다. 뇌는 내부의 영역들이 사방팔방으로 연결되어 있는 3차원 구조물이다. 시각-공간적 능력이 있으면 뇌졸중 환자의 뇌손상이 어디에서 일어났는지 판단할 때 머릿속에서 연결 관계를 그려볼 수 있어서 큰 도움이 된다. 이런 능력은 신경학자에게 절대적인 장점으로 작용하는데, 사실 대부분의 신경학자와 신경과학자의 머리는 이런 식으로 작동한다. 우리 같은 부류의 사람들은 사물에서 패턴을 찾아내기를 좋아한다.

고등학교와 대학에서 신경과학에 끌렸을 때는 CT나 MRI가 나오기 전이었다. 그래서 당시의 의사들은 머릿속에서 뇌를 삼차원적으로 그려보아 환자의 뇌 어느 영역에서 문제가 생겼는지 생각해내야 했다. 나는 이 일에 능했다. 나는 신경학의 탐정이 되는 것이 좋았고, 이런 시각-공간적 능력을 활용하는 신경과학과 신경학이 나에게는 더없이 완벽한 직업이었다.

인간의 뇌가 퍼즐이라면, 10대의 뇌는 완성을 기다리고 있는 퍼즐이라 할 수 있다. 뇌의 퍼즐 조각들이 어디에 들어가야 하는지 이해하는 능력을 갖추는 것이 신경학자로서 할 일이고, 나는 이것을 10대의 뇌를 이해하는 일에 사용해봐야겠다고 마음먹었다. 이것이 내가 이 책을 쓰고 있는 이유이기도 하다. 이 책은 10대의 뇌가 어떤 존재인지 이해할 수 있도록 도울 것이지만, 10대의 뇌가 어떤 존재가 아닌지도 이해하고, 대체 무엇이 되어가는 과정에 있는 것인지도 이해할 수 있게 도울 것이다.

뇌는 인체의 모든 기관 중에서 태어날 때 완성이 가장 덜 된 구조물이다. 크기도 성인의 40%에 불과하다. 하지만 크기만 변하는 것은 아니다. 발달 과정에서 뇌 내부의 배선이 모두 바뀐다. 뇌의 성장은 상당히 긴 시간이 필요한 과정이다.

하지만 청소년의 뇌는 역설 그 자체나 다름없다. 이 뇌는 회백질 gray matter(뇌의 기본 구성 요소에 해당하는 신경세포)은 흘러넘치지만, 백질white matter(정보가 뇌의 한 영역에서 다른 영역으로 효율적으로 흘러갈 수 있게 돕는 배선)은 부족하다. 10대의 뇌가 금방 출고된 페라리 자동차와 비슷한 이유도 이것이다. 당장 어디라도 달려갈 듯하지만 주행 검사를 아직 거치지 않은 것이다. 바꿔 말하자면 붕붕 굉음 소리를 울리며 공회전을 하고 있지만, 정작 어디로 가야 할지는 알지 못하는 상태나 마찬가지다. 이 역설은 결국 혼란스러운 문화적 메시지로 이어진다. 우리는 누군가가 겉모습이 성인 같으면 정신적으로도 성인일 것이라고 가정한다. 청소년기 남자아이들은 면도를 하고, 10대 여자아이들은 임신을 할 수 있다. 하지만 신경학적으로 보면 양쪽의 뇌 모두 전성기, 즉 성인의 세계를 접할 준비가 안 되어 있다.

본질적으로 뇌는 아래쪽부터 시작해 위쪽 방향으로 만들어졌다. 지하실에서 시작해서 다락방까지, 그리고 뒤쪽에서 시작해서 앞쪽으로 만들어진다. 놀랍게도 뇌의 배선도 뒤쪽부터 시작한다. 환경과의 상호작용을 중재하고 시각, 청각, 균형감각, 촉각, 공간감 등 감각 과정을 조정하는 구조물들부터 시작하는 것이다. 중재를 담당하는 이 뇌 구조물에는 균형 유지와 협응을 돕는 소뇌 cerebellum, 감각 신호의 중계국 역할을 하는 시상thalamus, 배고픔, 갈증, 성욕, 공격성 등을 비롯한 신체 기능을 유지하는 중앙 지휘 본부인 시상하부hypothalamus 등이 포함된다.

　뇌가 볼품없다는 점은 나도 인정한다. 척수 꼭대기에 자리 잡고 있는 뇌는 밝은 회색이고(그래서 '회백질'이라는 이름이 생겼다), 푹 익힌 파스타와 젤리의 중간쯤 되는 점성을 띤다. 1.35kg 정도 나가는 이 축축하고 주름 많은 조직은 양쪽 주먹을 나란히 붙여놓은 정도의 크기다. 뉴런neuron(신경세포)이라는 주요 뇌세포는 대부분 '회백질' 속에 들어 있다. 뉴런은 생각, 지각, 운동, 인체 기능의 조절 등을 담당하는 세포다. 뇌가 우리의 몸, 행동, 생각, 감정을 통제할 수 있으려면 이 세포들끼리 서로 연결되어 있어야 하고, 척수와도 연결되어야 한다. 뉴런들은 대부분 뇌의 '백질'을 통해 다른 뉴런들과 연결된다.

　뇌를 촬영할 때 흔히 사용되는 도구인 자기공명영상magnetic resonance imaging, MRI은 회백질과 백질 사이의 경계를 아주 아름답게 보여준다. 뇌의 표면은 주름진 구조로 되어 있다. 주름에서 골짜기처럼 푹 들어간 부분을 뇌고랑sulcus이라고 하고, 튀어나온 부분을 뇌이랑gyrus이라고 한다. 그림 1에 뇌의 MRI 이미지를 소개했다. 뇌는 왼쪽과 오른쪽으로 나뉘는데 각각을 반구hemisphere라고 한다. 뇌의 가장 바깥에 있는 층을 겉질cortex(피질)이라고 한다.

겉질은 표면 가까이에는 회백질로 이루어져 있고, 그 바로 밑으로 는 백질이 자리 잡고 있다. 회백질은 대부분의 뇌세포(뉴런)가 들어 있는 곳이다. 이 뉴런들은 인접 뉴런들과는 직접 연결되어 있지만, 얼굴이나 몸의 근육과 신경을 활성화시키려면 다른 뇌 영역, 반대 쪽 반구, 혹은 척수에 있는 뉴런들과 연결되어야 하기 때문에 백질 을 통해 돌기를 뻗고 있다. 백질을 백질이라고 하는 이유는 직접 눈으로 봐도 하얗게 보이고, MRI 이미지에서도 아주 밝은 색으로 나타나기 때문이다. 이곳을 통과하는 뉴런의 돌기는 지방이 많은 절연 물질인 수초myelin로 덮여 있는데, 이 수초가 실제로 하얀색 이라서 그런 밝은 흰색으로 보인다.

전에도 말했듯이 크기나 무게로만 보면 인간의 뇌는 별것 아니 다. 고래의 뇌는 10kg이고 코끼리의 뇌는 5kg이다. 만약 지능이 체 중 대비 뇌의 무게 비율로 결정된다면 인간은 패배자가 되고 말았 을 것이다. 마모셋원숭이는 뇌 무게 1g당 체중이 27g인데 인간은 뇌 무게 1g당 체중이 44g이다. 따라서 우리 인간은 뇌 무게당 체중 의 비율로 보면 일부 영장류 사촌에게도 뒤떨어진다. 하지만 정말 로 중요한 것은 무게나 크기가 아니라 뉴런들이 서로 얼마나 복잡 하게 연결되어 있는가이다. 뇌의 무게가 그 기능, 적어도 지능과는 거의 관련이 없음을 보여주는 또 다른 사례로 남녀 뇌의 무게 차이 를 들 수 있다. 여성의 뇌는 남성의 뇌보다 더 작음에도 불구하고 남녀의 IQ는 거의 비슷하다. 20세기 최고의 지성 중 한 사람이었 던 알베르트 아인슈타인의 뇌는 무게가 1.22kg에 불과했다.[1] 이는 평균보다 가볍다. 하지만 최근의 연구에 따르면 아인슈타인의 뇌

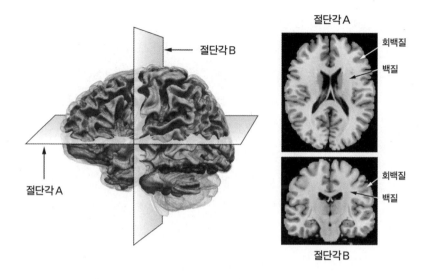

그림 1 · **뇌의 기본 구조** 뇌의 자기공명영상MRI 이미지. 수평 절단면과 수직 절단면(절단각 A와 B) 표면에는 겉질(회백질)이, 그리고 그 아래로는 백질이 보인다.

는 단위 무게당 연결의 개수가 평균보다 높았다고 한다.

사람의 뇌 크기는 두개골의 크기를 따라가기 마련이다. 기본적으로 뇌는 두개골 안쪽과 형태적으로 잘 맞아야 한다. 신경학자로서 한마디 거들자면 부모들은 아이가 자라는 동안 머리 크기를 자주 재봐야 한다. 나도 키가 얼마나 자랐는지 재보듯 두 아들의 머리 크기를 재보았다. 두개골이 정상적으로 자라고 있는지 확인하기 위함이었다. 물론 아이들이 더 크고 나서는 나를 미쳤다고 생각했지만. 아이들이 정말 어렸을 때는 머리 크기를 재보고 싶은 유혹을 뿌리칠 수 없었다. 그래서 딱 한 번만 더 재보겠다며 반짇고리에서 꺼낸 줄자를 가지고 아이에게 다가가 꼼지락거리지 못하게 붙잡아가면서 재보곤 했다. 하지만 사실 두개골의 크기로는 알 수 있는 것이 많지 않다. 두개골은 여러 가지 이유로 클 수도, 작을 수도 있다. 머리가 너무 커지는 장애도 있고, 너무 작은 장애도 있다.

두개골에서 가장 중요한 특성은 이것이 뇌의 크기를 제한한다는 점이다. 인간의 두개골에 있는 22개의 뼈 중 8개는 머리를 덮는 뼈다. 그리고 이 뼈의 주요 임무는 뇌를 보호하는 것이다. 태어날 때는 이 뼈들이 결합조직으로 느슨하게 연결되어 있다. 그래서 아기가 산도를 타고 세상에 나올 때 살짝 압축이 될 수 있다. 이때는 머리뼈들이 느슨하게 부착되어 있어서 사이사이에 공간이 있다. 이런 공간 중 하나가 모든 신생아들이 머리에 가지고 태어나는 '숨구멍囟門'이다. 이 숨구멍은 뼈들이 융합되면서 출생 첫해에 닫힌다. 머리 크기의 성장은 대부분 출생부터 만 7세 사이에 일어나는데, 생후 첫 1년 동안에는 초기 뇌 발달이 왕성하게 일어나기 때문에 두개골의 성장이 가장 빠르다.

두개골의 크기가 고정되어 있기 때문에 인간은 그 안에 최대한 많은 뇌 구성 물질을 집어넣을 수 있게 진화했다. 현대 인류의 직계 조상인 호모에렉투스는 약 200만 년 전에 나타나는데, 오늘날의 호모사피엔스의 뇌 용량이 대략 1,500cm^3인데 반해 호모에렉투스의 뇌 용량은 800~900cm^3에 불과했다. 현대 인류의 뇌 용량이 조상보다 거의 2배이다 보니 두개골도 거기에 맞춰 성장해야 했고, 결국 이렇게 더 커진 머리를 감당하기 위해 여성의 골반도 더 넓어져야 했다. 진화는 불과 200만 년 만에 이 모든 과제를 해결했다.

뇌의 설계가 대단히 기발하기는 하지만 아무래도 주먹구구식으로 서둘러 업데이트된 것 같은 느낌도 살짝 드는 이유는 아마도 이 때문일 것이다. 그렇지 않고서야 이렇게 비좁고 답답해 보이는 뇌 모양을 달리 어찌 설명할 수 있겠는가? 너무 작은 벽장에 너무 많은 옷가지를 쑤셔 넣은 것처럼 뇌의 모양은 마치 리본 하나를 접고 또 접어서 눌러놓은 것 같은 모습으로 진화했다. 그림 1에 나온 것처럼 산마루(뇌이랑)와 계곡(뇌고랑)으로 주름진 모양 때문에 인간의 뇌는 표면이 불규칙해졌다. 이것은 좁은 두개골 안에 모든 것을 촘촘하게 채워 넣으려다 생긴 결과다. 그래서 인간의 뇌는 모든 생물종 중에서 가장 복잡한 주름 구조를 가지고 있다. 진화의 계통수를 따라 더 간단한 포유류로 내려가다 보면 이런 주름 구조가 사라지기 시작한다. 고양이와 개의 뇌도 주름이 조금 있기는 하지만 인간처럼 많지는 않다. 그리고 쥐의 뇌는 주름이 없는 것이나 마찬가지다. 표면이 매끄러울수록 뇌의 구조도 더 간단해진다.

바깥에서 보면 뇌는 양쪽이 아주 대칭적이지만 안으로 들어가 보면 중요한 차이가 있다. 그 이유는 알 길이 없지만 오른쪽 뇌는 왼쪽 몸을 통제하고, 왼쪽 뇌는 오른쪽 몸을 통제한다. 즉 오른쪽 대뇌겉질이 왼쪽 눈, 왼팔, 왼쪽 다리의 운동을 지배하고, 왼쪽 대뇌겉질이 오른쪽 눈, 오른팔, 오른쪽 다리의 운동을 지배한다. 시각의 경우 왼쪽 시야에서 입력된 정보는 오른쪽 시상을 거쳐 오른쪽 뒤통수겉질occipital cortex(후두피질)로 가고, 오른쪽 시야에서 입력된 정보는 왼쪽으로 간다. 일반적으로 시각적, 공간적 지각은 뇌의 오른쪽, 즉 우뇌와 더 관련이 많은 것으로 여겨진다.

　사실 우리 몸의 이미지를 뇌의 표면에 지도로 나타낼 수 있다. 이 지도는 '뇌 난쟁이'homunculus('작은 사람'이라는 의미의 라틴어)'라는 이름이 붙었다. 운동겉질과 감각겉질에서는 몸의 각기 다른 영역들이 자신의 기능적 중요성에 따라 크고 작은 땅덩어리를 차지하고 있다. 얼굴, 입술, 혀, 손끝 등은 땅덩어리를 가장 넓게 차지한다. 이런 부위들은 몸통 같은 다른 부위보다 좀 더 정확한 감각 능력과 제어 능력이 필요하기 때문이다.

　20세기 초반의 캐나다 신경과학자 와일더 펜필드Wilder Penfield는 겉질 지도, 그러니까 '뇌 난쟁이'를 처음으로 그려낸 사람이다.[2] 그는 간질성 발작을 야기하는 뇌 부위를 제거하는 수술을 통해 이 연구를 진행했다. 그는 수술할 때 뇌 영역을 자극해보면서 어느 영역이 제거를 해도 안전한 부분인지 결정했다. 예를 들어 어느 영역을 자극해보면 사지나 얼굴 부분이 실룩거렸다. 여러 환자를 대상으로 이런 작업을 하고 난 후에 그는 표준 지도를 만들어낼 수 있었다.

　특정 신체 부위에 얼마나 넓은 뇌 영역이 할당되는지는 해당 부위의 기능이 얼마나 복잡한가에 달려 있다. 예를 들어 손과 손가락, 입술과 구강에 할당된 뇌 영역은 등 전체에 할당된 뇌 영역보다 10배 정도 넓다. 이런 식으로 해서 같은 신체 부위에 할당된 뇌 영역들은 서로 가까이 모여 있다.

　매사추세츠 노샘프턴의 스미스대학교에 다닐 때 나는 개별 신체 부위를 담당하는 몇몇 뇌 영역에 대해, 그리고 팔다리 중 하나를 과도하게 자극했을 때 그 부위를 담당하는 뇌 영역이 더 커지는

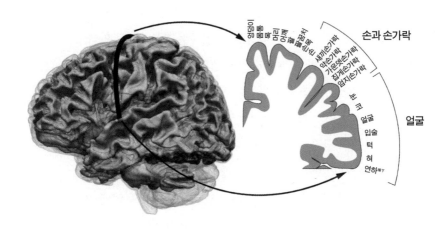

그림 2 ┊ **뇌 난쟁이** 서로 다른 신체 부위 통제 영역을 보여주는 뇌 지도.

지 여부를 조사하는 논문을 썼다. 이 학사학위 논문은 사실 외부의 자극에 반응하여 뇌가 변화하는지를 살펴보는, 뇌 가소성brain plasticity에 대한 초기 실험이었다. 1970년대 후반 이후로 이루어진 여러 편의 인상적인 연구들이 '각인'이라는 전체적인 개념을 뒷받침하고 있다.

내 학사학위 논문에 영감을 불어넣어준 가장 유명한 연구들 중 일부는 데이비드 허블David Hubel과 토르스텐 비셀Torsten Wiesel이라는 이름의 하버드대학교 과학자 두 사람에 의해 이루어졌다.[3] '가소성'이라는 용어도 이때부터 사용되기 시작했다. 뇌 가소성이란 뇌가 경험에 의해 변화할 수 있으며, 플라스틱처럼 성형이 가능하다는 의미다. 허블과 비셀은 아동기에 해당하는 새끼 고양이의 한쪽 눈을 가리고 키우면(마치 해적 고양이처럼 보였을 것이다!) 가려져 있었던 눈으로는 평생 볼 수 없다는 것을 보여주었다. 그리고 가려진 눈에 할당되어 있던 뇌 영역을 열려 있던 눈의 신경 연결이 부분적으로 잠식해 들어온다는 것도 보여주었다. 두 사람은 또 다른 실험도 진행했는데, 이번에는 새끼 고양이들을 수직선이 있는 시각적 환경에서 길렀더니 새끼 고양이들이 다 컸을 때도 뇌가 수직선에만 반응한다는 것을 알아냈다.

이 실험들의 요점은 뇌가 발달하는 기간 동안에 어떤 유형의 단서와 자극을 받느냐에 따라 그 이후의 삶에서 뇌의 작동 방식이 실제로 달라진다는 것이다. 내가 대학생 때 했던 실험도 기본적으로 이와 똑같은 결과를 보여주는 것이었다. 다만 시각이 아니라 촉각이라는 차이만 있었다.

사실 나는 일상생활에서도 이런 각인 효과로 재미를 좀 봤었다. 아끼던 우리 집 고양이가 19살이라는 지긋한 나이에 죽자 가족들은 그 고양이를 무척 그리워했다. 물론 그리 오래지 않아 우리는 새끼 고양이를 한 마리 데려오려고 동네 동물보호소에 찾아갔다. 우리는 한배 새끼들 중 제일 작고 약한 새끼 고양이 한 마리와 사랑에 빠졌고, 상상할 수 없을 만큼 자그맣고 불쌍해 보이는 그 얼룩무늬 고양이를 집으로 데려왔다. 두 아들이 질Jill이라는 이름을 붙여주었다. 질은 우리 무릎 위를 떠나지 않고 항상 우리와 붙어 있었다. 굉장히 사람 친화적인 고양이었다. 나는 뇌 가소성에 대한 실험을 기억하고 앤드루와 윌에게 이 고양이를 안을 때마다 발을 마사지해서 고양이가 발을 더 잘 사용할 수 있게 되는지 실험해보자고 했다. 그래서 우리는 질을 무릎 위에 올려놓을 때마다 손으로 고양이의 발가락들을 마사지해주었다. 아니나 다를까, 질은 내가 키웠던 어느 고양이보다도 발을 많이 사용하기 시작했다(나는 8살 때부터 쭉 고양이를 키웠다).

질은 대부분의 고양이가 시도하지 않는 방식으로 발을 이용했다. 아주 '발 중심적인' 고양이였다. 질은 탁자 위에 놓인 작은 물건들을 발로 치며 집 안을 돌아다녔다. 물건이 바닥으로 떨어지는 모습을 보며 무척 즐거워하는 것 같았다. 질이 안 깨지는 물건만 골라서 떨어뜨리는 것은 아니라서 경악할 일이 많이 생겼다. 질은 먹을 때 왼발을 자주 사용했다. 질은 조심스럽게 고양이 사료 캔으로 왼발을 뻗어 사료를 뜨고 입으로 가져갔다. 질을 지켜보다 보니 우리는 이 고양이가 뭔가를 할 때 거의 항상 왼발을 이용한다는 사실을 깨달았다. 질은 왼발잡이 고양이였던 것이다! 그 순간 우리는 문득 깨달았다. 우리가 고양이를 안고 발을 마사지할 때는 서로 얼굴을 마주보고 있다. 그런데 우리 세 사람은 모두 오른손잡이기 때문에 질의 오른발보다는 왼발을 자극해줄 때가 훨씬 많았다. 가정식 뉴런 가소성 시범 프로젝트가 성공한 것이다.

만약 질의 뇌를 들여다볼 수 있었다면 발, 특히 왼발에 할당된 뇌 영역이 보통 고양이보다 훨씬 더 컸을 것이다. 살아가는 동안의 경험을 바탕으로 뇌 공간이 재할당되는 이런 현상은 사람에게도 똑같이 일어난다. 우리는 이런 인생의 시기를 결정적 시기라고한다. 이때는 양육 방식nurture, 즉 환경이 천성nature을 바꾸어놓을수 있다. 이 부분에 대해서는 뒤에서 더 자세히 살펴보겠다.

　지금까지 설명한 내용을 요약하면 시각을 담당하는 뇌 영역과 신체 부위를 담당하는 뇌 영역들은 서로 다른 장소로 구획되어 있지만, 감각을 얼마나 사용하느냐에 따라 발달 과정에서 크기가 상대적으로 줄어들기도 하고 커지기도 한다.

　구조적으로 보면 인간의 뇌는 4개의 엽, 그러니까 앞쪽 위 이마엽frontal lobe(전두엽), 뒤쪽 위 마루엽parietal lobe(두정엽), 옆쪽 관자엽temporal lobe(측두엽), 뒤쪽 뒤통수엽occipital lobe(후두엽)으로 나뉜다. 뇌는 뇌줄기brainstem(뇌간) 위에 있다. 뇌줄기는 척수로 이어진다. 뇌 뒤쪽에 있는 소뇌는 운동 패턴 발생과 운동 협응motor coordination(효율적인 동작 패턴을 만들기 위해 개별 운동 시스템을 통합하는 능력을 말한다-옮긴이)을 담당하고, 뒤통수엽은 시각겉질visual cortex을 수용한다. 마루엽은 운동겉질motor cortex과 감각겉질sensory cortex(그림 2에 나온 뇌 난쟁이도 여기에 포함되어 있다)은 물론이고 연합령association area도 수용하고 있다. 관자엽에는 감정과 성욕 조절에 관여하는 영역들이 들어 있다. 언어 영역도 관자엽에, 좀 더 구체적으로 말하자면 우성반구dominant hemisphere의 관자엽에 자리 잡고 있다(오른손잡이, 그리고 왼손잡이 중 85%는 왼쪽 관자엽에 자리 잡고 있고, 왼손잡이 경향이 아주 강한 소수의 사람들은 오른쪽 관자엽에 자리 잡고 있다). 이마엽은 가장 앞쪽에 자리 잡고 있는데 이 영역은 집행 기능, 판단, 통찰, 충동 조절 등에 관여한다. 여기서 유념할 점이 있다. 뇌는 뒤쪽에서 앞쪽 방향으로 성숙이 진행되기 때문에 10대 동안에는 다른 엽들과 비교해 이마엽이 가장 덜 성숙한 상태고, 연결도 제일 덜 되어 있다는 점이다.

뇌는 각각의 감각에 특화된 영역으로 나뉜다. 듣기를 담당하는 청각겉질auditory cortex은 관자엽에 들어 있다. 시각겉질은 뒤통수엽에 들어 있다. 마루엽은 운동겉질과 감각겉질을 통해 각각 운동과 느낌을 수용한다. 뇌의 나머지 부분은 감각과는 아무런 관련이 없다. 좋은 사례가 바로 이마엽이다. 이마엽은 사람 뇌의 총 부피에서 40% 이상을 차지한다. 그 어떤 생물종보다도 높은 비율이다. 이마엽은 통찰, 판단, 추상적 사고, 계획 등의 능력이 생겨나는 자리다. 이마엽은 자기인식의 근원이자, 위험과 위험 요인을 평가하는 능력의 근원이다. 그래서 현명한 행동 방침을 선택할 때 우리는 이 영역을 이용한다.

그런 이유에서 이마엽은 사람 뇌의 '집행 기능'을 수용한다고 흔히 얘기한다. 크기로 보아 그나마 사람의 이마엽에 제일 견줄 만한 것은 침팬지의 이마엽이지만, 침팬지의 이마엽도 침팬지 뇌의 총 부피에서 약 17% 정도를 차지하는 데 그친다. 개의 이마엽은 뇌의 총 부피 중 7%에 불과하다. 다른 생물종에서는 이마엽이 아닌 다른 뇌 구조물이 더 중요하다. 인간과 비교하면 원숭이와 침팬지는 운동 조절능력을 연마하는 영역인 소뇌가 훨씬 더 크다. 돌고래의 청각겉질은 인간보다 훨씬 발달해 있으며 가청범위가 젊은 성인보다 적어도 7배 정도 넓다. 사람은 후각세포가 빈약해서 겨우 1,200만 개 정도인 데 반해 개는 후각세포가 10억 개나 된다. 상어는 뇌 안에 전기장을 감지하는 데 도움을 주는 특별한 세포를 가지고 있다. 이것은 길을 찾는 용도가 아니다. 치명적인 포식자를 피해 숨어 있는 다른 물고기들의 미세한 근육 움직임에서 나오는

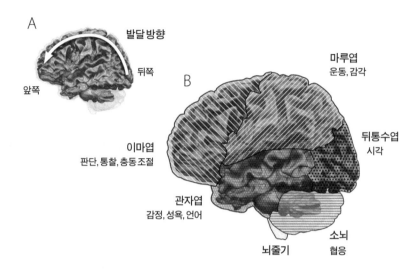

A. 발달방향
뒤쪽
앞쪽

B
마루엽
운동, 감각

이마엽
판단, 통찰, 충동 조절

뒤통수엽
시각

관자엽
감정, 성욕, 언어

소뇌
협응
뇌줄기

그림 3 | **뇌의 엽** A. 뇌는 뒤에서 앞쪽 방향으로 성숙이 일어난다.
B. 뇌의 겉질은 기능에 따라 몇 가지 주요 영역으로 나눌 수 있다.

전기 신호를 포착하기 위한 것이다.

우리 인간은 똑똑한 머리를 빼면 별로 남는 것이 없다. 우리의 경쟁력은 체력이 아니라 지력, 바로 독창성에 있다. 이런 경쟁력이 발달하는 데는 가장 오랜 시간이 걸린다. 이마엽으로 들어오고 나가는 연결이 제일 복잡하고, 마지막에 성숙하기 때문이다. 따라서 이 '집행 기능' 역시 가장 늦게 발달된다. 이는 분명 타고난 능력이 아니다!

그럼 아동기와 청소년기에 이런 뇌 영역들은 어떤 순서를 따라 서로 연결될까? 현대적인 뇌 영상 촬영 기술이 등장하기 전에는 이런 부분을 알아내는 것이 불가능했다. MRI라는 새로운 형태의 뇌 스캔은 두개골 안에 들어 있는 뇌의 모습뿐만 아니라 서로 다른 영역들 사이의 연결도 보여준다. 또 기능성 자기공명영상이라는 훨씬 더 나은 fMRI도 나왔다. 이것은 어느 뇌 영역이 켜져 있고, 어느 뇌 영역이 꺼져 있는지도 보여준다. 그래서 우리는 함께 흥분하는 뇌 영역들이 정말 함께 연결되어 있는지도 확인할 수 있게 되었다. 지난 10년 동안 미국국립보건원NIH에서는 생애 첫 21년 동안 뇌 영역이 서로를 어떻게 활성화시키는지 조사하는 중요한 연구를 진행했다.[4]

이 실험을 통해 놀라운 사실이 밝혀졌다. 뇌의 연결성은 뇌 뒤쪽에서 앞쪽으로 천천히 이동한다는 것이다. 마지막으로 연결이 일어나는 부위는 이마엽이었다(그림 4). 사실 10대의 뇌는 80% 정도밖에 성숙되지 않은 상태다. 배선이 제일 성긴 상태인 이 나머지 20%의 간극은 대단히 중요한 부분으로, 10대들이 감정의 기복이 심하고, 화를 잘 내고, 충동적이고, 쉽게 감정이 폭발하고, 잘 집중하지 못하고, 시작한 일을 끝까지 마무리하지 못하고, 어른들과 관계를 잘 맺지 못하고, 약물이나 알코올의 유혹에 쉽게 빠지고, 위험한 행동에 참여하는 등의 당혹스러운 모습을 보이는 이유를 상당 부분 설명해줄 수 있다. 우리가 지성과 교양을 갖춘 어른이 될 수 있는 것은 모두 이마겉질frontal cortex과 앞이마겉질prefrontal cortex 덕분이다.

10대의 이마엽은 완전히 시동이 걸린 상태가 아니기 때문에 청소년들이 저지르는 비극적인 실수와 사고 뉴스가 매일 끊이지 않

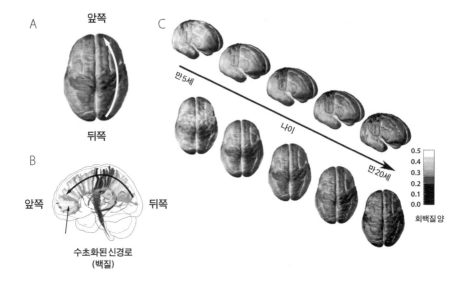

그림 4 · 성숙하는 뇌

A. 뇌는 뒤쪽에서 앞쪽으로 연결이 이루어진다. 기능성 자기공명영상[fMRI]을 이용하면 뇌의 연결 상태를 지도로 나타낼 수 있다.

B. 연결이 많이 이루어진 영역은 어둡게 나온다. 백질 신경로의 수초화는 겉질의 성숙을 뒤쫓아 뒤쪽에서 앞쪽 방향으로 일어난다. 이것이 이마엽의 연결이 마지막으로 일어나는 이유다.

C. 연속적으로 연결 상태 스캔을 해보면 이마엽의 연결이 만 20세나 그 이후로 지연된다는 것을 알 수 있다.

는 것도 당연하다. 성숙 과정은 10대가 끝날 무렵에도 마무리되지 않는다. 그래서 대학 시절 역시 아직은 취약한 시기이다. 최근에 한 친구가 내게 자기 아들의 대학 친구 댄Dan의 이야기를 들려주었다. 모든 방면에서 뛰어난 이 아이는 좀처럼 부모에게 걱정을 끼치는 일이 없는 학생이었다. 이 친구는 인기도 많고, 고등학생 시절에는 스타 아이스하키 선수였으며, 대학에서는 경영학을 전공하고 있었다. 그런데 여름에 내 친구의 아들이 댄의 엄마로부터 전화를 받았다. 댄이 그 전날 밤에 익사했다는 것이다.

댄은 친구들과 어울려 술을 마셨고, 새벽 3시에서 4시 사이 집으로 돌아오는 길에 이 8명의 친구들은 몸을 좀 식혀야겠다는 생각에 동네 테니스 클럽에 들렀다. 그 시간에는 당연히 클럽 문이 닫혀 있었지만, 그렇다고 그냥 포기할 아이들이 아니었다. 8명 모두 담장을 기어올라 수영장에 뛰어들었다. 그러고는 집으로 돌아왔는데, 그때야 누군가가 물었다. "댄은 어디 있지?" 부리나케 클럽으로 달려간 친구들은 물속에서 엎드려 있는 친구를 발견했다. 검시관은 '급성 알코올중독'으로 인한 익사 사고로 진단했다. 그 소식이 담긴 기사를 읽으며 나는 씁쓸하게 고개를 저었다. "경찰은 치명적인 결과를 낳을 수 있는 일을 하기 전에는 잠재적 위험에 대해 반드시 한 번 더 생각해봐야 한다고 아이들과 어른들에게 권하고 있다."

"한 번 더 생각하렴."

우리는 10대 자녀들에게 이 말을 얼마나 자주 했던가? 너무 자주 한다. 그럼에도 댄의 이야기를 듣자마자 나는 두 아들을 불러 그 이야기를 들려주었다. 나는 이 사건을 꼭 명심하라고 했다. 음주와 수영은 함께 할 수 없는 것이라고 말이다. 한밤중에 갑자기 담을 넘어가거나, 똑같이 술에 절어 있는 일곱 친구와 수영장으로 뛰어들기로 결심한 것 역시나 해서는 안 될 일이었다고 말이다. 부모가 이런 비극적인 이야기에 어떻게 대처하고, 그 이야기를 자녀들과 어떻게 나누느냐가 중요한 부분이다. 이렇게 얘기해서는 곤란하다. "우와, 우리 아이들이 아닌 게 얼마나 다행인지", "우리 애들이었으면 저런 짓은 절대로 안 했지." 누구도 모를 일이다. 사전에 미리 예방하려는 노력이 있어야 한다. 아이들에게 전체적인 이야기와 그로 인해 일어난 실제 결과를 단단히 일러준 다음 여러 번 되풀이해서 강조해야 한다. 저녁 식사 시간에도, 축구 연습 이후에도, 음악 강습 이전에도. 맞다. 아이들 입에서 지겹게 들었다는 불평이 나와도 다시 또 해야 한다. 아이들에게 사건은 어느 때든 일어날 수 있고, 문제가 생기고 좋지 않은 결말을 맺게 될 상황이 여러 가지로 다르게 일어날 수 있다는 사실을 상기시켜주어야 한다.

반복해서 상기시키는 것이 그토록 중요한 한 가지 이유는 10대의 뇌 발달 때문이다. 이마엽의 집행 기능 중에 미래계획기억 prospective memory이라는 것이 있다. 이것은 미래에 특정 행동을 수행하겠다는 의도를 마음속에 유지하는 능력을 말한다. 이를테면 일을 마치고 집에 가면 까먹지 말고 전화 통화를 해야 한다는 것을 기억하는 일 등이 여기에 해당한다. 미래계획기억이 이마엽과 아주 긴밀하게 연관되어 있음이 연구를 통해 밝혀졌을 뿐만 아니라, 계속적으로 발달하고 좀 더 효율적으로 변하며, 특히 만 6세에서 10세 사이에, 그리고 20대에 가서 다시 크게 발달한다는 것이 밝혀졌다. 하지만 만 10세와 14세 사이에는 별다른 향상이 일어나지 않았다. 마치 거기에 해당하는 뇌 영역, 즉 무언가 해야 한다는 것을 기억하는 능력이 10대의 나머지 성장 및 발달과 보조를 맞추지 못하는 것처럼 보인다.

이마엽 바로 뒤쪽에 위치한 마루엽은 연합령을 포함하고 있으며 과제와 과제 사이를 전환하며 수행하는 능력을 갖추는 데 중요한 역할을 한다. 이러한 능력 역시 청소년의 뇌에서 늦게 성숙이 이루어진다. 정보 과부하에 걸린 오늘날의 사회에서는 과제 전환 능력이 부단히 필요하다. 특히나 인지적으로 복잡한 두 가지 일을 동시에 처리한다는 다중작업multitasking이 사실 미신에 불과하다는 점을 생각하면 이런 능력의 중요성이 더욱더 두드러진다. 껌을 씹으며 다른 일을 하는 것은 다중작업이 아니다. 껌을 씹는 일은 실질적인 인지적 집중이 필요하지 않기 때문이다. 하지만 핸드폰 통화를 하면서 운전하는 일은 인지적 집중이 필요한 일이다. 특정 시점에서 인간의 뇌가 집중할 수 있는 일의 개수는 한정되어 있기 때문에 통화를 하면서 운전을 하는 것처럼 인지적으로 중요한 활동을 동시에 하는 경우 뇌는 두 과제 사이를 지속적으로 전환해야만 한다. 이런 경우 그 과제들 중 어느 하나도 제대로 하기 어렵다.

마루엽은 이마엽이 집중할 수 있게 돕지만 여기에는 한계가 있다.[5] 인간의 뇌는 곡예를 하듯 이런 과제 전환을 무척 잘하기 때문에 마치 동시에 두 과제를 하고 있는 것처럼 보이지만 이는 사실이 아니다. 스웨덴 의과대학 카롤린스카 연구소 과학자들이 2009년에 이런 한계를 측정해보았다. 이들은 다중작업을 하는 사람들의 fMRI 이미지를 이용해서 동시에 한 가지 이상의 일을 하려 할 때 뇌에서 어떤 일이 일어나는지에 대한 모형을 만들었다. 이 과학자들은 사람의 작업기억이 한 번에 유지할 수 있는 서로 다른 이미지의 개수가 2개에서 7개 정도밖에 안 된다는 것을 밝혀냈다. 이는 한 가지 이상의 복잡한 과제에 집중하기가 사실상 불가능하다는 얘기다. 집중은 주로 마루엽에서 일어난다. 마루엽은 관련이 없는 활동을 억제해서 뇌가 한 번에 한 가지 과제에만 집중할 수 있게 기능한다.

2008년 5월 〈굿모닝 아메리카〉의 한 코너에서 ABC TV의 기자 데이비드 컬리David Kerley와 그의 10대 딸 데반Devan은 마루엽이 덜 성숙되었을 때 나타나는 문제점을 잘 보여주었다. 운전 경력이 1년인 데반은 올스테이트 보험회사에서 설치한 운전 코스에서 아빠를 조수석에 태우고 운전을 해보았다. 데반은 속도, 브레이크 밟기, 방향 전환에 대해 지시를 들은 다음 운전 코스를 시운전해보았다. 그 후에 데반에게 구불구불한 코스를 운전하는 동안에 정신을 산만하게 만들 세 가지 과제를 주었다. 첫 번째로는 핸드폰을 주며 운전을 하는 동안 화면에 나오는 문자를 읽도록 했다. 그러자 데반은 원뿔형 교통 표지를 몇 개 쓰러뜨리고 말았다. 다음으로는 친구 3명을 뒷좌석에 태웠다. 그러자 대화가 활발하게 이루어졌고, 그 과정에서 원뿔형 도로 표지가 몇 개 더 쓰러졌다. 마지막으로 과자 봉지 몇 개와 물병 하나를 주었다. 과자를 주변 친구들에게 건네고 물병을 들고 있었을 뿐인데도 데반은 교통 표지를 몇 개 더 쓰러뜨렸다. 다중작업은 그저 미신에 불과한 존재가 아니라 위험한 존재다. 특히나 10대의 뇌에서는 더욱 그렇다.

'멀티태스킹(다중작업)'은 흔히 쓰는 말로 자리 잡았다. 스웨덴의 연구자들은 여기에는 한계가 있다고 주장한다. 10대와 젊은 성인들은 다중작업 능력을 자랑스럽게 여긴다. 요즘의 10대와 젊은 성인들에게는 다중작업의 세계가 각인되어 있는 것일까? 어쩌면 그

릴지도 모르겠다. 요즘의 젊은 성인들이 정신을 산만하게 하는 것에 어떻게 대처하는지 연구한 미네소타대학교의 연구자들은 다중의 과제 사이에서 성공적으로 주의를 전환하는 능력이 10대 시절에는 여전히 발달이 마무리되지 않은 상태임을 밝혀냈다. 따라서 매년 거의 6천 명 정도의 청소년이 자동차 사고로 목숨을 잃고, 그중 87%는 정신을 딴 데 팔고 운전하다가 일어난 일이라는 것이 놀랍지 않다.[6]

2006년에 미주리대학교의 연구자들은 요즘의 10대와 젊은 성인들이 주의가 산만한 환경에서도 학습할 수 있는 특별한 기술을 갖추었는지에 대해 좀 더 공식적으로 실험을 진행해보았다. 이들은 28명의 대학생들을 실험에 참가시켰고, 이 중에는 10대 후반의 학생들도 포함되어 있었다. 실험 과제는 단어 목록을 암기한 다음 나중에 이 단어들을 다시 떠올리는 것이었다. 주의를 산만하게 만드는 환경이 암기 능력에 영향을 미쳤는지 확인하기 위해 연구자들은 학생들에게 동시에 다른 과제를 수행하도록 요청했다. 컴퓨터 키보드를 눌러서 일련의 글자들을 색깔대로 정리하게 한 것이다. 이 과제는 두 가지 조건 아래서 수행되었다. 하나는 단어 목록을 암기할 때였고, 또 하나는 암기한 단어 목록을 연구자 앞에서 다시 떠올릴 때였다. 미주리대학교 연구자들이 발견한 바에 따르면 과제 동시 수행은 입력encoding(암기하기)과 재생retrieving(떠올리기)에 모두 영향을 미쳤다.[7] 학생들이 앞에서 암기했던 단어들을 다시 떠올리려 하는 동안 키보드 과제를 함께 주었을 때는 단어 암기 능력이 9~26% 정도 떨어졌다. 단어를 암기하는 동안 주의를 산만하게 하는 과제를 동시에 수행한 경우에는 이보다도 훨씬 더 떨어져서 성적이 무려 46~59% 정도 떨어졌다.

이런 결과는 밤에 자기 방에서 숙제를 하는 10대들에게도 의미하는 바가 있다. 저녁에 숙제할 시간에 두 아들의 방으로 들어가보면 애들이 텔레비전을 켜놓고, 아이팟에 연결된 헤드폰을 쓴 채로 컴퓨터 화면 아래쪽에 메신저를 틀어놓고 누군가와 대화하고, 아이폰으로도 열심히 다른 누군가와 문자를 하고 있다. 숙제에만 집중하라고 하면 애들은 동시에 서른두 가지 일을 하면서도 이것이 시험공부에는 전혀 영향을 미치지 않는다고 주장했다. 나는 그 말을 믿지 않았다. 그래서 미주리대학교의 실험 자료를 보여줬다. 10대 자녀에게 나와 비슷한 주장을 하고 싶다면 그림 5에 나오는 자료를 이용하기 바란다.

뇌의 작용을 평가하는 방법은 주의attention밖에 없다. 뇌 표면 아래에는 4개의 엽 말고도 대단히 많은 것들이 있으니 다시 그림 3으로 돌아가 뒤쪽부터 알아보자. 뒤로 가면 뇌 바닥 쪽에 척수와 연결되어 있는 뇌줄기가 있다. 뇌줄기는 여러 가지 중요한 생물학적 기능을 조절한다. 이를테면 호흡, 심박동수, 혈압, 배뇨와 배변 운동 등이다. 뇌줄기는 '자동'으로 작동한다. 우리는 뇌줄기가 무엇을 하는지 인식하지 못하고, 일반적으로는 뇌줄기가 하는 일을 마음대로 조절하지도 못한다. 뇌줄기와 척수는 시상 같은 중간 기착지 영역을 통해 뇌의 고위 영역과 연결되어 있다. 시상은 겉질 바로 아래쪽에 있다. 모든 감각으로부터 오는 정보는 시상을 통해 겉질로 들어간다. 겉질 바로 아래로는 바닥핵basal ganglia이라

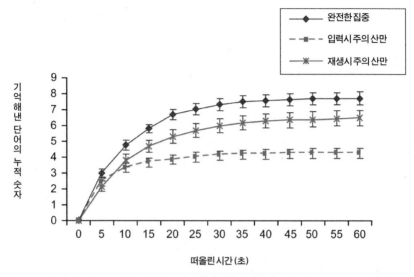

그림 5 · **다중작업 능력은 10대의 뇌에서는 완전히 발달하지 않았다** 대학생들을 대상으로 세 가지 조건으로 실험해보았다. 주의 산만 없음, 입력시 주의 산만, 재생시 주의 산만. 암기 내용을 떠올릴 때 다중작업을 하면 성적이 떨어졌고, 암기할 때 다중작업을 하면 그보다 훨씬 더 떨어졌다.

는 구조가 있다. 바닥핵은 조화로운 운동과 정형화된 운동을 만들어내는 데 큰 역할을 한다. 바닥핵은 파킨슨병의 영향을 직접 받는다. 파킨슨병 환자의 전형적인 증상인 떨림, 움직이지 못해 얼어붙은 듯한 모습 등이 나타나는 이유다.

겉질에 가까워짐에 따라 함께 모여 둘레계통이라 불리는 것을 구성하는 구조물들을 만나게 된다. 둘레계통은 기억에 관여하지만 감정에도 관여한다. 우리가 이 책에서 자세히 다루게 될 뇌 영역이 바로 해마hippocampus다. 해마는 관자엽 바로 밑에 가려져 있는, 바다의 작은 해마 비슷하게 생긴 구조물이다. 사실 해마를 의미하는 영단어 'hippocampus'는 '말馬'을 의미하는 라틴어에서 유래했다. 그 모양 때문에 붙은 이름이다. 해마는 기억을 입력하고 재생하는 데 이용된다. 말 그대로 기억 처리를 담당하는 부지런한 기계라고 할 수 있다.

그럼 우리는 이 기억 기계에 대해 뭘 알고 있을까? 해마는 흥분성 시냅스의 밀도가 뇌에서 가장 높다. 이것은 사실상 신경의 활동으로 북적거리는 번화가라 할 수 있으며 경험이 발생할 때마다 불이 켜진다. 뒤에서 설명하겠지만 청소년 뇌의 해마는 성인과 비교해 훨씬 막강하다.

해마가 기억과 관련이 있다는 사실은 약 60년 전에도 알려져 있었다.[8] 한 환자에게 광범위하게 뇌 수술을 진행했더니 예상치 못했던 결과가 나온 것이다. 이 수술은 1953년에 코네티컷에 사는 만 27세 남성이 받은 수술이었다. 몇 년 전에 사망할 때까지만 해도 그는 이름의 앞 글자를 따서 H.M.으로 알려져 있었다. 그는 자주 발생하는 심각한 간질 발작을 치료하기 위해 실험적인 수술을 받았다. H.M.의 간질은 정상 생활이 불가능할 정도로 심했기 때문에 공장 일자리 하나 유지하기도 어려웠다. 예일대학교의 신경외과의사 윌리엄 비처 스코빌William Beecher Scoville은 간질을 야기하는 H.M.의 내측 관자엽을 대부분 제거했고, 수술은 성공적으로 보였다. 발작 영역의 뇌 조직을 제거함으로써 간질의 빈도와 강도를 현저하게 낮출 수 있었다. 하지만 그 과정에서 H.M.의 해마도 상당 부분 함께 제거되고 말았다. (당시에는 해마가 기억 형성에 결정적인 역할을 한다는 사실을 몰랐고, H.M.의 사례는 이 주제와 관련해서 중요한 단서를 제공해주었다.) H.M.이 수술을 마치고 깨어보니 발작은 대부분 사라졌지만, 단기기억을 장기기억으로 전환하는 능력도 사라진 상태였다. H.M.은 수술 이전에 기억하고 있었던 과거는 모두 기억했다. 하지만 그 후로 자기에게 일어났던 일은 기억할 수 없었다. 수술 이후로 수십 년 동안 그는 자기가 무슨 말을 하고, 무슨 행동을 하고, 무엇을 생각하고, 무엇을 느끼고, 누구를 만났는지 전혀 기억하지 못했다. 과학의 역사에서 종종 일어나는 일이지만 H.M.의 상실이 신경과학계에는 반대로 득이 되었다. 연구자들이 인간의 기억이 발생하는 뇌 영역(관자엽)과 뇌 구조물(해마)을 처음 구체적으로 가려낼 수 있게 된 것이다.

해마 바로 옆으로는 관자엽 아래 있는 둘레계통의 또 다른 부분이자, 또 하나의 핵심적 뇌 구조물인 편도체가 있다. 이 구조물은 성적 행동과 감정적 행동에 관여한다. 편도체는 성호르몬이나 아드레날린 같은 호르몬에 대단히 민감하다. 편도체는 분노가 생겨나는 자리라 할 수 있다. 동물 실험에서 여기를 자극해보니 분노 비슷한 행동이 나타나는 것이 확인되었다. 둘레계통은 감정과 경험이 통합되는, 일종의 뇌의 교차로라 할 수 있다.

청소년들의 감정이 쉽게 폭발하는 것은 미성숙한 편도체가 억제되지 않고 과도하게 활기를 띠고 있다는 점도 한몫하는 것으로 보인다. 자기 딴에는 완전히 합리적인 요구를 했다고 생각하는데 부모가 그 요구를 거절했을 때 청소년 자녀에게서 나타나는 과잉 흥분hysteria도 이것으로 부분적인 설명이 가능하다. 이 미성숙한 편도체와 성기게 연결된 10대의 이마엽이 결합되면 잠재적 재앙의 씨앗이 된다.

일례로 내 동료의 16살짜리 환자는 부모에게 운전은 '권리'가 아니라 '특혜'(이 환자는 아직 특혜를 받을 자격이 없었다)라는 말을 듣고는 격분해서 자동차 열쇠를 훔쳐 집을 나갔다. 하지만 멀리 가지는 못했다. 차고 문이 닫혀 있다는 것을 깜빡하고 그대로 들이받은 것이다. 동료 하나가 또 말하기를 자기는 아들이 아니라 다 자란 딸을 셋을 두고 있어서 '끔찍한 10대 이야기'를 별로 할 것이 없다고 했다. 그러다가 다시 생각해보더니 이렇게 말했다. "아, 맞다. 한번은 우리가 주말에 집을 비운 적이 있었는데 딸 친구들이 우리가 손 쓸 수 없는 악당으로 변한 적이 있어요. 와인 저장고를 털질 않나, 우리 집에서 훔친 술을 트렁크에 싣고 운전하다 접촉 사고를 내지 않나. 하지만 끝이 좋으면 다 좋은 거죠, 뭐."

뇌에서 아무 영역이나 집어내서 현미경에 놓고 보면 세포로 꽉꽉 채워져 있는 모습을 볼 수 있다. 사실 뇌 속에 있는 수십억 개의 세포 사이에는 거의 공간이 없다. 진화는 작은 자투리 공간 하나도 허투루 낭비하지 않았다. 세포는 신체에서 가장 작은 구성단위이고, 각각은 세포핵nucleus이라는 자기만의 사령부를 두고 있다. 세포핵은 세포 가운데 있는 둥근 구조물이다. 우리 몸의 기관, 조직, 근육 등을 구성하는 세포의 유형은 200가지가 넘는다. 그중 뇌에 존재하는 독특한 유형의 세포를 뉴런이라고 한다. 이 책에서 자주 언급하는 세포가 바로 이 뉴런이다. 생각, 느낌, 운동, 기분은 결국 뉴런들 사이에서 서로 전기 신호를 보내며 이루어지는 소통에 다름 아니다.

현미경으로 뇌세포를 처음 바라보던 때가 생각난다. 1970년대 중반에서 후반까지만 해도 뉴런의 변화를 연구하는 방법이라고는 주어진 시간이 경과한 후에 개별 세포들을 현미경으로 관찰하는 것밖에 없었다. 학습 기간 동안에 일어난 변화를 보고 싶어도 이 방법을 써야 했다. 오늘날에는 놀라운 뇌 영상 촬영 기법과 특화된 현미경이 사용된다. 이런 기술을 이용하면 뇌 안을 들여다볼 수 있고 세포와 시냅스의 변화를 실시간으로 관찰할 수도 있다.

당신이 무언가를 배우고 있다면 당신의 뉴런은 약 15분 후면 변해서 더욱 많은 시냅스와 수용체를 만들어낼 것이다. 무언가 새로운 것을 배우면 천 분의 몇 초 안으로 변화가 시작된다. 그리고 이 변화가 몇 분, 혹은 몇 시간에 걸쳐 일어날 수도 있다. 뇌세포를 현미경으로 들여다볼 때 나는 서로 연결되어 있는 수십억 개의 뉴런을 생각하고, 아직도 뇌의 배선을 알아내려 애쓰는 우리의 모습에 대해 생각한다. 우리가 아는 것이라고는 어떤 인간의 뇌도 서로 똑같이 배선되어 있지 않다는 점이다. 경험은 우리 모두를 다르게 만들어놓는다. 이것은 마지막 미개척지이자 우리 내부의 미개척지이며, 우리는 이제 막 그 모든 패턴들을 보기 시작했다.

인간의 뇌에는 천억 개의 뉴런이 들어 있다. 이 세포들은 핀 머리 위에 3만 개가 들어갈 정도로 작지만, 한 사람의 겉질에 들어 있는 뉴런들을 일렬로 늘어놓으면 160,000km나 된다. 이는 지구를 네 바퀴 돌 수 있는 거리다. 뉴런의 수는 일생 중 태어날 때가 제일 많다. 사실 우리 뇌는 태어나기 전인 임신 3개월과 6개월 사이에 밀도가 가장 높다. 임신 후기와 생후 첫 1년 사이에 이 회백질에서 집중적으로 가지치기pruning가 이루어진다. 그럼에도 아기가 태어날 즈음에는 뇌가 여전히 뉴런으로 가득 차 있다. 왜 그럴까? 유아의 신경세포가 과도하게 많은 이유는 세상에 발을 딛자마자 쏟아지기 시작하는 자극들에 대응하기 위해서다. 그 모든 새로운 광경, 소리, 냄새, 감각에 반응해서 뉴런은 아기의 뇌 안에서 가지들을 뻗고, 빽빽한 신경 연결망을 형성한다.

그럼 왜 모든 아기들이 모차르트나 아인슈타인처럼 천재가 아닐까? 태어났을 때 아기들에게 뉴런은 넘쳐나지만 그중 서로 배선이 연결된 뉴런의 비율은 얼마 되지 않기 때문이다. 정보가 안으로 흘러들어가서 뉴런에 흡수되고는 있지만, 그다음에는 어디로 가야 할지 모르는 상태이다. 마치 낯설고 북적거리는 대도시 한복판에 뚝 떨어진 사람처럼 유아의 뇌는 무한한 가능성에 둘러싸여 있지만, 아직은 이 새롭고 낯선 세상에서 길을 찾는 데 필요한 지도도, 나침반도 없다. 캐나다 몬트리올 맥길대학교의 신경과학자 대니얼 레비틴Daniel Levitin은 유아의 뇌를 다음과 같이 화려하게 묘사했다. "모든 신생아는 LSD에 취한 것과 비슷한 환각의 광채 속에서 태어난다."[1]

뉴런은 자극에 대해 활동전위action potential라는 폭발적인 활동으로 반응한다. 활동전위란 자극과 접촉한 지점으로부터 가지돌기dendrite라는 뉴런의 신호 수신용 돌기를 지나 세포를 통과하며 이어달리기를 하듯 통과하는 전기 신호다. 우리가 빨간 색깔을 보고, 장미꽃의 향기를 맡고, 근육을 움직이고, 누군가의 이름을 기억할 때는 모두 활동전위가 발생한다.

각각의 뉴런 세포체가 중계 지점이라면 분명 들어오고 나가는 신호가 존재할 것이다. 일단 외부로 나가는 신호가 축삭돌기 종말팽대axonal bouton에 도달하면 이 신호가 반응을 유발하여 종말팽대에서 신경전달물질이라는 화학전령물질 꾸러미가 방출된다.

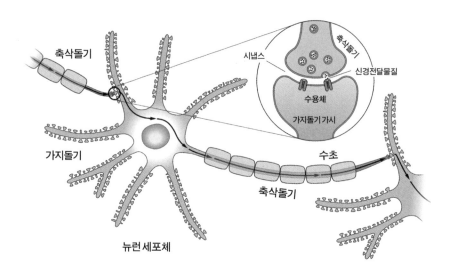

그림 6 ㅣ **뉴런, 축삭돌기, 신경전달물질, 시냅스, 가지돌기, 수초의 해부학** 세포들 사이의 신호는 시냅스를 통해 축삭돌기에서 가지돌기 가시로 한 방향으로만 흐른다. 수초로 덮인 축삭돌기는 그렇지 않은 축삭돌기보다 신호를 더 빠른 속도로 전달한다. 시냅스에서는 신경전달물질 분자가 이동해서 가지돌기 가시에 달려 있는 시냅스 수용체에 결합한다.

두 뉴런 사이에서 접촉이 이루어지는 부위를 시냅스synapse라고 한다. 사실 시냅스는 두 세포 사이에 존재하는 공간으로, 그 폭이 불과 100만 분의 5cm 정도다. 뇌에서 실제로 행동이 일어나는 곳은 이 시냅스라고 할 수 있다. 신호는 축삭돌기axon를 타고 시냅스까지 내려간 다음 신경전달물질이라는 화학 메시지로 분비된다. 이 신경전달물질은 시냅스의 간극을 넘어가 마치 액체로 된 열쇠처럼 반대편 뉴런에 결합한다. 이런 방식을 통해 신호가 한 뉴런에서 다른 뉴런으로 전달되는 것이다. 일단 한 번 열리고 나면 수용

3장 지금 10대의 뇌에서는 무슨 일이 일어나고 있을까

체는 신호 받은 세포를 따라 일련의 연쇄반응을 일으켜 활동전위를 촉발한다. 그럼 이 활동전위는 다시 가지돌기에서 시작해 세포체를 타고 축삭돌기로 넘어가 신호를 또 다른 세포로 전달해준다.

뉴런은 신경아교세포glia라는 도우미 세포가 있어야만 살아남을 수 있다. 신경아교세포는 별아교세포astrocyte, 미세아교세포microglia, 희소돌기아교세포oligodendroyte 등 몇 가지 유형으로 나뉜다. 간단히 설명하면 별아교세포는 뉴런에 영양이 공급되도록 돕고, 그 주변에 쌓인 불필요한 화학물질을 치워 뉴런을 방어해준다. 이 세포는 뇌의 뉴런들이 최적의 기능을 유지하게 돕는다. 미세아교세포는 뉴런 주변을 돌아다니는 작은 세포로, 감염이나 염증이 있을 때라야 제대로 활성화된다. 미세아교세포는 뇌 조직 사이를 통과해서 활동 장소에 도착해 이런 손상과 싸운다. 마치 군대의 5분 대기조 같다. 하지만 뇌는 대단히 효율적으로 설계되어 있기 때문에 미세아교세포는 일상적인 기능도 수행한다. 일종의 살림살이 역할이라고 볼 수 있다. 그래서 이 세포들은 활성화되지 않았을 때도 계속해서 시냅스의 건강과 안녕 유지를 돕고 있다. 희소돌기아교세포는 뉴런의 축삭돌기 주변으로 수초를 감싸는 세포다. 이 세포들은 백질 속에 촘촘히 박혀 있으며 마치 전기선을 고무 피복으로 덮듯이 축삭돌기를 하얀색의 수초로 감아 절연시켜준다. 이 수초는 축삭돌기를 통한 신호 전달 속도를 높여준다.

태어날 때 압도적으로 많은 뉴런을 가지고 태어난다고 해도 겉질의 시냅스는 대부분 완전히 형성되지 않은 상태이다. 뇌줄기 같은 하위 영역에서는 시냅스들이 거의 완전히 성숙된 상태지만, 겉

질의 시냅스는 출생 이후에 폭발적인 활동 속에서 만들어진다. 이 폭발적인 활동이란 앞서 언급했던 결정적 시기를 말한다. 이 발달 단계 동안에 아기의 뇌는 매초 200만 개라는 놀라운 수의 시냅스를 만들어내고, 덕분에 아기는 색각, 움켜쥐기, 얼굴 알아보기, 부모에 대한 애착 같은 정신발달의 이정표에 도달하게 된다.

유아의 뇌는 마치 수십억 개의 안테나를 뻗어 세상에서 정보를 탐색하고 있는 것 같다. 각각의 뉴런이 살아남으려면 정보를 전달해줄 수 있는 또 다른 뉴런을 찾아내야 한다. 아기 뇌의 시냅스가 아동기에 가장 많은 이유도 이것이다. 정보 처리를 담당하는 뇌 조직인 회백질은 아동기 전체에 걸쳐 계속 두꺼워진다. 뇌세포가 팔처럼 생긴 가지돌기를 추가로 뻗기 때문이다. 이렇게 두꺼워지는 것을 수지상 분기arborization라고 한다. 이것은 나무에서 가지와 뿌리가 자라나오는 것과 비슷하다. 자극, 경험, 반복된 감각 이 모든 것들이 새로운 신경경로가 만들어지는 데 기여한다.

청소년기에는 이 '과도한 성장' 덕분에 새로운 것을 빨리 배울 수 있다. 청소년은 새로운 TV 리모컨 조작법에서 한자 배우기에 이르기까지 모든 학습이 빠르다. 하지만 풍성한 회백질 때문에 일종의 인지부조화가 야기될 수도 있다. 인지부조화가 생기면 뇌가 그 모든 '잡음'으로부터 올바른 신호를 포착하는 데 어려움을 겪는다. 그 결과 청소년기 말기가 되면 뇌는 과도한 시냅스들을 가지치기하기 시작해서 연결을 간소화한다.

시냅스에는 두 종류가 있다. 하나는 다음 뉴런을 흥분시켜 켜는 역할을 하는 흥분성 시냅스고, 다른 하나는 다음 시냅스를 억제하

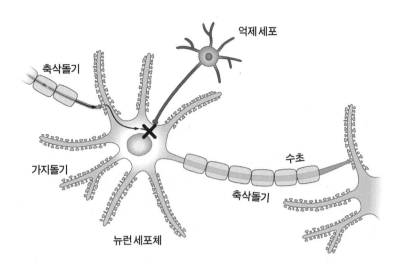

그림 7A · **억제 세포는 신호 전달을 멈추게 할 수 있다** 억제 세포는 가지돌기 가시에 억제성 신경전달물질을 분비한다. 그럼 이것이 뉴런의 신호 전달을 중단시켜 세포를 끈다.

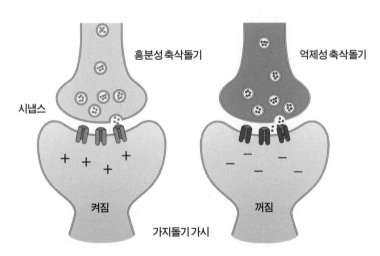

그림 7B · **흥분성 시냅스와 억제성 시냅스** 흥분성 축삭돌기는 글루타메이트 같은 흥분성 신경전달물질을 분비한다. 이것은 흥분성 수용체와 결합하여 뉴런을 켠다. 억제성 축삭돌기는 GABA 같은 억제성 신경전달물질을 분비한다. 이것은 억제성 수용체와 결합하여 뉴런을 끈다.

여 끄는 억제성 시냅스다.

축삭돌기가 흥분성인지 억제성인지는 축삭돌기가 분비하는 신경전달물질의 유형, 그리고 그 신경전달물질을 수용하기 위해 준비하고 있는 시냅스 구성요소인 수용체가 무엇이냐에 달려 있다. 이 수용체는 특정 신경전달물질과 결합하도록 맞춤 제작되어 있다. 신경전달물질을 사각형이나 동그라미 같은 간단한 형태의 도형이라고 가정하면, 신경전달물질을 수용하도록 만들어진 특정 수용체는 완벽하게 맞아떨어지는 형태를 띠고 있다. 사각형 쐐기를 둥근 구멍에 끼울 수 없듯이 이 신경전달물질들은 열쇠와 자물쇠처럼 정확히 맞아떨어지는 수용체하고만 결합한다. 그 덕분에 시냅스는 메시지를 혼동하지 않는다. 신경전달물질과 수용체가 거의 완벽하게 짝이 맞는 것 말고도 신호를 깨끗이 유지하는 또 다른 방법이 있다. 별아교세포는 신경전달물질이 분비되고 난 후 주변에 남아 있는 신경전달물질들을 즉각적으로 청소해준다. 이것은 천 분의 1초 단위로 일어난다. 뇌세포들 사이의 신호 전달은 신속하고도 정확하게 이루어져야 하기 때문이다.

일단 신경전달물질이 수신 뉴런의 수용체와 결합하면 연쇄반응이 일어난다. 가지돌기 쪽 시냅스 안에는 시냅스가 흥분되거나 억제될 때 달려들어 작용하는 수많은 단백질이 있다. 신호는 가지돌기를 따라 뉴런 세포체까지 도달해야 한다. 그럼 세포체는 흥분성 신호에 대해서는 양전하를, 억제성 신호에 대해서는 음전하를 전송한다. 어떤 전하가 전송되느냐에 따라 수신 뉴런은 기능을 멈추거나 시작하라는 메시지를 받게 된다. 만약 메시지가 양성이면 수신 뉴런은 자신의 축삭돌기를 따라 정보를 보내고, 이 정보는 또 다른 시냅스 간극을 건너가고, 이후 비슷한 과정이 되풀이된다. 뉴런은 최고 만 개까지 시냅스를 가질 수 있고, 매초 천 번의 전기 신호를 보낼 수 있다. 10분의 1초라는 짧은 사이에 뉴런 하나가 동시에 수십만 개의 다른 뉴런에게 신호를 보낼 수 있다.

가장 흔한 흥분성 신경전달물질로 아드레날린이라고도 하는 에피네프린epinephrine, 노르에피네프린norepinephrine, 글루타메이트glutamate 등이 있다. 감마아미노부티르산gamma-aminobutyric acid, GABA, 세로토닌serotonin과 같은 억제성 신경전달물질은 항불안 영양소로 작용해서 몸을 차분하게 가라앉히고 속도를 늦춘다. 세로토닌이 결핍되면 공격성이 증가하고 우울증에 빠질 수 있다.

도파민dopamine은 무척 특별한 신경전달물질이다. 흥분성으로도, 억제성으로도 작용하기 때문이다. 또 에피네프린이나 다른 몇몇 신경전달물질처럼 호르몬으로도 작용한다. 부신에 작용할 때는 호르몬으로, 뇌에서 작용할 때는 신경전달물질로 기능한다. 도파민이 뇌의 화학전령물질로 작용할 때는 뇌에 동기를 유발하고, 충동을 일으키고, 뇌가 집중하도록 돕는다. 도파민은 뇌의 보상회로에서 필수적인 요소이기 때문이다. 도파민은 '난 그것을 꼭 갖고 말겠어'라는 생각을 하게 만드는 신경화학물질이다. 이것은 목표지향적 행동을 강화시킬 뿐만 아니라 상황에 따라서는 중독으로 이어질 수도 있다. 뇌에서 도파민이 많이 분비될수록 보상회로도 더욱 활성화되고, 보상회로가 활성화될수록 갈망도 커진다. 식탁, 도박장, 주식시장, 침대 등 어디에서 일어나는 갈망인가는 중요하지 않다. 일례로 과학자들은 고칼로리 음식이 뇌에서 더욱 많은 도파민을 분비시킨다는 것을 알고 있다. 왜 그럴까? 고칼로리는 생존 가능성을 높여주기 때문이다. 우리가 아이스크림, 도박, 섹스 등을 갈망할 때 사실 우리는 정말로 단것, 돈, 오르가즘을 갈망하는 것이 아닐지도 모른다. 우리는 그저 도파민을 갈망하고 있을 뿐이다.

뇌의 집행 기능과 관련해서는 뉴런의 반응을 억제하는 것이 뉴런을 활성화시키는 것만큼이나 중요하다. 억제성 시냅스와 결합하는 것들의 예를 들면 바르비투르barbiturate 같은 진정제, 알코올, 항히스타민제 등이 있다. 청소년 뇌에 대한 논의에서는 시냅스가 대단히 중요하다. 나이에 따라 뇌의 시냅스 수와 유형이 바뀌기 때문이다. 시냅스는 또한 뇌가 경험하는 자극의 양과 관련해서도 변화가 생긴다. 뒤에서는 불법적인 약물과 알코올이 시냅스에 미치는 영향에 관한 주제가 등장한다. 이것은 중독에 대한 장에서 다루겠다.

연구자들이 억제에 대한 실험을 할 때 즐겨 사용하는 실험 도구는 'Go/No-Go' 과제다. 참가자는 특정 글자나 그림이 나타나면 단추를 누르고('Go' 반응), X라는 글자가 나타나면 단추를 누르지 않아야 한다('No-Go' 반응). 몇몇 연구에 따르면 아동과 청소년은 정확도 면에서는 비슷하지만, 만 8세와 20세 사이의 실험 참가자에서 성공적으로 반응을 억제하는 속도는 나이가 많아짐에 따라 현저하게 느려진다는 것이 밝혀졌다. 청소년들은 무언가를 언제 하지 말아야 하는지 판단하는 데 시간이 더 오래 걸린다는 뜻이다.

신호는 섬유 경로를 타고 뇌의 한 영역에서 다른 영역으로 이동한다. 이런 경로들 중 일부는 척수와 신호를 주고받기 위해 뇌의 핵심 영역을 지나 아래까지 내려와 있다. 뇌는 이 섬유들로 복잡하게 연결되어 있고, 이런 연결을 관찰하기 위해 특수한 뇌 스캔 방식을 이용하는 연구가 빠른 속도로 발전하고 있다.

축삭돌기는 전기 신호가 시냅스 연결 부위까지 신속하게 흘러가도록 설계되어 있기 때문에 전기 신호를 전도하는 전선처럼 행동한다. 전선을 따라가는 동안 전기가 새어나가지 않게 하려면 고무 피복으로 전선을 절연해주어야 하듯이, 축삭돌기도 절연이 필요하다. 우리의 축삭돌기는 고무가 아닌 수초라는 지방 성분으로 덮여 있다(그림 6 참조). 뇌가 정상적으로 기능하고, 뇌가 다른 영역들끼리, 그리고 척수와도 신호를 주고받으려면 수초가 필요하다. 앞에서 말했듯이 수초는 희소돌기아교세포oligodendrocyte가 만들며, 지방 성분 때문에 흰빛을 띤다. 그래서 '백질'이라는 이름이 붙은 것이다.

수초는 전선에 윤활유를 바르는 역할을 해서 신호가 축삭돌기를 따라 더 빨리 이동할 수 있게 해주기 때문에 신경전송 속도가 100배나 빨라진다. 수초는 또한 신경 흥분 사이에 시냅스의 회복 시간을 줄여서 또다시 전송 속도를 증가시킨다. 덕분에 뉴런이 정보를 전송하는 빈도가 30배나 증가한다. 연구자들은 속도 증가와 회복 시간 감소가 결합되면 컴퓨터의 대역폭이 3천 배 증가한 것과 맞먹는 효과가 있다고 추정한다. (수초는 다발성경화증의 공격 대상이기도 하다. 다발성경화증 환자는 백질 내부에 염증 영역이 생겼다 사라졌다 한다.

이 때문에 걷기 기능 같은 것이 상실되기도 하는데, 때로는 염증이 지나가면 증상이 사라지기도 한다.)

출생 시에 아기의 겉질에는 수초가 거의 들어 있지 않다. 아기가 전기 신호 전송 속도가 그토록 느리고, 반응 시간도 느린 이유는 이 때문이다. 하지만 아기의 뇌줄기는 성인의 뇌줄기만큼이나 완전하게 수초화가 진행되어 있다. 따라서 아기의 뇌줄기도 생존에 필요한 호흡, 심장박동, 위장관 기능 등의 자율적 기능을 통제할 수 있다. 뇌의 서로 다른 영역들 사이의 신경 연결은 출생 이후에 일어나며 뇌의 바닥 뒤쪽에 있는 운동 영역과 감각 영역부터 시작된다. 이 영역들이 수초와 함께 배선되어감에 따라 아기는 눈, 귀, 입, 피부, 코 등의 감각 기관으로부터 오는 기초적 정보를 더욱 잘 처리할 수 있게 된다.

생후 1년이면 시각과 다른 주요 감각에 관여하는 뇌 영역과 더불어 대근육운동에 관여하는 뇌 영역을 뒷받침하는 신경경로까지도 완성된다. 아기가 걸을 수 있을 정도의 협응 능력을 갖추는 데 1년 정도가 걸리는 데는 이런 이유도 있다. 만 2세 정도면 뇌의 상당 부분이 수초로 절연되고, 아이가 특별히 말하는 법을 배우고 소근육운동을 향상시킬 준비가 되어 있는 경우라면 그 후로 몇 년 간은 언어와 소근육운동 협응에 관여하는 고위 영역들이 그 뒤를 이어 수초화된다. 좀 더 복잡한 뇌 영역, 그중에서도 이마엽은 속도가 훨씬 느려서 20대로 접어들 때까지도 수초화가 마무리되지 않는다.

이 모든 학습은 뇌의 원동력인 흥분에 달려 있다. 뉴런들 사이

의 흥분성 신호는 뇌의 연결을 구축하며, 뇌의 발달에도 반드시 필
요하다. 흥분은 뇌의 외부에서도 올 수 있고, 내부에서도 올 수 있
다. 어디서 온 것이든 간에 특정 경로의 세포와 시냅스가 반복적으
로 활성화되면 뉴런들 사이의 시냅스가 강화된다. 따라서 함께 '흥
분'하는 세포는 함께 '연결'되는 것이다.[2]

　발달 중인 뇌에서는, 특히 아동기 초기에는 뉴런과 시냅스의 집
단과 경로가 활성화됨에 따라 흥분 과정에 의해 세포 안의 분자 조
직이 켜진다. 이것은 더 많은 시냅스의 구축으로 이어지며, 이 과
정을 시냅스 형성synaptogenesis이라고 한다. 시냅스는 유아기에서
청소년기를 거치며 계속 증가해 아동기 초기에 절정을 이룬다. 시
냅스 형성은 뇌세포가 서로를 활성화해야만 이루어지기 때문에
아이의 뇌 속에 들어 있는 신경전달물질과 시냅스가 억제성보다
는 흥분성이 더 많다. 반면 어른의 뇌에서는 둘이 좀 더 균형을 이
루고 있다.

　흥분은 학습의 핵심 요소다. 흥분이 두드러지게 작용하는 인생
초기를 '결정적 시기critical period'라고도 한다. 이때는 학습과 기억
이 인생 후기보다 좀 더 활발하게 일어난다. 이 덕분에 뇌는 흥분
과 성장에 대단히 민감해질 수 있다. 안타까운 일이지만 발달 중인
뇌에서 흥분이 잦다는 사실에는 대가가 뒤따른다. 바로 과도한 흥
분이다. 이 때문에 간질과 같이 과도한 흥분의 결과로 나타나는 질
병이 성인보다 아동에서 더 흔하게 나타난다. 발작은 간질의 주요
증상이며, 너무 많은 뇌세포가 한꺼번에 켜지는 데 균형을 잡아줄
억제는 충분하게 이루어지지 않아 야기된다.

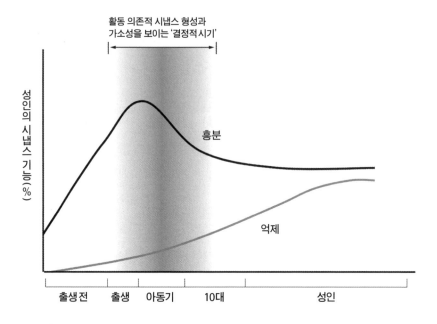

그림 8 · 어린 뇌는 억제성 시냅스보다 흥분성 시냅스가 더 많다 시냅스의 수는 유아기에서 청소년기까지 증가하며 아동기 초기에서 절정을 이룬다.

    뉴런의 가지 뻗기인 수지상 분기는 출생 후 첫 1년 동안에 정점에 이르지만 앞에서 보았듯이 청소년기까지 계속 이어진다. 회백질 밀도는 여자의 경우 만 11세, 남자의 경우는 만 14세에 정점에 이르고 청소년기를 거치는 동안 증가했다가 감소한다.

    하지만 백질, 혹은 수초는 청소년기에 계속 증가한다. 미국국립정신보건원의 제이 기드Jay Giedd와 동료들은 만 3세에서 18세 사이의 건강한 아동 천 명을 대상으로 뇌를 스캔하고서 이런 배선 패턴을 발견했다.[3] 그림 4에서 보았듯이 캘리포니아대학교 로스앤

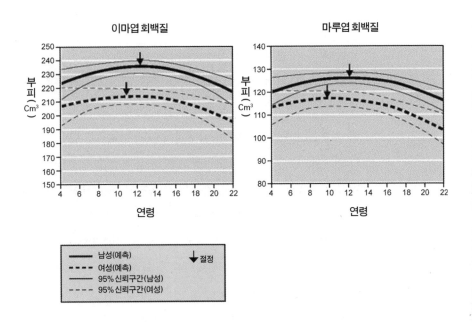

그림 9 **겉질, 회백질 성장 속도의 성차** 몸과 마찬가지로 뇌도 남성의 뇌가 평균적으로 여성의 뇌보다 크다. 남성과 여성의 뇌 성장 속도 역시 차이가 있다. 여성의 경우 인지적 성숙에 중요한 두 영역, 즉 이마엽과 마루엽의 성장 속도가 10대 초반에 절정을 이루는 반면, 남성의 경우는 전반적으로 여성보다 절정이 늦다.

젤레스 캠퍼스의 연구자들은 이 연구를 기반으로 하여 만 23세에서 30세 사이의 젊은 성인의 뇌 스캔 이미지와 만 12세에서 16세 사이의 10대의 뇌 스캔 이미지를 비교해보았다. 그 결과 수초는 청소년기를 지나 심지어는 30대에 이르러서도 계속해서 만들어져 뇌 영역들 사이의 소통을 더욱 효율적으로 만들어준다는 사실을 알아냈다.

수초로 절연된 연결이 만들어지지 않으면 뇌의 한 영역에서 보내는 신호, 이를테면 편도체로부터 나오는 공포와 스트레스 신호 등이 다른 뇌 영역, 예를 들면 이마엽의 판단력과 연결되는 데 문제가 생긴다. 뇌의 배선이 한창 진행 중인 청소년은 위험에 처한 상황에서도 뭘 해야 할지 모를 수가 있다는 의미다. 이는 2010년에 영국 적십자에서 진행한 한 연구에서도 과학적으로 입증되었다. 이 연구에서는 친구가 술을 너무 많이 마신 응급 상황에서 10대가 어떻게 대응하는지 알아보았다. 만 11세에서 16세 사이의 아이들 중 10% 이상이 한 번쯤은 과음으로 인해 아프거나, 부상을 입거나, 의식을 잃은 친구가 있어 이에 대응해본 적이 있다. 그리고 그 중 절반은 술에 취해 완전히 의식을 잃은 친구에 대처해야 했다. 나아가 이 연구에서는 10명의 청소년 중 9명은 10대 기간 동안 다른 사람이 관여된 일종의 위기에 대처해본 적이 있음을 알아냈다. 예를 들면 머리 부상, 질식, 천식 발작, 간질 발작 등의 위기다. 설문 조사에 응한 10대들 중 44%가 그런 응급 상황에서 공황 상태에 빠졌다고 했고, 거의 절반(46%)은 그런 위기에 어떻게 대처해야 하는지 전혀 알 수 없었다고 했다.

영국 햄프셔에서 온 만 15세 소년 댄 고든Dan Gordon은 이 연구와 관련된 이야기로 《가디언》지와 인터뷰를 했다.[4] 이 소년은 미성년자들끼리 어울려 술을 마시는 하우스 파티에 참가했던 이야기를 했다. 한 여자애가 술에 취해 의식을 잃고 엎드린 자세로 바닥에 쓰러졌다고 했다. 그런데 그 여자애가 토하기 시작했고, 방에 있던 모든 10대 아이들이 공황에 빠졌다고 했다. 질식을 막아야 한다는 생각밖에 없었던 아이들은 여자애를 일으켜 세워 낑낑대며

바깥으로 데리고 나가 신선한 공기를 마시게 하고, 여자애가 정신을 차릴 때까지 기다렸다. 댄은 리포터에게 자기도 그렇고 그 파티에 있었던 누구도 구급차를 부를 생각을 하지 못했다고 했다. 바꿔말하면 10대들의 편도체는 위험 신호를 보냈지만 이마엽이 거기에 반응하지 않았다는 소리다. 대신에 10대들은 허겁지겁 순간적인 대응을 하기에 바빴다.

내 아들 앤드루도 대학에 다니는 동안 비슷한 것을 목격했다. 아들은 보스턴의 한 대학으로 당시 여자 친구를 만나러 갔다. 여자 친구의 룸메이트도 방문객이 있었다. 남부 지방에서 온 부끄럼 많은 1학년 여학생이었다. 이 여학생은 다른 학생의 방에서 열린 파티에서 금세 취하고 말았다. 앤드루와 여자 친구가 기숙사로 돌아와보니 그 여학생은 의식을 잃어가는 중이었고, 댄 고든의 이야기에서처럼 다른 학생들 모두 공황에 빠져 있었다. 911에 전화를 하거나, 구내경비를 부르거나, 차에 태우고 응급실로 달려가거나 하지 않고 이들은 도와줄 친구를 2명 정도 불러낸 다음 술에 취한 여학생을 데리고 거의 15km나 떨어져 있는 우리 집으로 차를 몰고 왔다.

아이들이 집 안으로 부축해 들어온 그 여학생은 이제 거의 아무런 반응도 보이지 않았다. 내가 그 여학생을 보고 있는 동안 앤드루의 여자 친구가 이렇게 설명했다.

"구내경비를 부르고 싶진 않았어요. 얘는 1학년이에요. 우리가이 애를 구내 의료센터로 데리고 가면 저와 제 룸메이트가 난처해질 수도 있어서요."

앤드루와 여자 친구는 당시에 둘 다 21살이었지만, 룸메이트를 찾아온 여학생은 겨우 18살이었다.

내가 말했다. "그럼 병원에 데려가지 않고?"

다른 친구가 말했다. "얼마나 취했는지 몰랐어요. 차에 태울 때까지만 해도 말을 하고 있었거든요. 그런데 지금은 완전히 의식을 잃었어요."

아이들 중 이 여학생을 아는 사람은 없었다. 이 여학생이 룸메이트를 만나러 왔을 때 잠깐 본 게 전부였다. 여학생은 지갑과 사우스캐롤라이나대학교의 학생증을 갖고 있었지만 다른 정보는 없었다. 그리고 이 여학생을 초대한 룸메이트는 대체 어디 갔는지 알길이 없었다. 졸고 있던 이 여학생은 빠른 속도로 진정되고 있었다. 그리고 그때 마루에 토를 했다. 나는 여학생을 불과 1.5km 정도 떨어져 있는 지역 종합병원으로 데려가라고 했다. 세 아이는 다시 여학생을 끌다시피 해서 차로 옮겨 실었다. 그리고 15분 정도 후에 앤드루의 여자 친구로부터 전화가 왔다. 종합병원에 여학생을 입원시켜 지켜보기로 했다고 했다. 그 딱한 여학생은 병원에서 불행한 하룻밤을 보내야 했고, 나머지 아이들은 다음 날 오후에 다시 여학생을 병원에서 데리고 나왔다. 아이들은 전날 밤에 놓고 갔던 물건들을 챙기기 위해 보스턴으로 돌아가는 길에 우리 집에 들렀다. 어린 여학생은 안색이 창백하고 대단히 피곤해 보이는 것 빼고는 괜찮아 보였다.

듣자하니 그 여학생의 알코올 혈중농도가 0.34까지 치솟았다고 한다. 이것은 운전 시 알코올 혈중농도 법정 제한치를 4배 이상

초과한 수치로, 이 정도면 생명까지 위험할 수 있다. 만약 이 여학생을 종합병원으로 데려가 위세척을 하고 숯을 복용시켜 더 이상의 알코올이 체내로 흡수되지 않게 막지 않았다면 어떤 일이 있어났을지 생각하니 몸서리가 쳐진다. 나는 아이들을 모두 부엌에 앉혀놓고 노트북을 켜 혈중 알코올 농도가 행동과 의식에 미치는 영향을 보여주는 도표를 보여주었다. 나는 그 여학생의 혈중 알코올 농도가 최고조에 도달했을 때보다 조금 더 높은 수치인 0.4가 치명적인 결과를 가져올 수도 있다고 지적해주었다. 여학생은 그날 저녁 달콤한 젤리를 탄 술을 17잔 마신 것까지 기억하고 있었다. 그후로는 기억이 없었으니 대체 무슨 생각으로 그랬느냐고 묻는 것은 아무런 의미가 없어 보였다. 하지만 나는 이것이 아이들에게 전날 밤에 그 여학생이 까딱하면 지금과는 아주 다른 결말을 맞이했을지도 모른다는 사실을 가르쳐줄 좋은 기회라고 느꼈다. 어린 여학생은 다행히 잘 회복했고, 바라건대 이 경험에서 소중한 교훈을 얻었을 것이다.

하지만 잘못된 의사결정으로 인해 생기는 결과는 10대에게 재앙으로 다가올 수 있고, 또 종종 그런 일이 일어난다. 신년을 앞둔 2008년 12월 31일에 베넷 바버Bennett Barber는 만 16세였고 매사추세츠 마블헤드에 있는 친구의 집에서 지켜보는 어른 없이 친구들과 파티를 즐긴 후에 집을 향해 걷기 시작했다.[5] 시간은 밤 11시 30분 정도. 눈이 내리고 바람은 시속 48km 정도로 휘몰아치고 있었다. 청바지 차림에 스니커즈를 신고 있던 베넷은 술에 취해 방향감각을 상실했고, 집이 불과 800m 정도밖에 떨어져 있지 않았는데도 길을 잃고 말았다. 기온이 곤두박질치자 베넷은 쓰러져 눈더미 속에 얼굴을 파묻고 말았다. 새벽 3시가 되자 베넷의 어머니가 경찰에 신고했고, 수색대가 영하의 한밤중에 출동했다. 한 시간 후에 한 소방대원이 눈에서 맥주병 뚜껑을 발견하고는 흐릿한 발자국을 쫓아갔다. 그가 찾아냈을 때 베넷은 반의식 상태에 저체온증에 걸려 있었다. 스니커즈 한 짝과 양말도 어디론가 사라지고 없었다. 고등학교 하키 선수인 베넷은 구급차에 실려 매사추세츠 종합병원으로 후송되었다. 베넷의 심부 체온core temperature은 31℃에 불과했고, 오른쪽 발은 딱딱하게 얼어 있는 것 같았다. 체온을 올리기 위해 특수한 방에 격리되어 있던 베넷은 결국 동상 치료를 위해 화상치료센터로 후송되었다.

나중에 베넷은 아버지에게 당국에서 그를 구출하는 데 그렇게 오래 걸린 이유에 대해 말했다. 베넷은 자신이 수색대를 피해 빠져나가려고 애쓰고 있었다고 했다. 자세한 내용은 경찰 보고서에 다음과 같이 나와 있다.

아버지에게 말하길 베넷은 자기를 찾으러 나선 사람들의 불빛을 보았지만 누군가 전등을 든 사람이 지나갈 때마다 자기가 술을 마신 것 때문에 문제가 생길까 봐 겁이 나서 숨었다고 했다.

부모가 집을 비운 사이에 파티를 주최했던 10대 소녀는 처음에는 경찰에 베넷이 파티에 도착할 때 이미 취해 있었고 베넷이 집으로 돌아가는 길을 중간까지 걸어서 배웅해주었다고 말했다. 실제로는 10명 이상의 사람이 집에 있었고, 미성년자였던 그들 중 상당수가 술을 마시고 있었으며, 부모가 돌아오기 전인 밤 11시 30분 즈음에 그들을 모두 집에서 내보내려고 했었지만, 이 소녀는 새벽 5시가 되어서야 그 사실을 인정했다. 두 여자애가 말하기를 자기네가 베넷을 길가를 따라 배웅해주려 했지만 데리고 나와 보니 너무 술에 취해 있었다고 했다. 두 여자애는 다시 베넷을 집 안으로 데리고 들어왔고, 친구가 집 안을 정리하는 것을 돕는 동안 베넷을 혼자 두었다. 그것이 베넷을 마지막으로 본 순간이었다.

10대들의 음주는 문제의 반쪽에 불과했다. 나머지 반쪽은 베넷과 파티에 있던 그 친구들의 잘못된 판단이었다. 경찰이 베넷을 찾지 못하게 지연시킨 친구들의 거짓말과 경찰에 잡힐지도 모른다는 생각에 공황에 빠진 베넷의 행동 모두가 문제를 더 키우고 말았다. 이 사건에 연루된 모든 10대가 정말 놀랄 정도로 부족한 통찰력을 드러내고 말았다.

과학자들의 말에 따르면 통찰력이란 자신을 외부의 시선으로 바라보는 능력이다. 그리고 그런 능력은 이마엽과 앞이마엽 prefrontal lobe에서 생기기 때문에 충분히 발달하려면 시간이 걸린다. 뇌에서 일어나는 역동적인 변화는 청소년기를 활기가 넘치는 시기로 만들어주는 요인 중 하나다. 하지만 뇌가 아직 성숙 단계에 있어 유연성이 있다는 것은 아주 무서운 조건이 될 수도 있다. 어떤 일도 일어날 수 있다는 의미이기 때문이다. 그리고 그런 일은 대부분 좋지 않은 일이다. 10대는 성인처럼 보이고 여러 경우에는 마치 성인처럼 생각할 수도 있고, 학습 능력 또한 어마어마하다.

하지만 10대가 할 수 없는 일이 무엇인지, 그리고 이들의 인지, 감정, 행동의 한계가 무엇인지 이해하는 것은 매우 중요한 문제다.

────── "제가 뭘 잘못한 거죠?"

이것은 10대 자녀를 둔 부모들에게 종종 듣는 두 번째 질문이다. 첫 번째 질문은 딱 정해져 있다.

"우리 아들이, 우리 딸이 어쩜…… 그럴 수가 있죠?"

강연을 듣고 나를 찾아오거나, 내게 이메일을 보내거나, 식료품 가게에서 나를 불러 세운 부모들 대부분은 아주 진이 빠져 있거나 잔뜩 화가 나 있다. 둘 다인 경우도 많다. 부모들의 질문 속 말줄임 표 안에는 온갖 당혹스러운 행동이 채워져 있다.

"10대 딸이 주말 내내 남자 친구하고 함께 보내놓고 한밤중에 남자 친구 만나겠다고 다시 집을 몰래 빠져나갔어요. 어쩜 그럴 수가 있죠?" 혹은 "아들이 친구네 집에서 친구 부모님이 술을 모아둔 벽장을 털고, 그것도 모자라 거기에 빈 병을 남겨놓고 왔대요. 어떻게 그럴 수가 있죠?"

16살 아들을 둔 이웃 한 사람은 공부하고 있는 줄 알았던 아들이 자기 방에서 마리화나를 피우고 있는 것을 발견하고는 당황하고 말았다. 그것만으로도 황당하기 그지없었지만, 자기를 더욱 놀라게 한 것은 아이가 방을 환기시키려고 창문을 활짝 열어놓았다는 사실이었다(당시는 한겨울이었다). 바람 때문에 마리화나 연기가 방 안으로 다시 밀려들어와, 방문 아래 틈으로 새어나가고, 다시 계단을 따라 아래층으로 흘러내려와 부엌에 있던 엄마의 코에까지 가 닿았다. 그 덕에 들킨 것이다.

그 엄마가 이렇게 물었다.

"어떻게 애가 그렇게 멍청할 수 있죠?"

10대 자녀가 잘못된 행동을 하면 부모는 이내 자신을 탓한다. 자신을 탓해야 하는 이유가 무엇인지는 정확히 알지 못하면서도 말이다. 낳은 부모라면 결함이 있는 DNA를 전해주었으니 죄가 있을지도 모를 일이다. 그리고 낳은 부모이든 기른 부모이든, 아니면 후견인이든 아이를 키운 방식에 무언가 문제가 있었으니 죄가 있을 수도 있다. 어느 경우든 부모에게 잘못이 있는 것은 틀림없다. 그렇지 않은가? 두 경우가 다르긴 해도 말이다. 하지만 중요한 것은 10대 아이가 잘못된 행동을 하는 건 유전자 때문도 아니고, 당신이 무언가를 했거나 하지 않았기 때문도 아니며, 아이가 머리에 충격을 받아 어느 날 갑자기 '청소년' 행성에서 온 외계인으로 깨어나서도 아니다.

10대가 다른 이유는 그들의 뇌 때문이다. 특히 이 발달 단계의 뇌에서 보이는 특이한 두 가지 측면 때문이다. 10대의 뇌는 인생의 어느 때보다도 더욱 막강하면서, 동시에 가장 취약하다. 이들은 모든 것을 더욱 빠른 속도로 학습하지만, 정작 그들의 뇌는 회백질을 제거하면서 뉴런들을 없애고 있다. 어떻게 서로 반대되는 두 가지 사실이 성립할 수 있을까? 바로 신경의 가소성neural plasticity 때문이다.

10대 시절에도 나는 뇌에 대해 궁금한 것이 무척 많았다. 어디서 자라느냐에 따라서 뇌가 달라지는 것일까? 아니면 성장 배경 때문에? 뇌도 나머지 몸처럼 무엇이 자기 안에 들어오느냐, 혹은 무엇에 노출되느냐에 따라 변화하는 능력이 있을까? 나는 머릿속으로 이런 질문을 즐겨 던졌고, 대학에 진학한 후에는 이런 질문들이 다시 머릿속을 맴돌기 시작했다. 다만 이번에는 답을 어렴풋이나마 짐작하기 시작했다.

고등학생이었던 어느 여름에 나는 지적장애와 발달장애가 있는 사람들을 돕는 단체인 장애인협회 그리니치 지부에서 자원봉사를 했다. 장애인협회 그리니치 지부에 정기적으로 출석하는 사람 중에는 다운증후군을 갖고 태어난 사람도 있었지만 다양한 능력이 있었고 대부분 자기 앞가림은 할 줄 알았다. 이들은 수영도 할 줄 알았고, 연극 프로그램에도 참가했다. 어떤 사람은 읽고 쓰는 법을 배우기도 했다. 그리니치가 워낙 부유한 동네였기 때문에 이 지역의 장애인협회는 자금이 풍부했을 뿐만 아니라 아이들 중에는 특권 계층 출신도 많았다. 리무진이 어린아이를 내려주고 가는 것을 보고 놀랐던 일이 아직도 기억난다. 이 어린이들은 실로 풍요로운 환경에서 지냈고, 이런 축복받은 환경의 효과가 결국 드러났다. 장애와 다소 심각한 병을 진단받았음에도 불구하고 아이들은 활기가 넘치고, 호기심 많고, 적극적이었다. 그리고 상당수는 또래의 정상 아동과 견줄 만한 읽기와 산수 능력 발달을 보였다. 아이들은 장애인협회에서 하루를 즐겁게 보낼 뿐 아니라, 집에 가서도 물리치료나 개인 교습을 받을 때가 많았다.

스미스대학교에 있는 동안, 정신장애와 발달장애가 있지만 장애인협회 그리니치 지부의 어린이와 같은 혜택을 누리지 못하는 이들의 삶이 어떤지 지켜볼 기회가 있었다. 나는 스미스대학교에서 불과 몇 킬로미터 떨어진 곳에 자리 잡은 벨처타운공립학교에서 일주일에 몇 시간 정도 자원봉사를 했다. 인지장애인들을 위한 주립 시설로 70년 역사를 가진 곳이었다. 거주자들은 아동에서 노년층에 이르기까지 다양했고, 상당수는 거의 평생을 이 기관에서 산 사람들이었다. 1992년에 문을 닫을 때까지 벨처타운은 무려 1,500명이나 되는 사람을 수용했고, 1살에서 88살에 이르는 사람들이 13개 동의 기숙사에서 살았다.[1] 1960년대에 지역 신문에서 과잉 수용과 학대에 대해 폭로한 이후였음에도 불구하고 이곳 종합병원은 인력이 태부족이었다.

1975년에 자원봉사를 할 때 나는 주로 아동 기숙 시설에서 시간을 보냈다. 그리 기분 좋은 장소는 아니었다. 방에서는 소독약 냄새가 났고, 장난감은 구경하기 어려웠으며, 오랫동안 씻지 않은 아이도 많았다. 장애인협회 그리니치 지부의 아동들과 마찬가지로 어떤 아이는 다른 아이들보다 장애가 심했지만, 그나마 기능을 좀 더 제대로 할 수 있는 아이들도 장애인협회의 또래들에 비하면 상당히 뒤처져 보였다. 이 아이들은 구석에 앉아서 몸을 흔들고 있었고, 말도 제대로 하지 못하고, 눈빛도 공허해 보였다.

이때는 환경(양육)이 먼저냐 유전(천성)이 먼저냐를 두고 한창 논쟁이 가열되어 있던 시기였다. 스미스대학교의 심리학 교수와 생물학 교수들은 성격에서 시작해서 지능과 기호 등 한 사람을 구성하는 요인 중에서 어디까지가 유전에 의해 결정되고, 어디까지가 환경의 영향으로 결정되는지를 두고 열띤 토론을 했다. 벨처타운에서는 양육이라 할 만한 것이 거의 진행되지 않았다. 반면 장애인협회에서는 언제나 활동이 이루어지고, 감독을 통한 치료가 이루어지고, 교육, 그리고 무엇보다도 자극이 이루어지고 있었다.

어느 순간 나는 벨처타운의 아이들은 극복해야 할 똑같은 장애를 갖고 있다 해도 그리니치의 장애인협회의 아이들보다 훨씬 상황이 나쁘다는 것을 깨달았다. 그리고 적어도 내가 보기에 환경이야말로 압도적인 결정 요인으로 보였다. 이유는 간단했다. 장애인협회 아이들의 뇌는 계속해서 자극과 격려를 받고 있었지만, 벨처타운 아이들의 뇌는 그렇지 못했기 때문이다.

사람마다 지문이 다르듯, 뇌도 완전히 똑같은 경우는 없다. 우리가 하는 행동, 생각, 말, 느낌, 이 모든 것이 우리의 가장 소중한 기관인 뇌의 발달에 영향을 미치고, 그런 발달은 작용과 반작용으로 복잡하게 뒤얽혀 더욱 많은 변화를 촉발한다. 뇌는 사실상 스스로 구축되며, 특정 개인의 특정한 필요나 기능을 충족시킬 뿐 아니라 개인의 특정 경험을 통해 모양을 잡아나간다. 신경과학에서는 스스로 모양을 잡아나가는 뇌의 독특한 능력을 '가소성'이라고 한다. 신경가소성neuroplasticity 이론에 따르면 생각, 계획, 학습, 행동, 모든 것이 뇌의 물리적 구조와 기능적 조직에 영향을 미친다.

멀리 소크라테스 때부터 일부 사람들은 체조 선수가 몸을 훈련시켜 높은 평균대 위에서도 균형을 잡을 수 있듯이 뇌 또한 '훈련' 또는 '변화'시킬 수 있다고 믿었다. 1942년에 영국의 생리학자이자 노벨상 수상자 찰스 셰링턴Charles Sherrington은 다음과 같이 적었다.[2]

"인간의 뇌는 마법의 베틀과도 같다. 이 베틀 속에서는 수백만 개의 반짝이는 북(베틀에 딸린 부속품 – 옮긴이)이 녹아 사라지는 패턴을 짜고 있다. 이 패턴은 결코 머물러 있는 법이 없지만 언제나 의미 있는 패턴이다."

셰링턴은 본질적으로 인간의 뇌는 항상 끊임없이 변하고 있다고 말했다.

셰링턴 이후 5년 뒤에 미국의 신경심리학자 도널드 헵Donald Hebb은 우연히 어떤 영감을 받았고, 이것이 뇌 가소성 이론에 대한 최초의 유사 실험으로 이어지게 된다.[3] 이 43살의 연구자는 실험용 쥐의 새끼들을 캐나다 맥길대학교 연구실에서 집으로 데리고 가서 아이들에게 애완동물로 주었다. 그는 이 쥐들이 집을 마음대로 돌아다니게 내버려두었다. 헵이 받았던 영감은 자유롭게 돌아다니게 놔둔 애완용 쥐의 뇌와 연구실 우리 속에 갇혀서 지낸 쥐들의 뇌를 비교해보자는 것이었다. 그렇게 몇 주가 지난 후에 그는 양쪽의 쥐 집단을 대상으로 미로를 이용하여 일종의 지능 검사를 해보았다. 그 결과 헵의 집에서 환경을 자유롭게 탐험하고, 헵과 그의 가족과도 제한 없이 상호작용했던 애완용 쥐들은 작은 우리 안에 갇혀 있던 연구실 쥐들에 비해 미로 시험에서 훨씬 뛰어난 성적을 올렸다.

1990년대 말에 연구자들은 경험 및 자극과 관련하여 뇌의 크기, 회백질의 부피, 뉴런의 크기, 가지돌기의 가지 뻗기, 뉴런당 시냅스 수 등에서 다양한 변화가 일어난다는 사실을 확인하였다. 이들은 자극과 경험이 많아질수록 뉴런도 더욱 커지고, 가지돌기도 더 무성해지고, 시냅스의 수도 더 많아지고, 회백질도 더 두꺼워진다고 결론 내렸다.

스미스대학교 졸업반이었던 1977~78년에 나는 매사추세츠주립대학교 애머스트 캠퍼스의 심리학과 교수이자 컴퓨터정보학과 교수였던 니코 스피넬리Nico Spinelli의 지도 아래 첫 학술지 논문을 작성했다. 그는 시각겉질의 가소성에 대해 선구적인 실험을 진행하고 있었다. 그 전에 진행된 연구에서는 궁핍한 환경에서 기른 포유류의 뇌에 대해 관찰했다. 스피넬리는 '정상적인' 환경에서도 가소성이 여전히 작동하는지 확인하려 했다. 그래서 우리는 일반적인 동물 보호시설에서 엄마와 함께 자란 새끼들을 데려와서 이른바 '회피훈련'을 시켰다. 이 실험에서는 '안전한' 자극과 '안전하지 않은' 자극을 수직선과 수평선이라는 두 가지 다른 시각적 자극과 연관시켰다. 새끼 고양이가 안전한 자극을 수평선이나 수직선과 연관시키는 법을 배움에 따라 시각겉질에서 해당 부위 뉴런의 수가 늘어났다. 《사이언스》에 발표된 실험 결과에서는 다음과 같은 결론을 내렸다. "조기 교육은 발달 중인 뇌의 구조에 가소성 변화를 일으킨다." 간단히 말해서 어린 뇌는 경험의 영향을 받는다는 소리다.[4]

물론 성인의 뇌도 경험의 영향을 받는다. 신경가소성 연구자들은 노년기에 접어들어서도 성인의 뇌가 개조remodeling될 수 있음을 밝혀냈다. 다만 아동기나 청소년기처럼 변화가 쉽고 지속적으로 일어나지 않을 뿐이다. 아동의 뇌는 사실상 모든 자극에 대해 반응하고 변화하는 반면, 성인의 뇌 가소성은 특정한 행동의 맥락에서만 일어난다. 예를 들면 과학자들은 길을 찾기 어렵기로 악명 높은 런던의 택시 운전사들은 해마, 그중에서도 공간기억을 담당하는 부위가 커져 있음을 밝혀냈다.[5] 손가락을 유연하고 빠르게 움직여야 하는 바이올린 연주자와 첼로 연주자들은 운동겉질이 강화되어 있는 것으로 밝혀졌다. 그리고 몇 년 전에 이루어진 특이한 실험에서 맥길대학교의 퍼트리샤 매킨리Patricia McKinley는 복잡한 움직임과 정교한 균형 감각이 필요한 탱고를 배우면 68세에서 91세 사이의 노년층에서 두 가지 다른 인지 과제 사이를 전환하는 능력이 향상됨을 입증했다.[6] 그렇다면 '가소성'이란 '학습'의 다른 말이라고 할 수 있다.

아동기 초기의 몇 년 동안에는 학습이 신속하고 쉽게 일어나는 가소성의 결정적 시기가 있다. 진화론 전문가들은 이것이 바로 자기가 자란 특정 환경에 조기에 적응할 수 있도록 돕는 뇌의 작동 방식이라고 믿는다. 이것은 각인이라는 개념과 동일하다. 각인은 새끼 오리로 하여금 다른 무엇보다도 엄마 오리를 제일 먼저 따르게 만드는 아주 강력한 선호도를 만들어낸다.

분명 각인에 대해서는 아는 바가 없었던 내 나이 5살 때 이것을 직접 목격했다. 그날은 부활절이었고 남동생이 막 태어난 때였다.

그래서였는지, 부모님의 친구들이 내게 나만의 '아기'를 선물해주었다. 다름 아닌 병아리였는데, 부모님으로서는 경악할 노릇이었다. 나는 이 보송보송한 병아리를 너무 좋아했고, 이 녀석이 어디든 나를 따라오려 해서 마음을 온통 빼앗기고 말았다. 병아리는 집안 어디를 가든 나를 따라왔다. 부엌과 식당 사이의 스윙도어를 통해서도 쫓아오고, 심지어는 집 밖으로 나가 뜰까지도 쫓아왔다. 이 병아리는 태어나자마자 거의 모든 시간을 나와 함께 지냈기 때문에 내가 자기의 엄마라고 판단했다.

그 후로 세월이 흘러 나는 두 아들에게 P. D. 이스트맨의 그림책 『혹시 우리 엄마예요?』를 읽어주었다. 이 책은 기본적으로 각인에 관한 책이다. 알에서 갓 깨어난 아기 새가 엄마가 먹이를 구하러 간 사이에 너무 일찍 둥지를 떠나 여행을 시작한다. 그리고 고양이, 암탉, 개, 염소, 자동차, 심지어는 거대한 포클레인 등 자기가 만나는 모든 동물과 물체에게 이 책의 제목과 동일한 질문을 던진다. 다행히도 포클레인이 아기 새를 들어 올려 진짜 엄마가 기다리고 있는 둥지에 다시 내려준다.

물론 내 병아리에게 엄마라고는 5살짜리 나밖에 없었다. 불행하게도 우리의 관계는 갑자기 끔찍하게 끝나고 말았다. 부활절이 일주일 정도 지났을 무렵 내가 막 유치원에서 돌아오니 병아리는 나를 쫓아 집 안을 돌아다녔다. 하지만 내가 부엌과 식당 사이를 지나갈 때 이 불쌍한 병아리가 스윙도어를 통과하지 못하고 그 사이에 끼여 죽고 말았다. 나는 며칠이나 울었다.

그로부터 13년 후 스미스대학교 1학년 상급 생물학 시간에 나만의 병아리 각인 실험을 진행해보았다. 소리에 각인시키려고 병아리들을 일주일에 걸쳐 매일 특정 소리나 음조에 노출시켰다. 훈련 기간이 끝나고 나서 병아리들을 통로 비슷한 곳에 놓고서 두 가지 소리에 노출시켰다. 하나는 7일 동안 연속해서 들려준 익숙한 소리였다. 그러자 병아리들이 한 마리도 빠짐없이 그 익숙한 소리를 향해 움직였다. 소리에 각인이 일어난 것이다.

그런데 학습은 실제로 어떻게 일어나는 것일까? 젊은 뇌와 나이 든 뇌는 청각, 시각, 미각, 촉각, 후각 등의 감각을 통해 정보를 받아들여 같은 방식으로 학습한다. 감각 정보는 뉴런의 네트워크를 통해 시냅스에 의해 전송되어 단기기억으로 임시 저장된다. 이 단기기억 영역은 대단히 휘발성이 강하고, 깨어 있는 동안 감각을 통해 거의 지속적으로 들어오는 정보들을 끊임없이 입력받고 있다. 정보는 단기기억 영역에서 처리된 다음 기존의 기억과 비교된다. 이 두 가지 정보가 일치하면 불필요한 여분의 정보로 간주되어 폐기된다(뇌 공간은 한계가 있고, 또 너무나 소중한 자원이기 때문에 똑같은 두 정보가 공간을 차지하게 놔둘 수는 없다).

새로운 정보는 장기기억을 저장하는 뇌의 몇몇 장소 중 한 곳으로 전송된다. 전송은 거의 즉각적으로 이루어짐에도 불구하고 완벽하지 않다. 텔레비전에서 매끈하게 흘러나오는 신호가 가끔씩은 방해를 받아 순간적으로 영상이 일그러지는 것처럼, 정보가 뇌 뉴런의 축삭돌기를 따라 이동하는 동안에도 질적 저하가 일어난다. 우리의 기억이 결코 완벽하지 않으며 중간중간에 구멍이 생기거나 끊기는 것은 이 때문이다. 무의식적으로 일어나는 일이기는 하나, 우리는 종종 이 끊긴 부분을 거짓 정보로 채워 넣는다.

뇌는 새로운 정보를 습득하는 데 각별한 관심을 기울이도록 프로그램 되어 있다. 사실 새로운 정보의 습득이 곧 학습이라 할 수 있다. 특정 뉴런 집단 사이에서 활성, 혹은 흥분이 더 많이 일어날수록 그 시냅스도 더욱 강력해진다. 따라서 뇌의 성장은 활성의 결과다. 어린 뇌는 억제성 시냅스보다는 흥분성 시냅스가 더 많다.

어떤 정보가 더 자주 반복되고 재학습될수록 뉴런도 더 강해지고, 뉴런 사이의 연결도 잦은 왕래로 다져진 숲길처럼 변한다. 여기서 핵심은 '빈도frequency'와 '근시일recency'이다. 무언가를 배운 다음에 그것을 더 높은 빈도로, 그리고 되도록 근시일 내에 다시 떠올리거나 사용할수록 지식은 더 견고해진다. 집과 직장 사이의 길을 기억하는 일이든, 스마트폰 주소록에 주소를 추가하는 방법이든 말이다. 두 경우 모두 학습의 정신적 장치는 정보 꾸러미가, 전기적, 혹은 화학적 전령사를 통해 한 뉴런에서 다른 뉴런으로 전달되는 좁은 공간인 시냅스에 의지해서 작동한다. 이런 신경 연결이 만들어지려면 시냅스 양쪽이 켜져 있어야 한다. 즉, 흥분 상태에 있어야 한다는 말이다. 흥분성 입력이 어느 수준을 넘으면 수신 뉴런이 흥분을 시작하며 장기증강long-term potentiation, LTP이라는 분자 과정을 시작한다. 장기증강은 시냅스와 신경 연결이 강화되는 현상이다. 장기증강은 분자, 단백질, 효소 등이 관여하는 복잡한 일련의 과정들로 구성되고, 시냅스에서 시작해서 시냅스에서 끝난다.

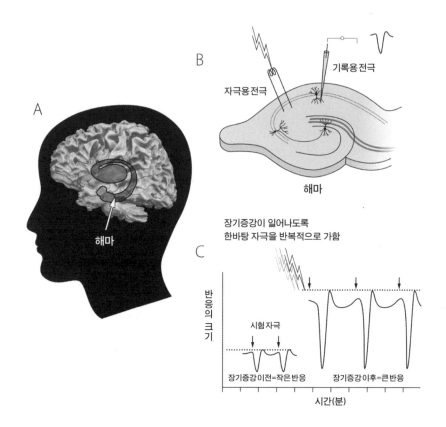

그림 10 ┃ **장기증강은 학습과 기억의 연습효과를 설명할 때 폭넓게 사용되는 모형이다**

A. 해마는 관자엽 안에 자리 잡고 있다.

B. 설치류 해마의 절편에서 기록된 뇌세포 활성을 보면 한바탕 자극이 이루어진 후에는 세포 신호에 변화가 나타나는 것을 알 수 있다.

C. 장기증강 실험에서는 흔히 자극에 대해 반복적으로 작은 반응이 기록되는데 그러다가 한바탕 자극을 가하고 나면('연습효과'와 비슷) 원래의 자극에 대한 뉴런의 반응이 마치 '기억되거나', '연습이 된 것처럼' 훨씬 커진다.

장기증강 과정은 중요한 흥분성 신경전달물질인 글루타메이트가 뉴런의 축삭돌기 말단에서 분비되어 시냅스를 가로질러 수신 뉴런의 가지돌기 수용체에 결합하면서 시작된다. 글루타메이트는 더욱 강한 시냅스를 구축하는 데 직접 관여한다. 어떻게 그러는 것일까? 글루타메이트는 촉매제로 작용하여 일련의 연쇄반응을 촉발하고, 이 연쇄작용이 결국 더 크고 강력한 시냅스를 구축한다. 뇌의 신경경로의 연결이 강화되는 것이다. 글루타메이트가 열쇠처럼 작용하여 수용체를 열면, 칼슘 이온이 세포 안으로 쏟아져 들어온다. 그럼 이 칼슘은 많은 분자와 효소들을 활성화하고, 특정 단백질과 상호작용하여 그 단백질의 형태와 행동을 바꾸어놓는다. 이 단백질이 다시 시냅스와 뉴런 구조에 변화를 가져와 그 활성을 강화하거나 줄여놓는다. 칼슘은 기존에 있던 단백질을 몇 초에서 몇 시간 내에 신속하게 바꾸어놓을 수 있다. 또 유전자를 활성화하여 새로운 단백질을 만들게 할 수도 있다. 이 과정은 몇 시간에서 며칠이 걸린다. 그 결과 더욱 크고 강력한 시냅스가 만들어지고, 결국 세포가 활성화되었을 때 더욱 큰 반응이 야기된다. 실험에서는 이렇게 반응이 더 커진 것을 더 커진 전기적 신호로 측정할 수 있다. '훈련'의 결과로 더욱 강력한 시냅스가 구축되기 전의 반응과 비교해보면 그런 강화, 혹은 증강이 이루어진 후의 세포는 훨씬 큰 반응을 나타내는 것을 알 수 있다. 장기증강 실험에서는 보통 이런 식으로 반응을 측정한다. 지금 이 책을 읽는 동안에도 여러분의 뇌에서는 새로운 시냅스가 구축되고 있다. 새로운 것을 배우고 몇 분만 지나면 시냅스가 더욱 크게 자라기 시작한다. 그리

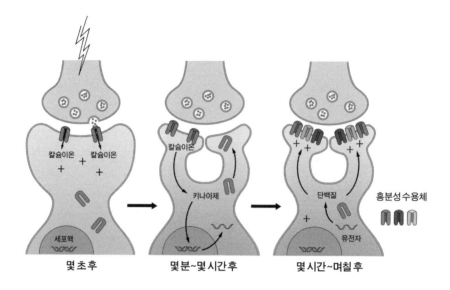

그림 11 · **학습과 기억, 그리고 장기증강이 일어나는 과정에서 새로운 수용체가 시냅스에 추가된다** 원래는 작은 반응을 유발했던 축삭돌기 신호가 장기증강 이후에는 뉴런에 더욱 큰 반응을 유발한다. 시간이 지나면서 시냅스가 더욱 크게 발달했기 때문이다.

고 몇 시간 후면 이 시냅스들은 더 강력한 형태로 굳어진다.

시냅스에 대한 초기 연구로 훗날 노벨상을 받게 될 존 에클스 John Eccles는 시냅스 변화를 일으키는 데 얼마나 많은 자극이 필요한지 확인하고는 당혹스러워했다. 그는 이렇게 적었다.

"학습이라는 현상을 설명하려고 시도하면서 아마도 가장 불만족스러운 부분은 감지할 수 있을 정도의 시냅스 변화가 만들어지려면 아주 오랫동안 과도하게 사용하거나 사용하지 않아야 한다는 점이다."[7]

에클스가 놓친 부분이 있다. 그가 그토록 실망하면서 지켜보았던 반복의 시간, 과도하게 드는 시간이 사실 뇌가 학습하고 지식을 습득하며 일을 하고 있는 시기라는 점이다. 자극을 반복하면 뇌세포는 자극에 대해 처음보다 더 강하게 반응할 것이다. 뇌 회로의 '학습'이 이루어지는 것이다. 그리고 지식이 깊이 배어 있을수록 다시 떠올려서 사용하기도 쉬워진다. 스키 선수들이 활강 경기를 할 때 제일 빠른 경로는 선수들이 반복해서 지나가기 때문에 길이 닦인다. 홈이 파이는 것이다. 그래서 마지막 선수가 경기를 치를 때쯤이면 그 경로가 아주 깊숙하게 파여 아예 그 홈을 벗어나서는 탈 수 없을 지경이 된다. 선수 또한 홈을 벗어나려 하지 않고, 또 벗어날 필요도 없다. 깊게 파인 홈이 있는 덕분에 선수들은 빠른 경로를 찾을 필요 없이 그냥 그 선만 따라가면 되는 것이다.

아동기에 만들어졌지만 더 이상 필요 없게 된 신경 연결을 조정하거나 꺼버리는 과정을 신경 가지치기neural pruning라고 한다. 이 과정은 불필요한 시냅스가 제거되는 청소년기 중기에서 후기 동안에 가속화된다. 과학자들은 이 가지치기 단계를 일종의 '신경 다윈주의neural Darwinism'라 부른다. 적자생존, 즉 가장 많이 사용되는 뉴런만 살아남기 때문이다.

여러 가지 인지 기능과 행동 기능이 아직 완전히 발달하지 않은 발달 초기에 일어나는 회백질 상실을 어떻게 설명해야 할까? 연구자들이 지난 몇 년 동안 밝혀낸 바에 따르면 청소년기의 회백질 감소는 백질의 증가로 직접 이어진다고 한다. 과학자들은 회백질이 성인기, 특히 60세 이후에 지속적으로 감소한다는 것을 알고 있지만, 청소년기의 회백질 상실은 이와는 완전히 다른 과정이라고 믿고 있다. 노년기의 회백질 상실은 퇴화의 과정이다. 즉, 세포의 위축과 사망에 의한 것이다. 반면 청소년기의 회백질 감소는 뇌의 가소성으로 인해 생기는 결과다("사용하지 않는 것은 결국 잃게 된다").

UCLA의 연구자들은 효과적인 가지치기가 뇌의 효율을 높여줄 뿐만 아니라, 오랜 기간 가속되는 아동기의 신경 성장과 뒤이은 청소년기의 활발한 겉질 가지치기가 높은 지능과 관련이 있음을 발견했다.[8] 작아지는 것이 사실은 더 커지는 것이다. 10대 시절의 혼란 속에서도 청소년이 성인처럼 군살 없고 더 효율적인 '생각하는 기계'를 발달시킬 수 있는 것도 이 때문이다. 백질이 더 많다는 점에서는 성인의 뇌가 아동이나 청소년보다 더 유리하다. 이는 곧 성인의 뇌는 이마엽과 같은 뇌 영역들 사이의 신경 연결 속도가 더 빠르다는 것을 의미한다.

이 모든 과학적 사실 중에서 진짜 중요한 뉴스는 10대의 뇌가 학습 능력이 대단하다는 점이다. 이 사실을 당연하게 여겨서는 안 된다. 실제로 장기증강은 10대에서 더욱 활발하게 일어난다. 그와 유사하게 동물도 청소년기에 해당하는 시기에는 성체보다 더 빠른 학습곡선이 나타난다. 과학자들은 장기증강에 필요한 흥분성 시냅스가 증가한 상황을 고려할 때, 이런 현상이 나타나는 이유가 시냅스 가소성이 더 좋기 때문인지 알고 싶어 했다. 청소년기에 해당하는 쥐와 성인기에 해당하는 쥐에서 장기증강을 관찰하기 위해 뇌 절편을 만들어 연구를 했다. 그 결과 청소년기에서 장기증강의 강도가 월등했다. 한바탕 자극을 주기 '전'과 '후'에 비교를 해보았더니 청소년기의 뇌 절편에 들어 있는 시냅스가 1.5배 정도 증가

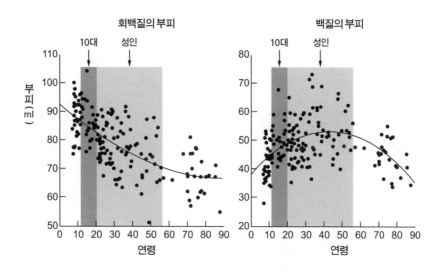

그림 12 · 회백질과 백질은 평생 서로 다르게 발달한다 나이가 들면서 우리의 뇌는 효율을 높이기 위해 불필요한 신경 연결을 제거하기 때문에 아동과 10대는 성인보다 회백질과 시냅스가 더 많다. 하지만 노년기에는 백질도 감소하기 때문에 기억 상실이나 치매 등 나이와 관련된 인지 기능 문제가 잘 생긴다.

해 있었고, 훨씬 오래 지속되었다.

이것은 성인기보다는 10대 시절이 무언가를 기억하기 쉽고, 일단 기억하면 그 기억이 더 오래간다는 것을 의미한다. 이때야말로 자신의 장점을 확인하고 떠오르는 재능에 집중적으로 투자를 해야 할 시간인 것이다. 이때는 또한 학습과 정서적 문제에 대해서 교정 교육과 특수한 도움을 받아 최고의 성과를 이끌어낼 수 있는 시기이기도 하다.

우리는 초등학교에서 적성 검사를 받은 후에 낙인찍히듯 IQ 값을 한번 받고 나면 그것이 자신의 지적 운명에 대한 최종 선고라고

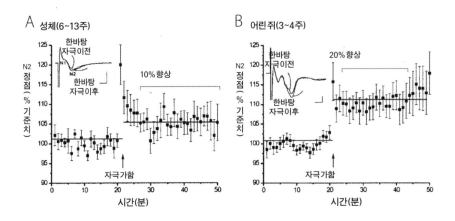

그림 13 ‧ **청소년의 시냅스 가소성이 성인보다 월등하다** 10대가 성인보다 학습 능력이 뛰어난 이유가 장기증강이 뛰어나기 때문인지 실험해보기 위해 연구자들은 청소년기 동물의 해마 절편을 성체의 해마 절편과 비교해보았다. 한바탕 자극을 준 후에 나타나는 신호가 성체(A)보다는 청소년기 동물(B)에서 훨씬 크게 나타났고, 오래 지속되었다.

오랫동안 생각해왔다. 이것은 사실이 아니다. 10대 시절에 IQ가 사람들의 예상보다 훨씬 크게 변할 수 있음을 입증해주는 확고한 자료가 있다.[9] 만 13세에서 17세까지의 시기에 1/3 정도는 IQ가 똑같이 유지되고, 1/3은 내려가고, 놀랍게도 1/3은 상당히 많이 올라간다. IQ가 높아졌을 때 나타나는 변화는 뇌 스캔 영상에서 나타나는 변화와도 관련이 있다. 언어성 IQ가 올라가면 정확한 언어를 담당하는 뇌 중추의 회백질도 늘어난다. 비언어성 IQ가 올라가면 손의 운동과 관련된 뇌 영역의 회백질이 늘어난다. 이 연구에서 한 가지 실망스러운 부분은 연구자들이 이런 사람들이 그런 형성기를 어떻게 보냈는지에 대해 추적하지 않았다는 점이다. 우리는 10대 시절에 IQ를 높이는 비결을 정말로 알고 싶다. 적어도 어떻게 하면 IQ가 낮아지는지에 대해서는 이미 밝혀지고 있는데, 이 부분에 대해서는 뒤에서 다루겠다.

콜로라도대학교 행동유전학 연구소의 연구자들은 최근 IQ가 낮은 아동과 IQ가 높은 아동을 비교해보고 나서 IQ가 높은 아동은 집중적 학습 기간을 보내면서 그 기간 동안 새로운 지식 습득 속도를 높게 유지할 수 있었다는 것을 밝혀냈다.[10] 이 집중적 학습 기간이 반드시 더 높은 IQ로 이어지지는 않지만 잠재적으로는 장기적인 혜택을 가져올 수 있다. 10대들은 자기가 뇌의 황금기 중 한때를 거치고 있음을 알 필요가 있다.

물론 정신없이 구는 10대 자녀에 대처하는 데 이것이 당장은 별 도움이 되지 않을 것이다. 10대들의 뇌는 학습 효율이 정점을 달리고 있지만 주의력, 자제력, 과제 완수, 감정 등을 비롯한 다른 부분들에 대해서는 효율적이지 못하다는 점을 기억하라. '한 번에 하나씩'이라는 주문을 속으로 여러 번 외워보는 것도 도움이 된다. 잔소리는 금물이다. 10대들은 다중과제에 능숙한 듯 보이지만, 사실은 그렇지 못하다는 점을 명심하라. 그냥 잠시 하던 것을 멈추고, 해야 할 일이 무엇이고 언제 해야 하는지에 대해서만 생각하도록 격려해주어도 다중과제에 관여하는 뇌 영역으로 혈류를 증가시키고, 그 영역을 서서히 강화시키는 데 도움이 된다. 이런 점은 자녀를 지도하고 감독하는 일에도 그대로 적용된다. 지도를 말로만 끝내지 말고 글로도 적어주자. 그리고 한 번에 4~5개씩 지도하려

하지 말고, 한 번에 1~2개 정도만 지도하자. 아이들에게 일정표를 마련해주어 일정을 직접 적어보라고 하는 것도 시간을 관리하고 과제를 체계적으로 해결할 수 있게 도와줄 수 있다. 이런 것을 정기적으로 하면 자녀들이 스스로의 뇌를 훈련시킬 수 있다.

가장 중요한 것은 모든 일에 한계를 정하는 일이다. 10대의 뇌는 활기가 지나쳐서 이런 부분을 스스로 조정하기 어렵다. 따라서 10대 자녀가 인터넷이나 문자메시지 등 온라인으로 친구들과 어울리는 시간을 얼마나 허락해줄지 명확하게 정해주어야 한다. 가장 이상적인 시나리오는 온라인으로 친구들과 어울리는 시간을 하루에 한두 시간 정도로 제한하는 것이다. 만약 10대 자녀가 이런 부분을 잘 지키지 못하면 스마트폰 등을 못 쓰게 하고, 컴퓨터도 숙제를 할 때만 쓸 수 있게 제한하자. 그리고 자녀가 사용하는 온라인 계정의 사용자명과 암호를 모두 알려달라고 해야 한다.

그렇다고 자녀가 당장 고분고분 따르지는 않을 것이다. 적어도 가끔씩은 실수할 것이 분명하고, 꽤 많은 실수를 하는 아이도 있을 것이다. 10대 자녀가 숙제를 하고, 컴퓨터 앞에서 시간을 보내는 동안 지켜보고 감시해야 하는 이유가 이것이다. 부모가 자녀의 행동을 파악하고 있으면 그만큼 유혹에 빠져드는 일이 줄어들 것이고, 유혹이 줄어들면 아이들의 뇌는 계속적으로 산만해지지 않고 과제에 집중하는 법을 더 잘 배우게 될 것이다.

10대 자녀가 갑자기 감정적으로 폭발했을 때 이에 대응하기 전에 열까지 세는 간단한 방법만으로도 냉정을 유지하는 데 도움이 된다. 화를 내거나 자녀의 감정 폭발을 변덕스러운 짜증 정도로 대하는 것은 좋지 않다. 청소년은 자신이 성인이라고 믿고 있으며, 성인으로 대해주면 성인답게 행동하려고 노력할 가능성 역시 더 커진다. 나는 의사이자 과학자이기 때문에 내 아이들을 앉혀놓고 이렇게 말할 수 있다.

'너희가 비이성적이고, 충동적이고, 지나치게 민감하다고 말해도 너희는 믿지 않지만, 그것이 왜 너희의 뇌가 저지르는 잘못인지 내가 보여줄 수 있어.'

당신도 이 책을 다 읽은 뒤에 그렇게 할 수 있을 것이다. 내 말을 믿어도 좋다. 이것은 분명 효과가 있다. 내 두 아들에게만 효과를 본 것이 아니고 고등학교에서 강의를 한 다음에 10대들과 대화를 할 때도 효과를 보았기 때문이다. 10대들은 실제로 신경과학에 매력을 느끼고, 겉으로 보기에는 설명할 길이 없는 감정 폭발을 뒷받침하는 논리와 근거가 존재한다는 사실에 흥미를 느낀다. 하지만 청소년들이 이런 '뇌를 통한 설명'을 부모와 말다툼할 때 무기로 삼을 수도 있음을 명심해야 한다.

"뇌가 그렇게 시켜서 한 일이라고요!"

10대 아들이 아빠 차를 몰래 훔쳐 타고 나가 아무런 연락도 없다가 밤늦게 집에 돌아와 이렇게 핑계를 대고 싶어 할지도 모른다.

그럼 당신은 이렇게 말해야 한다.

"그건 아니지. 너의 뇌 때문이라고 설명할 수 있을지는 몰라. 하지만 그것이 결코 핑계는 될 수 없어."

10대 자녀도 알 만큼 알고 충분히 철이 들었기 때문에 자신이 기계가 아니라는 것을 잘 알고 있다. 아이들도 자신의 행동을 바꿀 능력이 있고, 또 그래야 할 책임이 있다는 의미다. 이런 부분을 아이들에게 상기시키고, 상기시키고, 또 상기시켜야 한다. 뇌 과학이 어리석고 말도 안 되는 불법적, 비도덕적 행동의 핑계가 될 수는 없다. 뇌 과학은 현상을 설명하는 틀일 뿐이며, 아이들에게 이런 내용을 더 알려주어야 한다. 내가 댄의 익사 사고 소식을 듣고 두 아들에게 이야기를 들려주었던 것처럼 당신도 이와 비슷한 소식을 접했을 때는 10대 자녀들을 불러서 앉혀놓고 왜 이런 일들이 일어나는지 상기시켜주어야 한다. 아이들이 빗대어 하는 말이나 미묘한 상관관계를 저절로 알아들으리라 기대하는 것은 무리다. 지나치다 싶을 정도로 쉽고 분명하게 지적해주는 편이 낫다. 나도 그렇게 했더니 아이들이 내게 '똑소리 대장'이라는 별명을 붙여주었다.

가소성이 인생 초기인 아동기와 청소년기에 집중되어 있는 데는 합당한 이유가 있다. 생존이란 자신의 환경을 얼마나 잘 아느냐에 달려 있기 때문이다. 그래서 어린 뇌는 자신이 자라는 환경 유형에 맞추어 유연하게 변화할 수 있어야 한다. 시냅스의 성장 덕분에 10대는 감각을 추구하는 학습 기계가 되지만, 뇌 신호가 정상 궤도를 쉽게 벗어날 수도 있다는 사실 때문에 이런 급성장에는 분명 위험한 측면도 있다. 진화적으로 보면 새로운 아이디어에 마음이 열려 있고, 새로이 학습할 것이 있다는 사실은 생존에 필요한 유용한 경험으로 이어진다.

성인의 경우 특정 뇌 신호가 이마엽에 신속하게 도달해서 스카이다이빙을 하거나 시속 200km로 자동차를 몰고 싶은 충동에 브레이크를 걸 수 있는 것은 부분적으로는 수초 덕분이다. 이렇게 가지치기가 수초 성장과 함께 일어남으로써 청소년에게는 세상을 경험하고, 무엇이 자신을 더 행복하고, 건강하고, 현명하게 만드는지 알아낼 수 있는 창이 짧게 열린다. 일부 10대의 행동이 너무나도 엉뚱하게 느껴질 때가 있는 것도 이런 균형이 견고하지 않기 때문이다.

한 동료가 10대 소년의 이야기를 들려주었다. 이 소년은 시속 180km로 자동차를 몰다가 딱지를 뗐다. 소년은 몹시 화가 났다. 딱지를 뗀 것이 억울해서가 아니었다. 소년도 자기가 제한 속도를 훨씬 넘어 차를 몰았다는 사실은 인정했다. 그 소년이 화가 난 이유는 법규 위반 사항이 '난폭운전'이었기 때문이다. 사실 소년이 아빠에게 말하기를 한번 신나게 달려볼 생각으로 미리 계획도 다 세워 두었다고 한다. 소년은 자기가 하려는 것이 무엇인지, 그리고 그것을 어디서 해야 하는지 정확히 알고 있었다. 심지어는 차가 별로 다니지 않는 직선 도로도 골라두고, 운전하기에 좋은 날씨까지 미리 확인해두었다. 그리고 밖으로 나가 시속 180km로 달린 것이다.

이런 명백히 자기 중심적인 사고의 갈등을 설명할 수 있는 또 다른 진화적인 이유가 있다. 유니버시티 칼리지 런던의 과학자들은 최근에 만 9세에서 26세에 이르는 59명의 젊은 사람들에게 나쁜 일이 자기에게 일어날 확률이 얼마나 되는지 추측해보게 했다.[11] 제시된 40가지 불행한 사건은 이가 옮는 일에서 시작해서 자동차 사고로 심각한 부상을 입는 경우까지 다양했다. 실험 참가자들이

각 사건의 확률을 추측한 후에는 그런 나쁜 일이 실제로 일어날 확률을 알려주었다. 그러고 나서 다시 실제 확률을 떠올려보게 하였다. 나쁜 일이 일어날 확률이 처음에 추측했던 것보다 크지 않았던 경우에는 실험 참가자 대다수가 실제 확률을 잘 기억했다. 하지만 실제 확률이 자기가 처음 추측했던 것보다 더 큰 경우, 청소년들은 실제 확률을 잘 기억해내지 못했다. 밝혀진 바에 따르면 뇌에는 긍정적인 정보를 처리하는 뇌 영역이 더 많으며, 부정적인 정보를 처리하는 영역은 앞이마겉질prefrontal cortex에 집중되어 있다고 한다. 바꿔 말하면 청소년은 성인보다 부정적인 정보를 처리하는 능력이 떨어지기 때문에 위험한 일에 뛰어드는 성향이 크고, 거기에 뒤따르는 실수나 사고로부터 교훈을 배우는 능력도 떨어진다.

일단 청소년기를 벗어나고 나면 시냅스 가소성과 학습에 좀 더 많은 노력이 필요해진다. 젊은 성인이 자신의 삶과 일상에 정착하는 것과 마찬가지로 그들의 뇌 또한 정착하게 된다. 고등학교 시절에 록 밴드에서 전기기타를 연주하던 남성이 45살이 되어 다시 기타를 잡아보려고 하면 쉽지 않을 것이다. 25년 전에는 기타를 연주하는 뉴런을 계속해서 사용했지만 지금은 그 뉴런들이 너무나 오랫동안 잠들어 있었다. 사실상 다락방 한구석에 박혀 있던 전기기타처럼 방치되었던 것이나 마찬가지다. 성인은 또한 청소년보다 글루타메이트와 도파민도 적고, 이용 가능한 수용체도 적기 때문에 인지적인 유연성이 떨어진다.

하지만 우리 아버지한테는 해당되지 않는 얘기 같다. 90대 초반임에도 아직 왕성하게 활동하시고 아이패드를 너무 좋아하셔서 손에서 내려놓는 법이 없다. 아버지는 내게 늘 이메일을 보내신다. 자기가 읽은 의학 기사를 온라인에서 발췌해서 이메일에 첨부파일로 보내며 이렇게 덧붙이신다. "네가 읽어보면 도움이 될 것 같아서 보낸다." 아버지의 뇌는 언제나 무언가를 하고 있고, 인터넷의 도움을 받아 늘 새로운 자극을 받고 세상 돌아가는 일을 훤히 꿰뚫고 있다. 만약 아버지가 20년 정도 먼저 태어나셨더라면 지금 무엇을 하고 계실지, 또 무엇을 할 수 있었을지 확신이 서지 않는다. 마찬가지로 90대로 접어든 어머니는 아이패드로 카드놀이를 즐기신다. 어머니 말로는 직접 카드를 섞을 필요가 없어서 편하다고 한다. 뇌 가소성에 대해 반가운 소식을 하나 전하자면 그것이 아동기와 청소년기에 정점을 찍는 것은 사실이지만 절대로 멈추는 법이 없다는 점이다. 적어도 우리가 멈추기 전에는 멈추지 않는다. 무언가를 많이 배울수록 그다음 것을 배우기는 그만큼 더 쉬워진다.

"애가 게을러요."

"우리 딸은 일부러 내 말을 안 듣는다니까요."

"그냥 하루 종일 잠만 자고 싶어 해요."

10대 자녀를 둔 부모로부터 귀가 닳도록 듣는 불만 중 하나는 아이를 매일 밤 제시간에 재우려고 해도 말을 안 듣고, 아침에는 아무리 깨워도 일어나지 않는다는 푸념이다. 꼬드겨도 보고, 야단도 쳐보고, 협박도 해봤다는 부모들의 이야기를 숱하게 들었다. 이불을 확 벗겨내기도 하고, 시끄럽게 냄비도 두드려봤지만 모두 헛수고였다고 한다. 한 어머니는 아들이 깰 때까지 15분마다 깨우는데, 아무리 일찍부터 깨우기 시작해도 매일 학교에 지각했다고 한다. 이 어머니도 출근을 해야 하기 때문에 아침만 되면 신경쇠약에 걸릴 지경이라고 한다. 아들이 너무 늦게 일어나는 바람에 학교까지 차로 태워다줘야 하는 경우도 많았는데, 그렇게 엄마 차를 타고 가다가 도중에 차 안에서 잠이 들더니 학교에 다 와서도 차에서 내리려고 하지를 않았다고 한다.

이 정도로 잠을 자는 남학생이라면 그런 극단적인 피로를 초래하는 것이 무엇인지 찾아낼 필요가 있다. 물론 이것은 극단적인 사례다. 이 이야기를 꺼낸 이유는 10대들이 밤에 잠자리에 들려 하지 않거나, 아침에 잘 깨지 않는 것은 그들이 나태해서도, 자제력이 부족해서도 아니며, 제발 좀 일어나라는 말을 듣지 않는 것 역시 반항심의 표현이 아니라는 것을 강조하고 싶어서다. 잠과 관련해서 부모를 화나게 만드는 10대들의 행동들이 사실은 완전히 정상이다.

설명을 해보자.

잠은 일상에서 가장 중요한 측면 중 하나이지만, 가장 아는 바가 없는 것 중 하나이기도 하다. 우리가 잠에 대해 아는 것이 있다면 건강 유지에 대단히 중요하다는 점이다. 수면 패턴, 혹은 아침형 인간이냐, 저녁형 인간이냐로 구별되는 시간 유형은 생활 사이클을 따라 평생 바뀌며 이는 다른 생물종에서도 마찬가지다. 유아와 아동은 '종달새형'이다.[1] 즉, 일찍 일어나서 일찍 잠자리에 든다. 청소년은 '올빼미형'이다. 늦게 깨어나서 꼭두새벽까지 깨어 있다. '종달새형'과 '올빼미형'은 아침형 인간과 저녁형 인간을 말하는 것이다. 수면 패턴은 뇌 신호와 호르몬의 복잡한 망을 통해 통제되며, 뇌 신호와 호르몬은 모두 성숙 단계에 의해 조절된다. 대부분의 생물종에서는 이렇게 청소년기에는 일시적으로 늦게까지 깨어 있는 패턴이 되었다가 성인이 되면서 일찍 자고, 일찍 일어나는 패턴으로 되돌아간다.

따라서 10대들은 어른의 수면 패턴에 강제로 맞추어져 등교를 위해 일찍 일어나도록 강요받고 있는 셈이다.[2] 이렇게 일찍 일어 난다고 해서 잠자리에 일찍 드는 것은 아니다. 10대의 뇌는 아침 에 일찍 일어나면 거기에 맞춰 저녁 잠자리 시간을 조절하지 않고 자기의 패턴을 고집하는 경향이 있다. 그 결과 수면 시간이 줄어든 다. 하지만 주말이 되면 10대들이 자기 내면의 시계가 좋아하는 시 간대까지 늦잠 자는 것을 볼 수 있다. 마음껏 자도록 내버려두면 청 소년들은 보통 하룻밤에 9~10시간 정도를 잔다. 하지만 그림 14에 서 보듯이 등교를 위해 깨우면 청소년들은 보통 하루에 2.75시간 정도의 수면 시간을 만성적으로 잃게 된다. 이것이 만성 수면박탈 증후군에 기여하는 것으로 보인다.

청소년들은 뇌에서 엄청나게 많은 일들이 일어나고, 엄청나게 많은 것을 막대한 속도로 배우고 있기 때문에 부모나 어린 형제들 보다 잠을 많이 자야 한다. 앞에서 사춘기 동안 10대의 뇌에서 일 어나고 있는 가지치기에 대해 얘기한 바 있다. 그런 가지치기가 실 제로 언제 일어나리라 생각하는가? 맞다. 자고 있는 동안이다. 잠 은 열심히 공부하거나 놀면서 힘든 하루 일과를 마친 후에 몸이 긴 장을 풀고 원기를 회복하는 시간만은 아니다. 잠은 우리의 경험을 회상하게 해줄 뿐만 아니라 그날 배웠던 것을 모두 기억할 수 있게 해주는 접착제 역할을 한다. 잠은 사치가 아니다. 기억과 학습 내 용은 잠을 자는 동안에 응고화consolidation되는 것으로 보이기 때 문에 청소년들에게 잠은 공기나 음식처럼 건강에 필수적인 것이 다. 잠은 10대들이 더 잘 먹는 데도 도움이 되고 스트레스를 관리 하는 데도 도움이 된다.

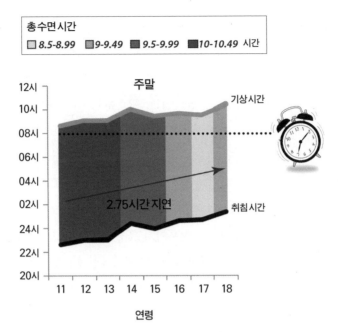

총수면시간
□ 8.5-8.99 ■ 9-9.49 ■ 9.5-9.99 ■ 10-10.49 시간

그림 14 · **일주기 시스템**circadian system**의 발달 조절** 10대들은 더 오랫동안 깨어 있다가 늦게 자는 경향이 있다. 이 그래프는 원하는 만큼 자도록 내버려두었을 때의 주말 수면 시간을 등교를 위해 알람시계로 인위적으로 깨웠을 때의 주중 수면 시간과 비교해본 것이다.

　　과학자들의 계산에 따르면 일반적으로 청소년들은 9시간 15분 정도의 수면 시간이 필요하다. (미국질병관리본부에서는 청소년들에게 하룻밤에 8시간 반에서 9시간 반 정도의 수면을 취할 것을 권장한다.) 미국 청소년 중에서 정기적으로 그 정도의 수면을 취하는 청소년은 15% 정도에 불과하다. 대부분은 하루 수면 시간이 6시간 반도 안 된다(한국청소년정책연구원의 설문 조사 연구에 따르면 한국 고등학생들의 평균 수면 시간은 5시간 27분이다 - 옮긴이).

어떻게 이런 일이 일어나는 것일까? 대략 만 10~12세부터는 생물학적 시계가 늦춰지면서 저녁 7시나 8시 무렵에 활기가 돈다. 그래서 밤 9~10시 정도에는 '잠이 없는' 시간대가 만들어진다. 그런데 이때가 바로 부모들이 살짝 졸리기 시작할 때다. 잠을 유도하는 데 결정적인 역할을 하는 호르몬인 멜라토닌melatonin이 청소년의 뇌에서는 성인의 경우보다 밤에 2시간 정도 늦게 분비되는 이유에서다. 게다가 청소년은 이 호르몬이 머무는 시간도 더 길다. 아침에 10대 자녀를 깨우기가 그리 힘든 이유도 이것 때문이다. 반면 어른들은 깨어날 때 몸 안에 멜라토닌이 거의 없기 때문에 청소년들처럼 졸리지 않다.

아이들을 일찍 깨워서 생기는 안타까운 일은 아이들의 수면 시간을 줄이는 결과를 낳는다는 점이다. 우리 세대에서는 밤늦게 깨어 있다고 하면 부모님 몰래 이불을 뒤집어쓰고 전등을 켜 책을 읽는 정도가 고작이었다. 하지만 요즘에는 인터넷, 게임, SNS 등 불면증을 돋우는 것들이 너무도 많다. 이런 것들 때문에 이른 시간에 긴장을 풀고 잠자리에 드는 것이 더 어려워졌다. 10대 자녀들보다 잠자리에 일찍 드는 부모가 많아진 것도 이 때문일지 모른다. 하지만 먼저 잠자리에 들면서도 부모들 마음 한구석엔 아이들을 지켜보지 못하는 동안 어떤 일이 생길지 몰라 걱정스럽다.

깬 채로 쉬는 것도 수면과 마찬가지로 학습을 강화해준다는 것이 밝혀졌다. 실험실 연구에서 쥐들에게 탐험할 미로를 주면 예상했던 대로 뇌의 활성이 증가했다. 이 쥐들을 다시 두 집단으로 나

124

누어 한 집단은 탐험 후에 휴식 시간을 주고 다른 집단은 휴식 시간을 주지 않으면, 휴식을 취한 집단이 미로를 훨씬 오랫동안 기억했다. 보스턴대학교에서 두 집단의 학습자들을 비교해본 실험에서도 입증되었다. 첫 번째 집단은 며칠 연속으로 아침 일찍 학습할 과제를 주었다. 각각의 과제 시간 이후에는 사람들의 과제 수행 능력이 향상되었다. 이것을 '연습효과'라고 한다. 하지만 또다시 연습과 학습을 위해 다음 날 아침으로 돌아오면 그 전날 연습 시간이 끝난 직후와 비교해 능력이 살짝 퇴보해 있었다. 이것은 우리가 잘 아는 현상이다. 테니스나 골프 강습을 받고 나면 실력이 일취월장한 것 같은 기분이 든다. 하지만 그다음 날 나가보면 지난 강습 시간 직후에 느꼈던 그 실력이 아니다. 그럼 정말 실망스럽다.

　보스턴대학교의 연구자들은 잠이 도움이 되는지 알고 싶었다. 그래서 다른 집단을 대상으로 위의 실험을 반복해보았는데, 이번에는 연습을 아침 일찍 하지 않고, 밤에 잠자리에 들기 바로 전에 했다. 그러자 놀라운 효과가 나타났다. 그다음 날 밤 연습 시간에 실험 참가자들에게 확인해보니 실력이 조금도 퇴보하지 않았고, 그 전날 멈추었던 부분에서 바로 추가적인 학습을 시작할 수 있었다. 인간을 대상으로 한 이 실험은 장기증강이 수면 박탈에 어떻게 영향을 받는지 보여준 수많은 동물 실험 결과를 입증하고 있다. 수면을 박탈당한 쥐의 뇌 절편은 불과 하루만 수면을 박탈한 경우라 해도 휴식을 잘 취한 쥐와 비교해보았을 때 장기증강 능력이 감소된 것으로 나타났다. 이틀간 수면을 박탈했을 때는 능력 감소가 훨씬 두드러졌다.

좀 더 최근에 브라운대학교의 연구자들은 피아노 강습에 수반되는 운동 학습에 수면이 어떤 영향을 미치는지 조사하고, 잠들기바로 전에 손가락 운동을 학습한 사람의 뇌 스캔 영상과 그와 똑같은 운동을 학습하지만, 강습을 받고 곧바로 잠자리에 들지 않은 사람의 뇌 스캔 영상을 비교해보았다. 연구자들은 학습한 내용을 머릿속에 품고 잠이 든 사람이 그러지 않은 사람보다 정확도가 더 높다는 것을 입증할 수 있었다. 이 연구를 이끈 교수 사사키 유카는 이렇게 결론을 지었다.

"잠은 그저 시간 낭비가 아니다."

이보다 더 적절한 표현이 또 있을까 싶다.

잠만 학습에 도움이 되는 것은 아니다. 그냥 편안하게 쉬는 것도도움이 된다. 미시간대학교의 연구자들은 학생들의 뇌를 피곤하게 만들기 위해 기본적인 인지 검사를 했다.[3] 그러고서 한 집단은 50분 동안 수목원을 걷게 하고, 다른 집단은 혼잡한 앤아버 시내를 50분간 걷게 했다. 산책을 마치고 돌아온 두 학생 집단을 다시 검사해보았더니 자연 속에서 산책을 한 집단의 수행 성과가 복잡한 중심가를 산책하고 돌아온 집단보다 더 뛰어났다. 일주일 후에 두집단의 조건을 바꾸어 실험했을 때도, 즉, 시내 중심가를 걸었던 학생들이 수목원을 산책하고, 수목원을 산책했던 학생들이 시내 중심가를 산책하게 했을 때도 똑같은 결과가 나왔다. 이번에도 역시 수목원을 따라 편안한 산책을 즐긴 학생 집단의 성적이 더 좋게 나온 것이다.

과학자들은 복잡한 도시 환경은 지향적 주의, 혹은 자발적 주의를 더 많이 요구했고, 이것이 뇌에 부담으로 작용했다고 판단했다. 하지만 수목원의 자연 환경은 학생들이 지향적 주의를 내려놓고 마음이 자유롭게 방황할 수 있게 해주었다. 좋은 밤잠이나 낮잠, 바쁜 하루 중에 잠시 긴장을 푸는 고요한 순간 등 휴식은 학습 내용을 장기기억으로 바꾸는 데 대단히 중요한 역할을 한다.

하버드의대와 캐나다 트렌트대학교에서 고등학생을 대상으로 진행한 실험에서는 기억응고화가 잠을 자는 동안 두 단계로 일어난다는 것을 발견했다.[4] 바로 서파수면과 렘수면rapid eye movement sleep, REM sleep이다. 10대의 수면 주기 초반에는 뇌가 서파수면 단계로 들어간다. 서파수면은 가장 깊은 잠을 자는 상태다. 아이가 사춘기에 접어들면서 이 깊은 서파수면이 무려 40%나 줄어든다. 수면 주기 후반에 일어나는 렘수면 동안에는 뇌가 일종의 쇼를 보여준다. 뇌는 학습한 정보를 꿈을 통해 재연하고 뇌의 기억 영역에 저장할 수 있도록 정보를 더욱 응고화한다. 10대가 시험 전날에 그냥 잠만 잘 게 아니라, 시험공부를 하다가 푹 자야 하는 이유가 이것이다.

뭘 시킬 때마다 사사건건 "왜요?"라고 물으며 따지던 윌도 이제는 내 말에 고개를 끄덕인다. 고등학생이었을 때 윌은 시험 전날 밤샘 공부를 하고 싶은 유혹을 느끼고는 했다. 그럼 나는 조금 공부를 하다가 푹 자는 편이 더 나을 거라고 말해주었다. 윌이 왜냐고 물으면 나는 수면각성주기sleep-wake cycle에 대해 설명해주고, 이 주기가 10대에서는 어떻게 차이가 나는지 말해주었다. 그럼 윌은 내 충고를 듣고 잠시 공부하다가 잠자리에 들었다. 다음 날 윌은 학교에서 기분 좋은 얼굴로 돌아와 내 말이 옳았다고 했다. 윌은 시험을 잘 본 게 확실하고, 아침이 되니 그 전날 밤보다 공부한 내용을 더 잘 알고 있는 것 같았다고 했다. 잠을 자는 동안 공부한 내용을 기억으로 변환시킬 시간을 뇌에게 준 덕분이다.

하지만 잠이 학습과 기억을 강화하기만 하는 것은 아니다. 노트르담대학교와 보스턴대학교의 연구자들은 최근에 공동으로 기억에 대한 연구를 진행하여 수면이 기억을 응고화할 뿐만 아니라, 기억을 요소별로 분해하여 우선순위를 매긴 후에 정서적 중요도에 따라 정돈한다는 것을 밝혀냈다. 일례로 잠들기 전에 실험 참가자들에게 나무가 우거진 풍경 속에 호랑이가 있는 사진을 보여주면, 실험 참가자들은 배경에 있는 나무들보다 호랑이를 더 잘 기억했다. 실제 사건 중에서 정서적으로 가장 중요한 부분을 기억하는 능력은 진화적으로도 말이 된다. 특히나 그 정서가 두려움일 때 이런 능력이 극대화된다. 다리의 능력이 되는 한 최대한 빨리, 그리고 최대한 멀리 안전한 곳으로 달아날 수 있게 해주는 것은 바로 아드레날린 분출이니까 말이다.

10대들을 대상으로 강연하면서 잠들기 전 시간이 뇌에게는 새로운 것을 쉽게 학습할 수 있는 시간이고, 특히나 학습한 내용을 머릿속에 담고 잠을 자면 그 효과가 더 뛰어나다고 설명해주면 이렇게 말하는 학생이 꼭 있다.

"우와, 그럼 잠잘 시간 바로 전까지는 공부를 시작할 필요가 없다는 말이네요."

그럼 나는 이렇게 대답해준다.

"아니죠, 잠들기 바로 전이 정보를 처음 접하는 시간이 되어서 는 안 돼요. 여러분의 머리는 이해 속도가 그렇게 빠르지 않으니까 요. 잠들기 전 시간은 그저 복습하기에 좋은 시간일 뿐이에요."

지난 10년간의 연구를 통해 청소년기에 수면과 학습 사이의 관 계가 확인되었다.[5] 한 연구에서는 등교 시간을 7시 30분에서 8시 40분으로 딱 70분 늦추었는데 미네소타 주의 미니애폴리스와 에 디나의 고등학생 7천 명의 성적이 통계적으로 유의미하게 상승하 는 효과가 나타났다. 이른 등교 시간을 그대로 고수한 학교의 학 생들과 비교했을 때 등교 시간을 늦춘 학교 학생들은 잠을 더 많이 자고, 성적이 더 좋았으며, 우울증을 경험하는 일도 줄어들었다고 한다. 켄터키 주 제서민 카운티의 고등학교들이 수업 시간을 1시 간 뒤로 늦추자 출석률과 표준화 시험 성적이 함께 올라갔고, 켄터 키 주 파이에트 카운티의 고등학교에서도 이와 똑같이 하자, 자동 차 충돌 사고를 일으키는 학생의 수가 점점 느는 다른 지역과 달리 이곳에서는 오히려 극적으로 감소했다.

첫째 아들이 나온 고등학교인 콩코드 아카데미에서는 내가 한 '10대의 뇌 입문' 강의 덕분에 다른 것은 몰라도 시험 일정만큼은 오전 8시에서 오전 10시로 늦춰졌다. 듣자 하니 시험을 늦게 봤을 때가 성적이 더 좋게 나와서 그 후로도 시험 일정이 그렇게 유지됐 다고 한다. 이번만큼은 내가 아들에게 부끄러운 존재가 아니라 영 웅으로 대접을 받을 수 있었다.

이런 새로운 과학적 증거가 나왔으니 다음 단계로는 자연스럽 게 등교 시간을 늦추는 방안이 마련될 것 같은데 그럼에도 불구하고 미국의 대다수 학교는 아직 등교 시간을 조정하지 않았다. 대부분의 교육 위원회에서는 등교 시간을 늦추면 방과 후 활동이 엉망이 되고, 교사나 부모에게도 불편을 야기한다는 점을 이유로 들고 있다. 하지만 미네소타대학교의 응용연구 및 교육개선 센터에 따르면 에디나와 미니애폴리스의 고등학교들이 등교 시간을 늦추었을 때 방과 후 업무나 활동에 심각한 영향은 없었다고 한다. 일정 조정이 조금 더 복잡해지기는 했지만 망가질 정도는 아니었고 대부분의 경우 참가 현황은 비슷하게 유지되었다. 일부 학교에서는 선수들이 휴식을 더 취할 수 있어서 경기에서도 성적이 좋게 나왔다고 보고하기도 했다.

몇 년 전에 세인트루이스 워싱턴대학교의 과학자들은 수면과 학습 사이의 관계를 반대쪽에서 접근해보았다.[6] 즉, 학습이 수면의 필요성에 어떤 영향을 미치는지 알아보려 한 것이다. 사람과 비슷한 수면각성주기를 가지고 있는 초파리를 대상으로 한 실험에서 연구자들은 어린 초파리들이 강화된 사회적 환경에서 자라는 것에 어떻게 반응하는지 살펴보았다. 조명이 잘된 큰 방 안에서 다른 어린 초파리들과 어울려 날아다니고 난 다음에는 이 초파리들이 모두 뉴런에서 가지가 더 많이 자라 나왔고 시냅스도 더 많이 형성되었다. 그리고 고립시켜서 키운 초파리보다 필요한 수면 시간도 2~3시간 정도 늘었다.

하지만 연구자들을 놀라게 한 것은 마음껏 돌아다닐 공간이 부여된 이 사회적인 초파리들의 시냅스가 잠을 자고 난 다음에는 정상 크기로 되돌아왔다는 점이다. 초파리 한 마리의 뇌에 들어 있는

2만 개의 뇌세포 중 하루의 학습 내용을 기억으로 응고화하는 데 필요한 뉴런의 개수는 고작 16개였다. 풍요로운 환경에 노출시킨 다음에 잠을 못 자게 만든 초파리들의 뇌는 계속해서 더 크고 밀도가 높은 시냅스를 유지하고 있었다.

바꿔 말하면 학습은 잠을 자는 동안에 일어나는 시냅스의 가지치기와 관련된 것으로 보인다는 의미다. 이렇게 가지치기를 함으로써 새로운 시냅스가 자라날 수 있는 공간이 마련된다. 따라서 잠은 뇌가 하루의 활동 중에서 가장 두드러진 정보를 골라 나머지는 무시하고 그 정보만을 응고화할 수 있는 시간을 제공해주고, 에너지를 보존해준다. 모든 일이 그러하듯 뇌 역시 한계가 있는 기관이다. 뇌 속 공간에는 한계가 있다. 만약 뇌가 계속해서 시냅스를 추가하기만 한다면 곧 이런 한계에 부딪힐 것이고 모든 학습이 멈추고 말 것이다. 아무래도 학습을 많이 할수록 잠도 더 많이 자야 하는 것 같다.

그럼 10대 청소년이 잠을 충분히 자지 못했을 때는 무슨 일이 일어날까? 수면 박탈은 반드시 필요한 과정인 시냅스 가지치기나 정보의 우선순위 정하기 등을 방해한다. 그리고 잠을 푹 자는 습관을 들이지 못하면 그저 심신의 피로로 끝나지 않는다. 이것은 10대들에게 심각하고 지속적인 영향을 미칠 수 있고, 청소년 비행, 우울증, 비만, 고혈압, 심혈관질환 등 온갖 안 좋은 증상을 일으킬 수 있다. 연구에 따르면 잠을 제대로 자지 못하는 10대들은 청량음료, 튀긴 음식, 단 음식, 카페인 등을 섭취하는 경우가 더 많아진다고 한다. 또 이런 청소년들은 신체 활동이 줄어들고 텔레비전이나 컴퓨터 앞에서 보내는 시간이 길어진다. 또 다른 연구에 따르면 만 12세에서 14세 사이에 잠을 제대로 못 잤던 10대들은 잠을 잘 잤던 청소년에 비해 만 15세에서 17세 사이에 자살 충동을 2.5배나 더 많이 느꼈다고 한다.[7]

일본의 연구자들은 불을 끈 후에도 핸드폰을 이용하는 10대들은 수면 시간이 줄어들 뿐만 아니라 자해와 자살 등 정신건강장애가 생길 위험이 높아지는 것을 발견했다. 미국국립정신보건원의 콜린 카니Colleen Carney는 불면증이 우울증을 악화시킬 수 있고, 수면제보다 행동요법으로 좋은 수면 습관을 유도하면 우울증 발생 빈도를 줄이는 데 도움이 된다는 것을 밝혀냈다.

과학자들이 10대의 수면 시간 부족과 정신건강 사이의 관계를 아직 완전히 이해하지는 못했지만, 10대가 대부분의 성인에 비해 핸드폰 사용 시간이 더 많다는 사실만큼은 논란의 여지가 없다. 물론 통화는 핸드폰의 여러 가지 이용 방법 중 하나에 불과하다. 미국에서는 매일 50억 통 이상의 문자메시지가 오간다. 문자메시지 이용자 중 10대가 큰 부분을 차지하고 있음은 놀랄 일이 아니다. 최근의 한 연구에 따르면 10대 청소년 1명이 매달 평균 3,300건의 문자메시지를 보낸다고 한다(여자는 한 달에 4,050건에 달한다).

뉴저지 JFK 의학센터 수면 장애 클리닉의 연구자들은 10대 청소년 5명 중 1명은 실제로 문자메시지를 하기 위해 중간에 깨는 것으로 추정한다. 이 연구의 참가자들은 모두 수면 문제로 클리닉을 찾아온 사람들인데 잠자리에 든 이후에도 매일 밤 평균 34건의 문자메시지를 주고받는다고 보고했다. 문자메시지를 주고받은 시

간은 이 10대 청소년들이 잠자리에 든 후로 10분에서 4시간 사이
였다. 그리고 청소년들은 밤중에 적어도 한 번은 문자메시지 때문
에 잠을 깼다고 했다. 이 연구에서 약간의 성차가 나타났다. 여자
들은 잠자리에 든 이후에 문자메시지를 주고받는 경우가 더 많은
반면, 남자들은 핸드폰으로 게임을 하며 깨어 있다가 문자메시지
를 주고받는 경우가 더 많았다. (요즘에는 과도하거나 강박적인 문자메시
지 이용도 중독처럼 치료가 이루어지고 있다.)

　나쁜 수면 습관은 청소년 비행에도 한몫하고 있을지 모른다.[8]
《청소년 학술지 Journal of Youth and Adolescence》에서 2012년에 보고
하기를 하루 수면 시간이 7시간 미만인 청소년은 상점 물건 훔치
기, 공공 기물 파손, 가택 침입 등의 재산 범죄 경향이 훨씬 높다고
했다. 수면 시간이 5시간 이하인 청소년은 수면 시간이 8시간에서
10시간인 청소년과 비교했을 때 싸움, 흉기를 이용한 위협 등의 폭
력 범죄의 빈도가 상당히 높다.

　수면 시간과 범죄 사이의 상관관계는 아직 분명하지 않다. 스트
레스 환경은 그 자체로 행동에 영향을 미칠 수 있고, 수면 시간에
도 영향을 미치기 때문이다. 2011년에 미국질병관리본부에서 수
행한 대규모 연구에서는 10대의 나쁜 수면 습관과 건강에 나쁜 습
관의 위험 증가 사이에 상관관계가 있음을 발견하였다. 건강에 나
쁜 습관으로는 흡연, 음주, 마리화나 등이 포함된다. 이탈리아의
연구자들 역시 유사한 점을 발견했다고 보고했다. 10대의 삶에서
는 수면 부족으로 인한 부정적 영향에서 자유로운 측면이 하나도
없다.

부족한 수면으로 인해 생길 수 있는 생리학적 변화는 다음과 같다.

- 여드름과 마른버짐 등 피부 상태가 악화됨
- 과식을 하거나 몸에 나쁜 음식을 섭취
- 스포츠 활동에서 부상이 잦음
- 혈압이 오름
- 심각한 질병에 잘 걸림

부족한 수면 습관은 10대를 정서적으로 다음처럼 변화시킨다.

- 공격성 증가
- 참을성 없음
- 충동적이고 부적절한 행위
- 자긍심이 낮아짐
- 감정의 기복이 심해짐

부족한 수면은 인지적으로 다음과 같은 현상을 야기한다.

- 학습 능력 장애
- 창조성 저해
- 문제 해결 방식이 느려짐
- 건망증이 심해짐

모든 사람, 특히 10대에서 수면 박탈로 인해 생기는 안타까운 현상은 불면증으로 낮에 깨어 있기가 힘들자 인공 흥분제를 이용하는 경우가 많아지고 있다는 점이다. 주의력결핍 과잉행동장애 ADHD에 보통 처방되는 리탈린ritalin, 애더럴adderall 등의 자극제를 처방받지 않고 사용하는 것은 불법이지만 에너지 음료는 인기도 많고 완전한 합법이다. 미국에서 판매되는 이런 음료들은 대개 이름도 자극적이어서 흥분과 긴장감을 추구하는 청소년들은 혹할 수밖에 없다.

미국식품의약국은 청량음료의 카페인 함유량을 12온스 한 캔당 최대 71mg으로 제한하고 있지만 에너지 음료의 카페인 함유량에 대해서는 아무런 제한이 없다. 이 음료는 식이보충제로 분류되어 있기 때문이다. 에너지 음료의 카페인 함량은 80mg에서 무려 500mg까지 다양하다. 10대와 20대는 가끔 고카페인 에너지 음료를 술과 섞어 마시기도 한다. 카페인의 힘을 빌려 술에 취하지 않은 것처럼 느끼기 위해서다. 하지만 레드불 같은 에너지 음료를 술과 섞어 마시는 것이 위험한 이유는 만취해 있는데도 의식을 잃지 않고 계속해서 움직이며, 운전 같은 복잡한 일을 수행할 수 없는 상황에서도 할 수 있을 것처럼 착각하게 된다는 점이다.

일부 설문 조사에 따르면 청소년과 젊은 성인 중 30~50% 정도가 에너지 음료를 마신다고 한다. 종합병원 응급실에 카페인 과다 복용으로 찾아오는 사람이 기하급수적으로 늘어나는 것도 이 때문일 것이다. 2013년에 미국 약물남용 및 정신건강 서비스청에서는 에너지 음료와 관련된 응급실 내원이 2005년에서 2011년 사이에 2천 건 미만에서 2만 건 이상으로 10배 이상 늘어났다고 보고했다.⁹ 일부 연구에서는 고등학생들이 부족한 잠을 보상하기 위해 하루에 무려 평균 5캔 정도의 에너지 음료를 마신다고 보고했다.

수면이 10대의 학습 과정에서 결정적인 역할을 하는 것처럼, 부모와 후견인 역시 큰 역할을 한다. 10대 자녀가 충분히 잘 수 있도록 당신이 해줄 수 있는 것들이 있다. 먼저 해야 할 일은 자녀의 침실에서 텔레비전과 컴퓨터를 치우는 것이다. 아이들은 만성적인 수면 박탈 상태에 있기 때문에 일찍 숙제를 마무리하고 잘 수 있게 도와주어야 한다. 아이가 학교에서 돌아오면 숙제가 얼마나 되는지 물어보고, 해야 할 일들을 목록으로 만들어본 다음에 우선순위를 정할 수 있게 도와주자. 숙제 중에 창의력을 요하는 것이 있다면 그것을 먼저 하도록 권하는 것이 좋다. 창의적인 일은 더욱 복잡한 인지 기술과 더 많은 집중력이 필요하기 때문이다. 저녁에 이런 부분을 확인하되 비판적이어서는 안 된다. 밤 9시 30분에 영문학 과제가 아직 끝나지 않은 것을 알게 되어 소리를 치거나 야단치는 것은 최악의 행동이다. 그다음으로 안 좋은 행동은 공황 상태에 빠진 모습을 보여주는 것이다. 안 그래도 스트레스를 받고 있는 자녀에게 스트레스를 보태줄 이유는 없다. 스트레스 역시 학습을 저해한다.

당신이 알고 있어야 할 또 다른 수면 방해물은 컴퓨터 모니터의 밝은 LED 화면이다.¹⁰ 과도하게 자극을 받은 눈과 뇌가 긴장을 풀려면 잠에 들기 1시간 전에는 이 화면을 꺼놓아야 한다. 2012년에 뉴욕 트로이 시에 있는 렌셀러폴리테크닉대학교의 조명연구센터에서는 스마트폰, 컴퓨터, 그리고 기타 LED 장비의 후면 자가 발광 디스플레이에 2시간만 노출되어도 멜라토닌 생성이 22% 정도 억제된다는 것을 밝혀냈다.

연구자들은 잠자리에 들기 전에 이렇게 사람의 일주기 리듬을 자극해버리면 분명 수면에 영향을 미칠 수 있다고 했다. 특히 10대에서는 이런 영향이 더욱 두드러진다. 그렇지만 모든 인공조명이 똑같은 것은 아니다. 자연광 등의 일부 인공조명은 체내 시계를 잘 돌아가게 한다. 일례로 LED에 들어 있는 파란 빛은 건강에 좋고 일주기 리듬을 촉발해줄 수도 있다.[11] NASA와 러시아의 과학자들은 여러 해에 걸친 화성 탐사 여행을 시뮬레이션 하는 실험에서 이런 방법을 시도해보고 있다. 장기간에 걸친 우주여행 동안 우주인들의 일주기 리듬이 엉망이 되어버리기 때문이다.

부모인 당신도 밤이 되면 피곤할 테고 다음 날까지 마무리해야 할 업무가 있을 수도 있다. 그럼 예민해져 있어서 자녀에게 쉽게 화를 낼 수 있다. 이런 부분을 염두에 두고 감정을 다스리려 노력해야 한다. 나의 경우 혼자서 애를 키우다 보니 그냥 두 손 들고 애 아빠한테 가서 "당신이 어떻게 좀 해봐"라고 말할 수도 없었다. 당신이 의지할 수 있는 사람이 없고, 아이들이 의지할 수 있는 사람이 당신밖에 없는 경우에는 10대 자녀의 일을 다른 각도에서 접근해야만 한다. 다음 날 아침까지 해야 할 과제가 있는데 두 아들이 과제를 준비하지도 않았고, 과제를 마무리할 방법도 없어 막막한 상태라는 것을 알고 난 후에 내가 느낀 공황을 아이들에게 전염시키고 싶지 않았던 것이 기억난다. 다음에는 과제를 이렇게 미뤄서도 안 되고, 과제를 하는 데 필요한 책이나 자료를 챙기지 않고 집에 와서는 안 된다는 말 정도야 해줄 수 있지만, 아이를 대신해서 공부해줄 수는 없는 노릇이다. 당신이 해줄 수 있는 것은 한계가 있다. 과제의 대략적인 윤곽을 잡아준다거나, 과제를 조금 대신해 주겠다고 할 수도 있겠지만, 아이에게 학습된 무기력이나 의존성을 심어주고 싶지는 않을 것이다.

10대 자녀에게 잠자리에 들기 전에는 컴퓨터, 스마트폰 등의 장치를 쓰지 않도록, 매일 밤 같은 시간에 같은 활동을 하도록 권하자. 이는 컴퓨터, 아이패드, 스마트폰 등의 화면에서 나오는 인공 조명을 피하기 위해서이기도 하지만, 매일 밤 같은 시간에 몸의 긴장을 푸는 습관을 들이기 위해서이다. 방과 후에 집에 도착하자마자 '해야 할 일' 목록을 작성하면 저녁에 할 일을 미리 계획하는 습관을 키워줄 수 있고, 불안을 줄여 불면증을 약화시킬 수도 있다. 침대는 오직 잠을 위한 것이어야 한다. 침대에서 뭔가를 먹거나, 텔레비전을 시청하거나, 심지어 숙제도 하지 않게 해야 한다. 마지막으로, 잠자리에 들기 전에 10대 자녀와 언쟁하는 것은 피해야 한다. 아이는 잠을 설칠 것이고 당신 역시 그럴 테니 말이다. 오래된 이 격언을 명심하자.

"그날의 언쟁은 해가 지기 전에 끝내라."

6장   왜 10대는 위험을 무릅쓰며 무모한 행동을 하는가

2010년 3월, 미국 국영 라디오 방송 NPR에 출연해서 10대의 뇌에 대해 강연했고, 이후 나는 편지와 이메일을 산더미처럼 받았다.[1] 한 여성은 언제나 가깝게 지내던 손자에 대해 적어 보냈다. 고등학교에 다니는 동안 이 손자는 마리화나와 알코올을 상습적으로 하게 되었다. 손자는 과속으로 벌금을 물기도 하고, 난폭운전으로 법정에 소환되기도 하다가 마침내는 음주운전으로 체포되어 구속되었다. 지난 몇 년간 받았던 수많은 이메일과 편지들처럼 이 여성은 애원하며 글을 마쳤다. "너무나 가슴이 아픕니다. 그 애는 밝고, 잘생긴 아주 아름다운 청년이에요. 그런데 그런 애가 자기를 죽이고 있습니다."

청소년들은 충동적이고 위험을 감수하는 경향이 아동이나 성인보다 더 높다는 것을 부모와 교사들도 잘 알고 있다. 청소년들은 새로움과 자극을 추구하는 데서 행동의 동기를 얻는 것 같다. 위험 감수가 아니라 반항심에서 나오는 행동들도 있다. 부모나 교사, 혹은 권위를 가진 모든 사람에 대한 반항심 말이다. 진화적으로 보면 이런 행동은 말이 된다. 청소년기는 젊은이가 부모의 품속에서 느끼던 안락함 및 안전과 결별하고 세상을 탐험하고 독립성을 찾아가는 시기다. 사실 청소년에게는 실험적인 행동이 대단히 중요하다. 자율성을 확립하는 데 도움이 되기 때문이다. 하지만 문제가 되는 부분은 이마겉질이 완전히 발달하지 않아 자신의 독립적 행동이 끼칠 결과를 이해하는 데 미숙해서 위험한 행동의 상대적 위험도를 제대로 평가하지 못한다는 점이다. 위험을 감수하고 모험을 추구하는 속성이 장기적으로는 진화에 유리하게 작용할지 모르지만 단기적으로 보면 엄청난 위험으로 작용할 수 있다.

오랜 세월 동안 사람들은 위험 감수 행동을 청소년의 전형적인 특징으로 여겨왔지만, 오늘날에는 특별한 도전에 직면해 있다. 아마도 인류 역사에서 위험 감수 행동이 이렇게 큰 도전으로 다가왔던 적은 없었을 것이다. 대중매체, 인터넷, 여행 등을 통해 위험한 것을 더 많이 접하게 되었고, 이런 것들이 10대 삶의 일부분으로 자리 잡고 말았다. 과거에는 대부분의 10대가 농장 일에 붙들려 있었다. 청소년들의 이동 범위와 정보 접근 범위는 제한적이었다. 그리고 이들의 환경은 보통 부모, 교사, 다른 성인에 의해 감독받고 통제되었다. 따라서 위험한 행동으로 안 좋은 결과가 생길 가능성도 그만큼 제한적이었다. 반면 오늘날 10대들이 안 좋은 선택을 내리는 경우가 많아진 것은 사실이다. 하지만 그만큼 좋은 선택도 많아졌다는 것을 부모들은 기억해야 한다. 따라서 우리는 긍정적인 정보와 경험을 접할 수 있도록 아이들을 북돋아주어야 한다.

마음대로 하게 내버려두면 청소년들은 인터넷에서 스트레스를 주는 부적절하고, 심지어 위험하기까지 한 정보를 접할 때가 많다. 이런 정보 때문에 우울증에 빠진 아이들이 자해를 하고, 심지어 자살까지 하는 자학적 행동을 모방하게 되었을 가능성이 크다. 10대는 암시의 힘에 쉽게 휘둘린다. 그리고 요즘에는 인터넷을 통해 손가락 하나만 까딱하면 엄청나게 많은 암시를 접할 수 있다. 통계를 살펴봐도 대마초나 마약 등을 과거 어느 때보다도 쉽게 구할 수 있다. 요즘의 미국 청소년들은 스마트폰으로 문자 한 통만 보내면 불법 약물을 바로 구할 수 있다.

과학자들은 위험 감수를 '비최적 선택 행동suboptimal choice behavior'이라는 용어로 표현한다. 그리고 대개 성인들은 10대의 비최적 선택이 충동성, 비논리성, 불사신이라도 된 것처럼 느끼는 청소년 특유의 자기중심주의 때문에 발생한다고 여긴다. 심지어는 아리스토텔레스도 2천 년 전에 그리스 10대 청소년들의 '미친 짓'에 대해 한마디 거들며 젊은 사람들은 격정적이고, 걸핏하면 화를 잘 내고, 충동에 쉽게 휩쓸리는 경향이 있기 때문에 성인과 생각도 행동도 다르다고 적었다.[2] 그는 또 젊은 사람들은 격정의 노예라고도 했다.[3] 야망 때문에 약간의 모욕조차 용납하지 못하고 상처를 참아야 한다는 생각만으로도 격분하기 때문이다. 그는 10대는 너무나 자기중심적이고, 비이성적이고, 천하무적이 된 것처럼 느끼는 경우가 많기 때문에 어른이라면 결코 안 할 행동을 하면서도 그 때문에 다칠 가능성에 대해서는 조금도 생각하지 않는다고 결론 내렸다. 하지만 '비이성적', '자기몰두', '천하무적의 느낌' 등은 위험한 행동을 저지르는 성인에게나 붙여주어야 할 표현이다. 이를 10대들에게도 똑같이 쓰기는 힘들다.

10대의 행동은 너무나 기이하고 속 터질 때도 많지만, 그렇다고 10대가 비이성적인 것은 아니다. 흔한 오해와 달리 한 사람의 이성적 능력은 만 15세 정도면 거의 완전하게 발달한다. 특정 행동이 위험한지 아닌지를 논리적으로 판단하는 능력도 어른에게 뒤지지 않는다. 10대들이 논리와 이성적 추론에 전적으로 의존해야 하는 SAT 같은 적성검사에서 높은 점수를 받는 것도 이 때문이다.

그럼 10대들은 왜 가끔씩 그런 미친 행동을 할까? 일반적으로 10대의 뇌는 성인의 뇌보다 보상의 느낌을 더 많이 받고, 도파민의 분비와 반응이 강화된다. 사춘기가 자극 추구와 관련되는 이유도 이것이다. 사춘기에는 각성과 보상을 조절하는 신경 시스템이 특히나 예민하게 작동한다. 하지만 10대의 뇌는 이마엽이 다른 뇌 영역과 아직 느슨하게 연결되어 있기 때문에 청소년들이 잠재적으로 위험한 상황에 대해 인지적인 통제를 행사하기가 더 힘들다. 성인은 또한 청소년들보다 이마엽 쪽 뇌 영역 네트워크에 접근하는 능력이 더 뛰어나다. 10대의 경우 위험, 보상, 행동의 결과 등을 평가하려면 더 많은 뇌 영역을 연결로 끌어들여야 한다.

피츠버그대학교 연구자들은 만 8세에서 30세에 이르는 245명을 대상으로 한 연구에서 실험 참가자의 눈 운동 억제 능력을 검사해보았다.[4] 실험 참가자들에게 어두운 방 안에서 스크린에 나타난 불빛을 응시하도록 한 다음, 두 번째 깜박이는 불빛이 나타났을 때 그것을 바라보지 말도록 지시했다. 뇌는 태생적으로 호기심이 많고 새로운 정보가 나타나면 그것을 쫓아가는 성향이 있다. 특히나 그런 행동이 금지되어 있는 경우는 더욱 그렇다. 심리학자들이 반응억제라고 부르는 이 능력은 아동의 경우 미약하고 청소년은 훨씬 뛰어나다. 동기만 충분히 유발되면 만 15세 정도도 이런 실험에서 거의 성인만큼이나 높은 점수를 받았다. 피츠버그대학교 과학자들의 마음을 사로잡은 것은 청소년과 성인 사이에서 나타난 뇌 스캔 영상의 차이였다. 청소년이 성인과 비슷한 점수를 받기는 했지만 성인들은 훨씬 적은 뇌 영역을 이용하면서도 이마엽을 가동시킬 수 있었고, 덕분에 유혹을 더 잘 참아낼 수 있었다. 반면 청소년들은 금지된 일의 유혹을 참는 데 훨씬 더 많은 노력을 들여야 했다.

또 다른 특이한 뇌 스캔 실험에서 다트머스대학교의 과학자들은 '상어와 함께 수영하기', '머리카락에 불붙이기', '지붕에서 뛰어내리기' 같은 행동이 좋은 생각인지 아닌지 판단하는 질문에 대답할 때 청소년이 성인에 비해 좀 더 제한된 뇌 영역을 이용하고, 1/6초 정도 시간도 더 든다는 것을 보여주었다.[5] 이 실험에 참가한 성인들은 질문에 대답할 때 거의 자동적으로 만들어지는 심상에 의지하여 거의 본능적으로 대답하는 듯했다. 반면 청소년들은 추론 능력에 더 의지하여 대답했다. 전반적인 상황을 신속하게 이해하여 그에 따르는 비용과 이득을 판단하는 능력은 이마겉질의 활동에서 나온다. 이마겉질은 청소년기에도 발달이 완전히 마무리되지 않은 뇌 부위라는 것은 앞에서도 거듭 얘기한 바 있다.

성인들은 실수로부터 배우는 능력도 더 뛰어나다. 이는 완전히 발달된 전대상겉질anterior cingulate cortex 등 이마엽 내외에 자리 잡고 있는 영역들 덕분이다. 전대상겉질은 일종의 행동 감시자로 작용해서 실수의 감지를 돕는다. fMRI 실험을 해보면 성인 실험 참가자가 실수를 하면 마치 "이런, 다시는 이런 실수를 하지 말아야겠군"이라고 말하듯이 전대상겉질에 불이 들어온다.[6] 10대에서는 이런 뇌 영역이 아직도 배선이 진행되고 있기 때문에 청소년들은 실수를 인지해도 그로부터 배우기가 더 어렵다.

내가 10대의 뇌에 대해 쓴 기사를 읽고 2011년 4월에 18살짜리 딸에 대해 이메일을 보내온 한 여성에게도 이런 부분을 설명하려고 노력했었다. 그 여성은 이렇게 적었다. "우리 딸은 아주 훌륭한 청소년이지만, 무언가를 충분히 생각하는 법이 없어요. 친구, 코치, 선생님 등 모두 우리 딸을 좋아해요. 마음이 정말 넓은 아이고 올바른 일이라면 무엇이든 하려고 들거든요. 하지만 뜻은 좋아도 막상 일이 늘 그렇게 흘러가지는 않네요. 담배, 술에 대해 내가 그렇게 잔소리를 하는데도 실수로부터 배우지 못하는 것 같아요."

연구들에 따르면 청소년 행동을 예측하는 데서 중요한 변수는 행동에 뒤따르는 위험에 대한 지각이 아니라, 위험에도 불구하고 그 행동을 했을 때 뒤따를 보상에 대한 기대감임이 밝혀졌다. 바꿔 말하면 청소년이 보이는 충동성의 중심에는 만족감이 자리 잡고 있다. 그리고 위험한 행동을 하면서도 그로 인한 부정적 결과를 제대로 경험하지 않은 청소년은 더욱 큰 만족을 위해 무모한 행동을 반복할 가능성이 더 크다.

이런 보상 추구 충동은 뇌 깊숙이 두 영역에 자리 잡고 있다. 바로 중격의지핵nucleus accumbens과 배쪽뒤판구역ventral tegmental area, VTA이다. 이 구조물들은 뇌의 쾌락중추에 속한다. 사람이 보상(음식을 먹거나, 돈이 생기거나, 마약을 하는 등)에 대해 생각하거나 그것을 기대할 때 도파민을 분비하는 역할을 담당하기 때문이다. 중격의지핵은 우리에게 쾌락의 가능성을 알리고 그쪽으로 동기를 부여하는 역할을 한다. 청소년의 뇌는 성인의 뇌와 비교했을 때 이 영역이 중독의 힘에 더 쉽게 휘둘린다는 것이 밝혀졌다. 쥐로 실험한 연구 결과를 보면 이 영역의 도파민 뉴런이 성인보다 청소년기의 쥐에서 더욱 활발하고, 반응성도 높았다. 수초화가 마무리된 이마엽이 억제 기능을 제공해주지 않으면 이 영역이 위험 감수 행동을 더 크게 촉발할 수 있다.

일반적으로 청소년 뇌의 뉴런은 발화율이 더 높기 때문에 언제든 중독 행위에 이용될 준비가 되어 있다. 중독 행위는 어떻게 나오는 것일까? 중독은 사실 특수한 형태의 기억이라는 것이 밝혀졌다. 4장에서도 배웠듯이 중독은 일종의 시냅스 가소성, 혹은 장기증강이다. 다만 그 작용이 해마가 아니라 보상회로의 핵심 영역인 중격의지핵과 배쪽뒤판구역에서 일어난다는 점만 다르다. 장기증강이나 기억과 마찬가지로 중독은 약물이나 다른 기분 좋은 자극이 이 시냅스들을 강력하게 활성화하기 때문에 일어난다. 그 결과 대단히 가소성이 뛰어나고 활발한 이들 시냅스들이 연결을 강화하는 방식으로 반응하고, 이 때문에 각각의 자극 경험에 반응해서 더욱 많은 도파민이 분비된다. 이런 이유로 청소년의 뇌에서는 성인의 뇌보다 갈망이 더욱 빠른 속도로 구축된다. 뉴런이 애초부터 활성이 더 높은 상태이고 중독성 자극 노출에 반응할 때 가소성

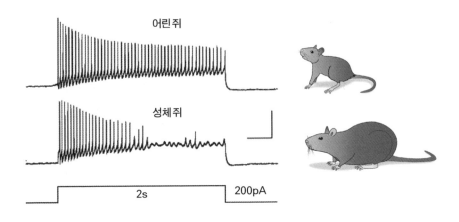

그림 15 · 어린 쥐의 배쪽뒤판구역 도파민 뉴런은 자극을 받았을 때 어른 쥐의 뉴런보다 더욱 많은 활동 전위pA**를 발화할 수 있다** 배쪽뒤판구역은 보상회로의 주요 부분이고 성인보다 청소년의 뇌에서 더욱 활성이 높다. 그 결과 10대들은 보상을 추구하는 성향이 더욱 강하다.

이 과장되기 때문이다. 따라서 청소년은 중독이 뇌 회로에 더욱 강력하게 새겨지기 때문에 해독이 훨씬 어렵고 실패도 많다. 청소년 갱생을 담당하는 센터는 너무 잘 알고 있을 것이다.

위험과 보상은 불가분으로 얽혀 있다. 따라서 공유하는 뇌 구조물이 많다는 것이 놀랍지 않다. 중격의지핵과 배쪽뒤판구역이 보상회로를 수용하고 있지만, 이들의 활동은 이마엽의 통제도 받고 있다. 수초화가 완성된 성인은 이마엽을 통해 충동 조절의 형태로 이들 영역의 반응성을 약화시킬 수 있다.

사람의 충동 조절 능력을 측정하는 것이 실제로 가능하다. 스탠퍼드대학교의 과학자들은 실험 참가자들에게 두 가지 가짜 주식

사이에서 경제적인 선택을 내리도록 한 후에 뇌 활성을 검사해보
았다.[7] 위험 감수 행동이 유발되도록, 즉 실험 참가자로 하여금 위
험은 더 높지만 보상도 더 큰 주식을 선택하게 만들도록 실험 과
제를 조정하면 참가자의 중격의지핵에서 활성이 높게 나타났다.
연구자들은 이 뇌 구조물의 활성이 실험 참가자가 고위험-고보
상 주식을 선택하기 전, 즉 참가자가 그냥 기대만 하고 있는 상태
일 때 가장 높아진다는 것을 발견했다. 결국 중격의지핵을 바쁘게
만드는 것은 실제의 금전적 보상이 아니라 보상에 대한 기대감이
라는 의미다. 연구자들은 고조된 긍정적 감정 혹은 각성 상태가 그
사람이 위험 감수 행동을 얼마나 좋아하는지 확인할 수 있는 지표
라고 결론 내렸다. 카지노에서 공짜 술과 음식에 둘러싸여 있는 사
람이 룰렛을 돌리거나 슬롯머신을 당길 가능성이 더 커지는 이유
도 이것일지 모른다.

또 다른 영리한 실험에서 웨일 코넬 메디컬 칼리지 새클러 연구
소의 BJ 케이시BJ Casey와 연구자들은 만 6세에서 29세에 이르는
62명의 실험 참가자들을 대상으로 행복한 얼굴, 혹은 차분한 얼굴
이 그려진 일련의 카드를 보여주었다.[8] 그리고 참가자들에게 차분
한 얼굴이 나올 때만 '차분' 단추를 눌러 반응하고 행복한 얼굴이
나올 때는 누르지 말고 참으라고 요청했다(지폐나 맛있는 디저트·음식
을 봤을 때와 마찬가지로 행복한 얼굴을 봤을 때도 뇌의 보상 추구 반응이 자극
된다). 그 결과 10대들은 하지 말라는 소리를 들었음에도 불구하고
행복한 얼굴을 봤을 때도 실수로 단추를 누르는 경우가 성인보다
더 많았다. 청소년의 중격의지핵은 성인보다 더 많은 도파민을 분

비한다는 것이 여러 연구에서 일관되게 밝혀졌다. 따라서 10대 실험 참가자는 그 행복한 얼굴이 주는 '보상'에 저항하기가 특히나 더 어려웠던 것이다. 물론 10대 청소년은 이 보상중추에 억제성 메시지를 보낼 수 있는 이마엽과의 연결성이 떨어진다는 것도 또 한 가지 요인으로 작용한다.

놀랄 일도 아니지만 이 청소년 참가자들은 '보상 획득 조건' 아래서는 긍정적 느낌의 강도가 훨씬 컸다. 잠재적인 보상이 클수록 긍정적 느낌도 더욱 강력해졌고, 긍정적 느낌이 강력할수록 중격의지핵에서 도파민이 많이 분비되었다. 청소년은 도파민에 대단히 예민하기 때문에 보상은 적지만 즉각적일 때가 보상은 크지만 지연될 때보다 중격의지핵 활성이 더 크게 촉발된다. 10대의 뇌가 위험 감수 행동을 하기로 결정하는 것과 만족을 지연시키는 능력이 부족한 것은 즉각성과 감정이 관련되어 있다는 의미다.

청소년들이 즉각성과 보상의 감정에 굴복하지 않게 돕고 싶다면 다른 종류의 위험한 행동에 대해 이야기해주는 것이 좋다. 약물 실험이든 자동차 경주이든 간에 비유를 통해 청소년들이 비용 대비 이득을 시각화할 수 있게 도와주자. 이를테면 10대 자녀에게 위험한 행동에 아무리 큰 보상이 따른다 해도 그것이 죽음의 가능성을 무릅쓸 정도로 가치 있는 일은 아님을 강조하고 싶다고 해보자. 자녀에게 이런 질문을 던질 수 있다. "10억을 줄 테니 딱 한 번만 총을 들고 러시안룰렛을 하라고 하면 할래?"

청소년의 행동에서 즉각성과 감정이라는 이중의 동기부여가 가장 크게 작용하는 영역은 성행위가 아닐까 싶다. 약 10년 전에 뉴잉글랜드 사립 고등학교에서 있었던 악명 높은 일화가 이런 점을 특히나 잘 보여주고 있다. 2005년 2월 20일자《보스턴글로브》신문 일면에 다음과 같은 표제가 실렸다. "퇴학의 충격이 밀턴 아카데미를 뒤흔들다."[9] T.S. 엘리엇의 모교인 200년 전통의 학교가 이 10대 섹스 스캔들의 무대였다. 스캔들의 주인공은 만 15세 여학생으로 한 달 전에 고등학교 라커룸에서 만 16세에서 18세 사이의 학교 하키 선수 5명에게 구강성교를 해주었다. 3일간 조사를 한 후에 남학생 5명은 모두 퇴학당했다. 여학생은 학교를 나오지 않다가 결국 전학을 당했다. 몇 달에 걸쳐 보스턴 외곽의 전통 깊은 일류 기숙학교를 대상으로 언론 매체의 조사가 이루어졌다. 학교의 대변인 캐서린 에버렛Cathleen Everett은 기자들에게 남학생들의 행동이 사회적 통념을 벗어났다고 말했다. 그리고 이렇게 주장했다. "안타까운 일이지만 청소년들은 큰 실수를 곧잘 저지릅니다."

밀턴 아카데미 사건은 엘리트 사립 기숙학교에서 처음 일어난 사고가 아니었다. 심지어 밀턴 아카데미에서도 처음 일어난 일이 아니다. 하지만 최근에 밀턴 아카데미의 두 졸업생이 이 사건을 바탕으로 쓴 논픽션 서적 『잠들지 못하는 처녀와 총각들: 뉴잉글랜드 사립 기숙학교에서의 사랑, 섹스, 그리고 생존Restless Virgins: Love, Sex, and Survival at a New England Prep School』이 베스트셀러가 되었다. 이 책에서 애비게일 존스Abigail Jones와 마리사 마일리Marissa Miley는 오늘날의 10대들은 더 이상 구강성교를 '관계가 확실한 두 연인 사이에서 이루어지는 은밀한 행위'라 여기지 않으며, '남학생들에게 섹스와 여학생이 너무나 중요한 영향을 미친다고

여기는 고등학교 문화의 일부'라 여긴다고 썼다.[10]

청소년들이 성행위를 받아들이고 심지어 기대하고 있음에도 불구하고(미국질병관리본부에 따르면 2/3에 가까운 고등학생들이 졸업하기 전에 성관계를 경험한다고 한다) 성행위는 대단히 위험한 모험으로 남아 있다. 청소년들이 성행위와 관련된 위험들을 무시하고 있기 때문이다. 10대 중 80~90%는 피임법을 사용하고 있다고 말하지만, 만 15~19세에 경구피임약을 사용한다고 한 여학생 중 1/3이 피임약을 매일 복용하지는 않는다고 인정했다. 같은 연령대의 남학생들의 경우 항상 콘돔을 사용한다고 한 남학생은 절반에 불과했다.

그렇다면 10대들이 성병에 노출될 위험이 상당하다는 것도 놀랄 일이 아니다. 매년 성병에 감염되는 청소년이 약 300만 명에 이른다. 청소년과 만 20세와 24세 사이의 젊은 성인이 잘 걸리는 성병은 인유두종 바이러스human papillomavirus, HPV, 트리코모나스감염증trichomoniasis, 클라미디아chlamydia다. 10대와 젊은 성인은 성적으로 활발한 인구 중 1/4 정도를 차지하고 있을 뿐인데 새로 발생한 모든 성병 사례의 거의 절반을 차지한다. 2004년에는 이 연령대에서 성병 발병 숫자가 총 900만 건으로 1위를 차지했다. 밀턴 아카데미에서 일어난 섹스 스캔들을 다룬 책에서 존스와 마일리는 일부 청소년들이 위험한 성행위에 따르는 결과에 대해 무지하거나 일부러 그 위험을 무시해버린다고 적었다. "특권을 누리고 있고 머리도 좋은 이 10대들은 인유두종 바이러스, 헤르페스, 클라미디아, 에이즈 같은 것도 걸리지 않았다."[11]

10대의 위험 감수 행동과 관련해서는 또래의 역할도 간과해서는 안 될 부분이다. 청소년 뇌의 둘레계통에 들어 있는 위험-보상 시스템은 감정뿐만 아니라 사회적 정보의 처리에도 관여하는 근처 뇌 구조물과 긴밀하게 작용한다. 2009년 템플대학교 교육심리학과 박사학위 논문에서 캐스린 스태뮬리스Kathryn Stamoulis는 청소년의 온라인 위험 감수에 대해 연구했다. 그녀의 연구는 미국의 인터넷 설문 조사 업체인 퓨 인터넷Pew Internet과 아메리칸 라이프 프로젝트American Life Project에서 934명의 미국 10대를 대상으로 수행한 조사를 바탕으로 이루어졌다. 스태뮬리스는 여자 청소년의 경우는 사회적 고립, 남자 청소년의 경우는 과외 활동의 부족이 위험 감수 행동을 증가시킨다는 것을 알아냈다. 친구들과 어울리고, 단체 스포츠에 참여하는 일이 10대들을 위험 감수에 따른 문제 발생으로부터 보호해주는 역할을 하는 것이다.

　과거에는 의사결정 이론가, 특히 경제적인 의사결정 모델을 다루는 사람들은 감정의 역할을 무시하는 경우가 많았다.[12] 하지만 위험 감수 행동에서 감정이 어떻게 영향을 미치는지 살펴보면 이는 단순히 정도의 문제가 아님을 알 수 있다. 감정이 커지면 거기에 비례해서 누군가가 위험을 감수할 가능성도 그만큼 커지는 관계가 아니라는 얘기다. 무언가를 결정할 때 기분, 생리적 각성, 분노, 공포, 슬픔 등 별개의 감정 상태는 부차적인 요인으로 작용할 수도 있고, 반대로 엄청나게 중요한 요인으로 작용할 수도 있다. 여기서 핵심은 위험을 인지하고 보상을 평가하는 데 관여하는 뇌 영역들이 행동과 감정을 조절하는 영역과 긴밀하게 연관되어 있다는 점이다.

　그래서 여기에 역설이 존재한다. 청소년기는 아동기의 뛰어난 시냅스 가소성을 계속 이어가고 있기 때문에 높은 인지 능력을 갖추고 있고, 학습과 기억도 빠른 속도로 이루어지는 발달 단계다. 이런 능력은 성인은 갖지 못한 장점이다. 하지만 이들은 학습 준비가 너무나 잘되어 있기 때문에 잘못된 것을 학습할 위험에도 대단히 취약하다. 어떻게 이런 일이 일어날까? 이것은 뇌는 보상을 갈망한다는 사실, 그리고 뇌는 좋은 것이든 나쁜 것이든 도파민의 생산을 자극하는 것이면 무엇이든 보상으로 해석한다는 사실에서 비롯된다. 이것은 곧 시냅스가 여기저기서 흥분하고 있는 10대의 뇌에 약간의 자극만 주면 이것이 좀 더 많은 자극에 대한 갈망으로 이어지고, 어떤 경우에는 일종의 과도한 학습을 낳게 된다는 의미다. 이런 과도한 학습을 흔히 '중독'이라고 표현한다.

7장　흡연이 뇌에 각인시키는 것들

──────── 　성인에게 흡연으로 야기되는 생리학적 결과에 대해 생각해보라
고 하면 주로 폐암이나 폐기종 등을 떠올린다. 청소년들에 대해서
도 이와 똑같은 부분을 걱정한다. 하지만 깊이 알아갈수록 성인의
뇌와 청소년의 뇌는 무척 다르고, 흡연 같은 행동이 10대의 뇌에
미치는 영향 또한 더욱 복잡하며, 그로 인한 결과도 특히나 치명적
임을 알게 된다. 내가 10대들의 수면 부족에 대해 연구하면서 알게
된 한 가지 놀라운 점은 이것이 흡연 증가로 이어질 수 있다는 점
이었다. 더 놀라운 부분은 흡연이 주의력결핍 과잉행동장애나 기
억 손실 등의 다양한 인지장애와 행동장애를 일으킬 수 있고, 10대
의 IQ 저하와도 관련되어 있다는 점이다.

　어디서나 쉽게 찾아볼 수 있는 흡연 관련 경고 덕분인지는 모르
겠으나, 미국에서는 10대가 선호하는 약물 남용의 형태 중 하나였
던 흡연이 지난 10년 동안 실제로 감소하였다. 그러나 지난 세대의
10대들이 흡연으로 인해 겪은 피해를 살펴봄으로써 흡연의 해악
에 대해 많은 것을 배울 수 있다.

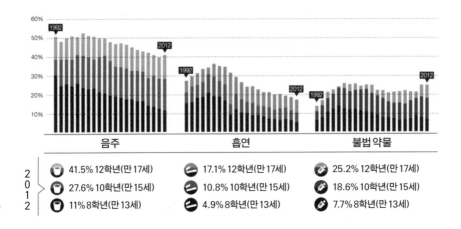

2
0
1
2

🍶 41.5% 12학년(만 17세)   🚬 17.1% 12학년(만 17세)   💊 25.2% 12학년(만 17세)

🍺 27.6% 10학년(만 15세)   🚬 10.8% 10학년(만 15세)   💊 18.6% 10학년(만 15세)

🍶 11% 8학년(만 13세)   🚬 4.9% 8학년(만 13세)   💊 7.7% 8학년(만 13세)

음주   흡연   불법 약물

그림 16 ㅣ 미국국립보건원에서 발표한 음주, 흡연, 불법 약물 사용 비율

　사실 10대들은 모든 약물에 성인보다 더 빨리 중독되고, 일단 중독되고 나면 빠져나오기도 훨씬 힘들다. 10대 기간에만 빠져나오기 어려운 것이 아니라 평생 어려움을 겪게 된다. 청소년기에 약물 남용에 노출되고 나면 중독 그 자체가 뇌에 각인되어버리는 것 같다. 흡연은 한 가지 사례에 불과하며, 슬픈 일이지만 과거 세대가 흡연으로 인해 치러야 했던 건강상의 대가를 살펴보면 해악을 확실하게 알 수 있다.

　그림 17은 10대의 뇌에서 학습 과정과 중독의 과정이 얼마나 유사하게 일어나는지 보여준다. 학습과 중독 모두 청소년의 뇌가 자극에 반복적으로 노출될 때 일어나며, 시간이 흐름에 따라 더욱 강화된다. 학습의 경우 그 결과로 유익한 기억이 남지만, 중독의 경

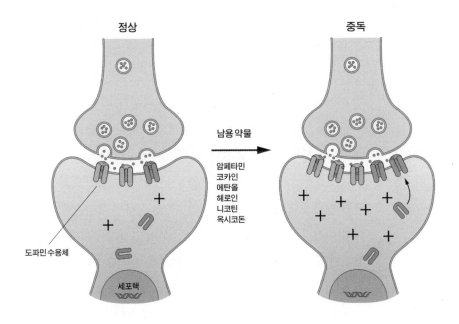

정상   중독

남용약물

암페타민
코카인
에탄올
헤로인
니코틴
옥시코돈

도파민수용체

세포핵

그림 17 ┃ **학습과 중독에서 공통적인 시냅스 생물학** 약물은 하나의 자극으로 작용하며 장기증강 기억 실험에서의 전기자극과 비슷한 효과를 배쪽뒤판구역의 보상회로에 들어 있는 시냅스에 미친다. 양쪽 모두 시냅스 가소성을 유도하며 수용체를 추가적으로 덧붙여 시냅스를 개조한다. 약물을 사용한 경우 이것이 약물에 대한 '갈망'으로 이어질 수 있다.

우에는 남용 약물에 대한 갈망이 증가되는 결과를 낳는다.

담배 한 개비에는 4천 종 이상의 원소와 화학물질이 들어 있다. 그리고 비소, 카드뮴, 암모니아, 일산화탄소 등 이런 화학물질 중 상당수는 흡입한 양에 따라 독성으로 작용할 수 있다. 미국 청소년의 흡연율이 지난 15년 동안 27%에서 19%로 낮아지기는 했지만 이 감소는 비교적 최근에 일어난 것이다. 미국건강위생국의 새로운 보고에 따르면 요즘에는 새로운 흡연자 중 90%가 만 18세 이전에 담배를 피우기 시작한다고 한다.[1] 그리고 청소년 흡연자 중 최소 3/4 정도는 이 습관을 성인기에도 이어간다. 미국 고등학생 300만 명 이상, 중학생 50만 명 이상이 담배를 피운다. 흡연이 폐암을 야기한다는 사실을 기억하는 것은 무척 중요하다. 폐암은 미국에서 예방 가능한 사망의 주요 원인으로 남아 있다.

이스라엘에서는 군대에 들어간 2만 명의 젊은 남성을 대상으로 흡연 습관을 조사해보았는데, 흡연과 IQ 저하에 상관관계가 있음이 밝혀졌다.[2] 흡연을 하는 남자 청소년이 흡연을 하지 않는 남자 청소년에 비해 IQ가 낮게 측정되었다. 하루에 담배를 한 갑 이상 피우는 사람은 특히나 IQ가 낮아서 대략 90 정도였다(평균 IQ 점수는 84에서 116 정도). 만 18세에서 21세 사이에 흡연을 시작한 사람들 역시 같은 연령대의 비흡연자에 비해 IQ가 낮았다. 이런 사람들은 10대 기간 동안에 IQ가 떨어진 1/3의 사람들 중에 포함되어 있는지도 모른다. 흥미롭게도 담배나 궐련의 간접흡연에 정기적으로 노출되었던 아동은 천식, 배앓이, 중이질환 등의 의학적 문제로 고통받을 뿐만 아니라, 신경계도 손상을 입어 지적 능력과 추론 능력의 발달에 악영향을 줄 수 있다는 연구가 있다.[3] 미국 아동 중 1/3이 가정에서 간접흡연에 정기적으로 노출되고 있다.

신시내티 아동환경보건센터에서는 코티닌cotinine이라는 생물학적 지표를 이용하여 실험을 진행했다. 코티닌은 니코틴의 대사산물이다. 만 6세에서 16세 사이의 연령으로 구성된 4,399명의 아동 표본에서 코티닌 수치가 가장 높게 나온 아동이 읽기, 산수, 시

공간 능력 등의 평가 검사에서 최악의 성적을 받았다. 이는 간접흡연에 노출되지 않아 코티닌이 검출되지 않은 대조군 아동에 비해 IQ가 2점에서 5점 정도 낮게 나온 것과 일맥상통한다. 간접흡연에 대한 노출 수준이 낮은 경우에도 IQ의 저하는 측정되었다.

흡연에 따르는 문제, 특히 흡연을 시작한 10대에게 발생하는 문제는 흡연이 아주 짜릿하다는 점이다. 흡연은 스트레스를 풀어준다. 뒤에서 살펴볼 테지만 청소년기에는 스트레스 수준이 높다. 그리고 친구들과 함께 어울려 담배를 피우면 공동체 의식 같은 것도 생긴다. 10대의 경우 흡연으로 인한 해로운 결과가 당장 나타나지 않는 편이기 때문에 위험을 인지하기 어렵다. 최근 연구에서 10대의 뇌는 위험 감수 행동을 조절하는 이마엽의 연결이 성인보다 덜 되어 있다는 것이 밝혀졌음을 기억하자. 사람의 뇌 이미지 영상 연구에서 한결같이 나오고 있는 결과는 10대가 흡연을 많이 할수록 앞이마겉질의 활동이 줄어든다는 것이다. 앞이마겉질의 발달이 빈약하거나 발달에 문제가 생기면 10대의 의사결정 능력이 떨어진다는 것이 밝혀졌다.

대조군 실험에서 10대 흡연자들이 금연 결정을 비롯해서 자신의 안녕에 관해 이성적인 판단을 내리는 데 어려움을 겪는다는 것이 여러 차례 밝혀졌다. 10대들은 어린 시절에는 이마엽을 활용하는 능력이 떨어질 뿐 아니라, 어떤 경험이나 약물은 실제로 이마엽의 정상적인 발달을 저해해서 그로 인한 문제를 평생 안고 살아야 한다. 10대 흡연의 문제는 청소년들이 함께 어울리는 동안에 이루어지는 경우가 많다는 점 때문에 더욱 복잡하다. 더구나 흡연의 시작에는 또래 압력이 크게 작용한다.

청소년기의 뇌 가소성 때문에 청소년들의 흡연과 중독 상황을 더 심각하게 여긴다. 일부 연구에서는 담배 몇 개비만 피워도 청소년의 뇌는 벌써 스스로를 리모델링하기 시작해서 새로운 니코틴 수용체를 만들어내기 때문에 금연이 그만큼 더 어려워진다고 주장한다. 실제로 매사추세츠대학교 메모리얼 의료센터의 연구자들은 청소년의 경우 한 달에 담배 한 개비만 피워도 중독에 이를 수 있음을 밝혀냈다.[4]

이 연구의 공동 저자인 조지프 디프란자Joseph DiFranza 박사는 1,200명 이상의 중학생을 대상으로 니코틴 중독을 4년에 걸쳐 추적했다. 그는 6학년 학생들 사이에서 점진적인 증상 패턴이 분명하게 나타나는 것을 발견했다. 이 패턴은 흡연 빈도와 관련 있었다. 연구를 시작하고 2년 후에는 담배를 피우는 학생들 중 1/3이 자신의 습관을 제대로 통제할 수 없다고 말했다. 심지어는 한 달에 한 개비만 피우는 경우에도 그랬다. 연구를 시작하고 3~4년 후에는 금연을 시도했던 모든 학생 중 1/4이 집중력 저하, 짜증, 수면 문제 등의 금단 증상을 경험했다. 디프란자 박사는 국영 라디오 방송NPR에서 이렇게 얘기했다.

"일단 처음 중독이 일어나고 나면, 한 달에 한 개비, 또는 일주일에 한 개비만 피워도 중독될 수 있습니다. 하지만 시간이 흐를수록 점점 더 담배를 자주 피워야 하죠. 그렇게 1년 이상 중독되면 담배를 매일 피우지 않고는 못 견디는 지경에 이르기도 합니다."[5]

동물 실험에서도 청소년의 뇌에서는 니코틴에 대한 반응이 강

그림 18 ㅣ 청소년 뇌는 성인의 뇌보다 니코틴에 더 활발하게 반응한다 연구자들은 청소년 쥐와 성체 쥐를 니코틴에 노출시킨 다음 뇌의 활성을 살펴보았다. 니코틴에 대한 반응을 위약 자극인 식염수에 대한 반응과 비교해보았더니 청소년 쥐의 뇌는 니코틴에 반응해서 불이 켜지는 반면, 성체 쥐는 최소의 반응에 그쳤다.

화되어 있다는 사실을 뒷받침한다. 쥐를 니코틴에 처음 노출시키고 나서 뇌의 활성을 조사해보았더니 청소년 쥐에서는 뇌의 많은 영역에 불이 들어왔다. 반면 성체에서는 거의, 혹은 전혀 반응이 일어나지 않았다.

니코틴 중독이 기분장애가 있는 사람들 사이에서도 일어난다는 것이 밝혀졌다. 최근의 연구에서는 흡연과 니코틴 중독이 실제

로 이런 기분장애, 특히 우울증을 촉발하기도 한다는 것을 보여주었다. 플로리다주립대학교 과학자들은 쥐 실험을 통해 청소년기에 처음으로 니코틴에 노출시키면 우울증과 비슷한 행동이 많아지고, 보상에 대한 반응이 줄어들고, 그 후의 삶에도 스트레스를 야기하는 상황에 대한 반응이 강화된다는 것을 입증해 보였다. 놀랍게도 연구자들은 청소년기에 단 하루만 흡연해도 성인이 되어서 우울증 비슷한 상태를 촉발할 수 있음을 알아냈다.[6]

　이것이 무슨 의미일까? 한 가지 실마리는 뇌가 성장하고 있는 동안 뇌에 작용하는 화학물질에 조기에 노출되면 신경전달물질과 그 해당 시냅스의 발달에 변화를 야기할 수 있다는 것이다. 듀크대학교의 연구자들은 청소년기 쥐를 니코틴에 노출시키면 뇌에서 세로토닌을 만들어내는 신경경로가 손상을 입어 분비가 줄어든다는 것을 보여주었다. 세로토닌 결핍은 우울증의 주요 메커니즘 중 하나이기 때문에 10대에 담배를 많이 피웠던 사람에게서 우울증 발생 빈도가 더 높은 이유가 이것인지도 모른다.

　청소년기에 흡연을 시작하는 사람은 음주를 시작할 가능성 또한 3배나 높고, 니코틴을 장기간에 걸쳐 섭취하면 알코올에 대한 내성이 증가하는 것으로 밝혀졌다. 즉, 똑같은 취기를 느끼려고 해도 더 많은 알코올을 섭취해야 한다는 의미다. 따라서 흡연자가 비흡연자보다 알코올의존증에 걸릴 가능성이 10배나 크다. 흡연을 하는 10대의 경우 최근에 흡연을 시작한 성인에 비해 음주로 인한 효과가 훨씬 더 선명하게 나타나고 다시 술을 마시고 싶은 충동 역시 훨씬 더 크게 느낀다. 안타깝게도 이런 충동이 미성숙한 10대의 겉질과 결합되면 종종 재앙과도 같은 결과로 이어진다.

그럼 어떻게 하면 우리의 10대 자녀들이 이 길로 빠져들지 않게 할 수 있을까? 먼저 청소년들이 이런 유혹을 느낀다는 사실을 인정하는 것이 중요하다. 1950년대 이후로 10대의 흡연은 부모의 통제에 대한 반항의 표현이자, 특정 친구 집단과 유대감을 형성하는 한 방법으로 자리 잡았다. 그리고 흡연은 무언가 새롭고 색다르기 때문에 흡연이 그토록 청소년에게 유혹적인 것이다.

자녀가 흡연을 시작하지 않았나 의심하기 전에 먼저 그 부분에 대해 대화를 나누어보자. 혹시 친구 중에 담배를 피우는 친구가 있는지 차분하게 묻고, 담배가 성장하는 뇌에 어떤 영향을 미치는지 자녀에게 알아듣게 설명하자. 담배를 태울 때마다 뇌는 한 대, 또한 대 더 피우고 싶은 유혹을 느낀다는 것을 말해주자. 무엇보다도 자녀들을 존중하고, 그들도 객관적 사실을 배울 수 있음을 인정해주어야 한다. 흡연이나 다른 주제에 대해 대화를 나누면 당신과 자녀 사이의 소통이 증대될 뿐만 아니라 이제 막 생기기 시작한 성인으로서의 책임감을 강조하는 효과도 얻을 수 있다. 이것은 여러 세대에 걸쳐 10대들이 담배회사의 농간에 어떻게 당해왔는지 설명하는 기회도 될 수 있다. 담배회사들은 잡지 광고, 텔레비전 광고, 영화 속에서 흡연을 마치 매력적인 행동처럼 묘사해왔다. 좀 더 실용적인 도움을 줄 수도 있다. 담배를 피울 때 일주일마다, 혹은 한 달마다 나가는 돈을 계산해보게 하는 것도 좋은 방법이다. 친구가 담배를 권할 때 자녀가 느낄 또래 압력을 피해 갈 방법을 제안해주는 것도 좋다. 그리고 10대의 허세를 살짝 이용하는 것도 나쁘지 않다. 담배를 피우면 치아에 착색이 되고, 머리카락, 옷, 호흡에서 안 좋은 냄새가 난다는 것도 상기시켜주자. 또 만성적인 기침에 시달릴 것이고, 운동을 할 때마다 숨이 찰 것이라는 점도 알려주자. 친척이나 친구, 혹은 유명한 사람들 중에 흡연 때문에 건강에 심각한 문제가 생긴 경우가 있으면 그 이야기도 들려주자.

10대는 아직 먼 미래에 대해 잘 생각하지 못한다. 먼 훗날에 일어날 결과를 고려할 만큼 뇌가 성숙하지 못했기 때문이다. 하지만 그렇다고 해서 대화에서 그런 주제를 꺼내는 것을 포기해서는 안 된다. 이런 내용을 귀에 못이 박히도록 하고, 또 해야 한다. 자녀들이 당신의 말을 무시하고, 두 손으로 귀를 막고 돌아서서 방으로 들어가버릴지도 모르겠다. 하지만 이렇게 반복하다 보면 결국 그 내용은 자녀들의 머릿속에 새겨질 것이다. 청소년들은 귀로 듣는 것을 어느 하나도 놓치는 법이 없다.

만약 이런 노력이 모두 실패하고 결국 10대 자녀가 이미 흡연 습관이 몸에 배어버렸다면 적어도 씹는담배나 전자담배를 피우는 것은 어떻겠느냐고 말해보자. 물론 이런 것도 무해한 것은 아니다. 그래도 피우는 담배보다는 낫다. 물론 그 무엇보다도 중요한 것은 자녀에게 모범을 보이는 것이다. 당신이 여전히 담배를 피우면서 자녀에게만 금욕을 설교할 수는 없다.

8장　　　알코올은 뇌에 어떤 장기적인 해악을 주는가

──────── 　10대 자녀를 둔 부모로서 한 가지 배운 것이 있다면, 내 집의 분위기는 내가 어떻게든 조성해볼 수 있겠지만, 부모 노릇은 나 혼자서 하는 것이 아니고 내 아이가 어울리는 모든 친구의 부모들과 공동으로 하는 것이라는 점이다. 그리고 그들 중에는 내 아이의 역할 모델로 삼고 싶지 않은 어른도 있을 수 있다. 이것은 문제가 될 수 있다.

　일례로 어느 아들 친구의 아빠는 이혼해서 10대 아이를 혼자 키우고 있었는데 열정이 과했다. 그래서 자기 아들에게 점수를 따려고 친구들을 위해 파티를 열어주고 맥주를 박스째로 계속 공급해주었다(이분의 이마엽도 아들처럼 수초화가 덜 되어 있었나 보다!). 파티에서 무슨 일이 일어났는지는 독자의 상상력에 맡긴다. 자기 자식을 태워 가려고 차를 몰고 그 집에 도착한 부모들은 무슨 일이 일어났는지 잘 알 것이다(그 파티에 참가한 10대들 중에는 운전면허가 없는 청소년이 많았고, 매사추세츠 주에서는 만 18세 미만의 운전자에게는 자정 이후로 통행금지가 적용된다). 아이에게서 풍기는 알코올 냄새가 파티에서 일어난 일을 노골적으로 말해주는 힌트였다. 다행히 파티에서 별다른 불상사는 일어나지 않았지만 이 일은 부모들에게 우리는 모두 한배를 타고 있으며, 청소년 공동체를 함께 키우는 부모의 공동체를 이루고 있다는 사실을 상기시키기에 충분했다. 여기서 문제는 다른 부모가 하는 일을 통제할 수 없다는 점이다. 내 아들이 밤늦은 파티나 밤샘 파티를 하러 친구네 집에 갈 때 나는 그 친구의 부모에게 꼭 전화를 한다. 특히 내가 만나본 적이 없는 부모인 경우에는 빼놓지 않고 전화를 한다. 나는 아들에게 그 이유를 설명할 때 앞에 나온 사례를 이용한다. 내가 건 전화 때문에 아들이 가끔은 아주 부끄러워한다는 것을 알지만 그래도 나는 꿋꿋하게 탐정 역할을 수행했다.

나는 운이 좋았지만 그렇지 못한 부모들도 많다. 일례를 보자면, 같은 해에 보스턴 남서부의 오래된 식민 도시의 지역 신문《밀퍼드 데일리 뉴스Milford Daily News》에 한 이야기가 실렸다.[1] 표제는 아주 간단했다. '테일러 메이어Taylor Meyer 사망.' 테일러는 만 17세의 예쁜 금발 소녀이고 우등생이었다. 2009년 10월 17일 금요일 저녁에 테일러는 친구 몇 명과 재미있게 놀 생각을 하고 있었다. 그날은 근처 렌섬에 있는 킹필립 공립고등학교Regional High school에서 홈커밍데이 야간 파티가 있는 날이었다. 졸업반이었던 테일러는 파티를 일찍 시작해서 한 친구의 집 지하실에서 바카디 럼주를 병째 마셨다. 그리고 잠시 후 또 다른 친구의 집에 들러 맥주 5캔을 들이켠 후에 밤공기가 차가운 날이었는데도 탱크톱 한 장만 달랑 걸친 채 홈커밍 축구 경기장에 도착했다. 중간 휴식시간 무렵이었다. 경기가 끝났을 때는 테일러를 비롯해서 적어도 24명 정도 되는 학생들이 근처 버려진 공항에서 파티를 계속했다. 이 공항은 의자와 화덕, 그리고 이웃이나 경찰의 눈에 띄지 않고 술을 마실 수 있는 으슥한 공간이 아주 많은 장소라 동네 10대들이 자주 모이는 곳이었다.

테일러는 활주로에서 맥주 5캔을 더 마시고, 사촌을 만나러 가야겠다고 마음먹었다. 테일러가 술에 취해 비틀거리며 엉뚱한 방향으로 몸을 움직이자 친구들이 부축해주었고, 그러자 테일러는 다시 이리저리 배회하기 시작했다. 그리고 3일 후에, 파티 장소에서 90m 정도 떨어진 곳에서 테일러의 시체가 발견되었다. 온몸이 멍과 찰과상으로 뒤덮인 채 얼굴을 진흙 속에 파묻고 있었다. 부검 결과 테일러는 익사한 것으로 판명이 났고, 혈중 알코올 농도는 0.13이었다. 이는 운전 시 혈중 알코올 농도 법정 제한치를 기준으로 했을 때 거의 2배에 해당한다.

"기분 전환용 약물이 작은 공구라면, 알코올은 대형 해머에 해당한다."[2]

정신과 의사 애런 화이트Aaron White는 2004년에 미국의 국립 알코올 남용 및 중독 연구소NIAAA에 기고한 논문에서 이렇게 적었다. 미국에서는 매일 만 12세에서 20세 사이의 젊은이 4,750명이 처음으로 음주를 경험한다. 미국국립보건원에서는 미성년자의 음주는 무조건 알코올 남용으로 봐야 한다고 했다. 그리고 2009년에는 젊은 사람들 중 1/4 이상, 즉 거의 1,050만 명의 10대 청소년이 지난 30일 안으로 술을 마신 적이 있다고 보고했다. 음주를 하는 1,050만 명 중에서 거의 700만 명이 폭음을 한다고 인정했고, 《약물남용 학술지Journal of Substance Abuse》의 한 보고서에 따르면 만 13세 이전에 음주를 시작한 사람들 중 40% 이상이 나중에 알코올 남용의 문제를 겪는다고 한다.

 그렇다면 매년 만 21세 이하 청소년 중 5천 명 정도가 음주로 사망한다는 사실이 그리 놀라울 것이 없다. 1965년에는 처음으로 술을 마시는 나이가 평균 만 17.5세였다. 그런데 지금은 만 14세다. 미국이 알코올에 흠뻑 젖어버렸다. 뉴햄프셔 해너버의 다트머스 가이젤 의대의 연구자들이 설문 조사를 진행했는데, 사람들이 음주를 하는 장면이 들어간 부모 동반 관람가 영화를 보는 10대가 그런 영화를 보지 않거나 관람 연령 제한이 없는 영화를 보는 10대보다 술을 마시고 폭음을 할 가능성이 2배나 높았다.[3] 이것이 비단 미국에서만 일어나는 현상은 아니다. 음주 가능 최소 연령이 만 18세인 프랑스에서는 청소년들이 페이스북을 통해 보드카 파티를 꾸린다.[4] 2011년에 프랑스 리옹에서는 10대들의 파티를 줄이기 위해 술집과 식당을 제외하고는 야간 주류 판매를 금지시켰다.

 미국이든, 프랑스든, 핀란드든 청소년들은 술을 한번 마시면 아주 많이 마시는 것이 현실이다. 한 번에 5병이나 그 이상을 마시는 경우도 많다. 폭음이란 약 2시간 동안 4병이나 5병 이상을 마시는 것으로 정의된다. 연구에 따르면 폭음은 보통 만 13세 정도에 시작하고, 만 18세와 22세 사이에 절정에 도달한다고 한다. 고등학생으로 넘어가면 그 숫자가 극적으로 증가한다. 고등학교 졸업반 학생 중 절반 이상이 적어도 한 번은 술을 마셔본 적이 있다고 했고, 미

국 전역에서 거의 100만 명에 가까운 고등학생들이 자주 폭음을
한다고 했다.

10대가 폭음을 하는 이유로는 새로움을 추구하는 경향, 빈약한
판단력, 위험 감수 행동 등을 들 수 있으나, 여기에는 사회적인 요
소도 있다. 과학자들이 밝혀낸 바에 따르면 대학생들은 자기가 인
식하는 또래들의 음주량을 바탕으로 자신의 음주 패턴을 형성하
는 경향이 있다고 한다.[5] 만약 당신 아들의 대학 기숙사 룸메이트
가 매일 밤 맥주를 6캔씩 마신다면 아들도 그렇게 할 가능성이 크
다. 하지만 더 충격적인 사실은 대학생들은 다른 사람의 음주량을
일관되게 과대평가하는 경향이 있다는 점이다. 아들의 룸메이트
는 하룻밤에 맥주를 3캔만 마시고 있는데도 아들은 그 친구가 6캔
을 마시고 있다고 인식할 가능성이 있다는 얘기다.

불가능한 목표이기는 하지만 우리 사회는 법적 알코올 섭취 허
용 연령인 만 21세 이하의 사람은 누구도 술을 마시지 못하게, 그
것도 100% 막기를 바란다. 하지만 일단 만 21세가 되고 나면 자기
가 원하는 만큼 얼마든지 술을 마셔도 좋다고 말하는 것 역시 마찬
가지로 말이 안 되는 얘기다. 법과 규제를 강화할 필요가 있지만
이렇게 음주 가능 연령을 어느 한 시점으로 정해놓는 것도 문제가
있다. 어떤 나이에 도달했다고 해서 뇌의 성숙과 배선이 갑자기 완
전히 마무리되는 것이 아니기 때문이다. 그리고 무언가를 10대가
하지 못하는 행동으로 정해버리면 청소년들은 거기에 더욱 유혹
을 느끼게 된다. 술은 특히나 그렇다. 10대의 뇌는 새로움을 추구
하고, 위험을 감수하는 기계라는 사실을 명심하자.

　그러나 이러한 사실이 10대의 음주를 만류해야 할 유일한 이유가 돼선 안 된다. 10대가 술을 마시고 차를 운전하다가 사고를 냈다는 소식이 하루가 멀다 하고 들린다. 이런 사고가 비극적인 결과로 끝날 때도 많다. 하지만 10대가 적당히 술을 마실 때도 평생에 걸쳐 훨씬 더 은밀하고 치명적인 위험이 뒤따른다는 사실을 알아야 한다. 미성년자 음주의 유해성에 대해 우리 어른들이 흔히 잘못 알고 있는 두 가지 개념이 있다. 첫째, 우리는 청소년의 젊은 몸과 뇌는 어른만큼 성숙해 있지 않아서 알코올의 즉각적인 생리적 효과에 대응할 준비가 안 되어 있다고 생각한다. 하지만 그런 한편으로 바로 그 젊음과 미숙함 때문에 청소년들은 한바탕 술잔치를 벌이고 나서도 성인보다 회복이 더 빠르다고 믿기도 한다. 청소년은 신체적 힘이 절정에 이를 때이니 그만큼 회복력이 좋지 않겠는가?

　그렇지 않다. 우선 청소년의 뇌는 성인의 뇌와 비교해보면 졸림, 숙취, 협응 능력 저하 등 음주로 인해 생기는 반응에 훨씬 잘 대처한다. 시냅스 흥분을 억제하는 신경전달물질인 GABA는 알코올에 의해 강화된다. 그리고 연구자들은 소뇌(운동 협응을 통제함)를 비롯한 몇몇 뇌 구조물에서 GABA 수용체의 숫자가 청소년기에 늘어난다는 것을 발견했다. 하지만 10대는, 특히나 어릴수록, 전체적인 GABA 수용체의 숫자가 성인보다 적기 때문에 GABA가 강화되어 나타나는 억제 효과를 성인보다 덜 경험한다. 소뇌 같은 핵심 뇌 구조물에서 활성 억제가 덜 이루어진다는 것은 진정 효과도 줄어들고, 운동 기능의 저해도 덜 일어나고, 협응에도 문제가 덜 생긴다는 의미다. 억제가 줄어든다는 것은 내성이 커진다는 것이고, 내성이 커지면 계속해서 술을 마시도록 자극하는 결과를 낳는다. 여기에 함께 어울리는 친구들의 또래 압력이 작용하고, 친구들과 어울리며 보내는 시간이 많고, 술을 마실 때는 함께 어울려 마시는 경우가 많다는 사실까지 보태지면 알코올의존증이 생기기에 딱 좋은 시나리오가 완성된다.

하지만 음주의 즉각적인 영향에 대해 내성이 생기는 것 때문에 알코올이 청소년의 뇌에 미치는 장기적인 해악이 감춰져버린다. 연구를 거듭할수록 알코올이 인지 기능, 행동 기능, 정서적 기능에 손상을 입힌다는 증거가 드러나고 있다. 주의력 결핍, 우울증, 기억장애, 목표 지향적 행동의 감소 등이 모두 10대의 알코올 남용과 관련되어 있다. 여자 청소년은 손상이 더욱 심각한 것으로 보인다. 이는 아마도 여자의 뇌가 남자보다 조금 일찍 발달하기 때문일 것이다. 알코올은 집행 기능이 일어나는 부위인 앞이마겉질뿐만 아니라 학습과 기억에서 핵심적인 역할을 하는 해마의 크기와 효율성에도 영향을 미친다는 것이 입증되었다. 실제로 연구자들은 해마의 부피와 알코올 남용이 시작된 나이 사이에 직접적인 상관관계가 있음을 입증했다. 알코올 남용이 일찍 시작되어 오래 이어질수록 해마의 크기가 작아진다. 알코올은 새로운 시냅스 형성에서 핵심적인 역할을 하는 글루타메이트를 차단한다. 술을 많이 마시는 사람이 기억에 큰 장애가 생기는 이유를 이것으로 설명할 수 있다.

알코올은 시냅스의 작동 방식에도 직접 영향을 미칠 수 있다. 특히 기억에 사용되는 시냅스에 영향을 미친다. 시냅스와 학습, 그리고 장기증강의 과정(4장 참조)에 대해 설명했던 부분으로 되돌아가 보면 이것이 어떻게 작동하는지 이해할 수 있다.

연구자들은 쥐의 해마 절편을 이용해서 한바탕 자극을 준 후에 시냅스에서 일어나는 장기증강을 측정해보았다. 일반적으로는 한바탕 자극을 주고 나면(암기하는 시간 등) 단일 자극에 대한 시냅스 반응의 강도가 증가하리라 예상할 수 있다. 그런데 연구자들이 이 절편을 알코올, 즉 에탄올(에틸알코올)에 담가서 똑같은 실험을 진행해보았다(그림 19). 그랬더니 알코올이 있는 상황에서는 거의 아무런 일도 일어나지 않았다. 그리고 이 절편을 씻어낸 다음에 똑같은 경로를 다시 자극해보았더니 시냅스가 다시 정상적으로 반응해서 장기증강이 나타났다.

술에 취했을 때 필름이 끊기는 경우가 많은 것도 이 때문이다. 술을 약간, 혹은 적당히 마셨을 때는 사람 이름을 깜박한다든가, 대화 내용의 일부를 기억 못하는 약한 기억상실이 일어난다. 실험실 실험에서는 이런 기억상실이 단어 목록에 들어 있는 항목을 잘 기억하지 못한다든가 새로운 얼굴을 알아보지 못한다든가 하는 등의 문제로 나타난다. 술을 급하게 마시거나 폭음을 한 경우에는 완전히 필름이 끊겨버린다.[6] 그럼 이 시간 동안에 일어났던 일을 완전히 잊어버리거나, 결정적인 정보를 기억하지 못하게 된다. 해마의 손상이 심각하게 일어날 수 있고, 특히 새로운 장기기억을 만들어내는 능력이 저해된다.

최근의 연구에서 새로 밝혀진 것은 성인에 비해 청소년에서는 알코올로 인한 기억장애가 더 쉽게 일어난다는 점이다. 다시 장기

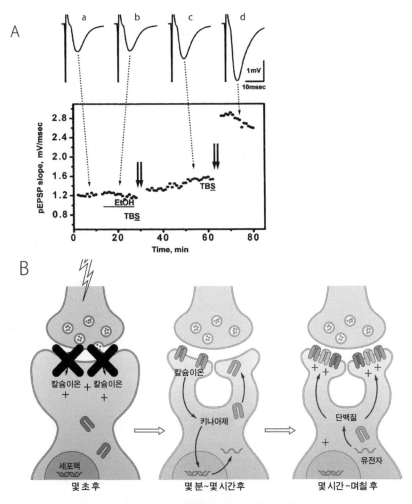

알코올이 글루타메이트 수용체를 차단한다

그림 19 · **알코올은 장기증강을 감소시킨다**

A. 연구자들이 쥐 성체의 뇌를 알코올^{EtOH}에 담그기 전(a)과 후(b)에 한바탕 자극을 주고 장기증강을 살펴보았더니 알코올이 장기증강 유도를 차단하는 효과가 나타났다. 그리고 절편을 씻어낸 후에 다시 한바탕 자극을 주고 나니(c) 장기증강이 다시 일어났다(d).

B. 알코올은 시냅스 가소성 과정의 시작 단계에서 글루타메이트 수용체를 차단하기 때문에 장기증강이 일어나지 않는다.

증강 실험으로 돌아가보자. 쥐 성체의 뇌 절편은 앞서 설명했던 대로 알코올의 영향을 받지만 나중에는 회복한다. 반면 청소년 쥐의 뇌 절편은 회복이 그렇게 쉽지 않다(그림 20).

뇌 구조물 중에 유아기부터 성인기에 이르기까지 계속해서 새로운 뉴런을 만들어내는 것이 딱 두 가지 있는데 해마가 그중 하나다. 해마 신경발생은 학습에 중요하고, 학습은 알코올의 영향을 받는다.

스크립스 연구소의 마이클 타페Michael Taffe는 영장류를 이용하여 청소년기의 폭음이 해마에 미치는 영향을 연구했고, 그 결과 알코올이 해마에 들어 있는 뉴런들을 죽일 뿐만 아니라 새로운 뉴런을 생산하는 능력에도 장애를 일으킨다는 것을 밝혀냈다. 타페는 청소년기의 붉은털원숭이 네 마리에게 11개월 동안 하루에 1시간씩 독한 칵테일에 버금가는 양의 알코올을 정기적으로 주며 대조군 실험을 한 결과, 원숭이 해마에 들어 있는 뉴런의 수가 유의미하게 줄어들었을 뿐만 아니라 신경줄기세포의 수도 함께 줄어들었음을 발견했다. 줄기세포는 새로운 세포를 만들어내는 역할을 담당한다. 이 경우에는 새로운 뉴런을 만드는 역할을 한다. 하지만 알코올의 영향 때문에 이 청소년기 원숭이들의 뇌에 있는 줄기세포들은 성숙한 세포 유형으로 분열할 수 없었다. 불과 2개월만 음주를 해도 신경줄기세포의 수가 줄어들었다. 11개월 동안 과하게 알코올을 섭취한 원숭이의 해마에서는 뉴런 생산량이 절반 이상 줄어들었고 남아 있는 뉴런들도 손상을 입은 것으로 보였다.

흥미롭게도 또 다른 쥐 실험에서는 알코올에 노출시키니 흥분

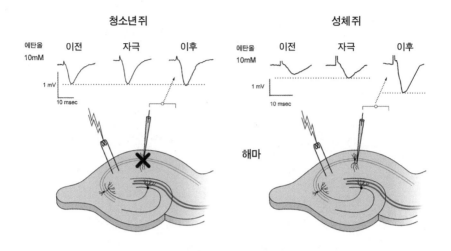

그림 20 ㅣ **알코올은 성인보다 청소년에서 장기증강에 더 큰 영향을 미친다** 청소년 쥐와 성체 쥐의 해마 절편을 에탄올에 노출시킨 후에 장기증강을 유도하도록 설계된 자극을 가해보았다. 양쪽 모두에서 알코올은 장기증강을 저해했으나, 성체 쥐의 뇌 절편은 청소년 쥐보다 회복이 더 빨랐다.

성 글루타메이트 수용체의 특별한 유형인 NMDA 수용체가 증가되는 결과를 얻었다. 겉질에서 NMDA 수용체가 과활성되면 뇌세포가 죽을 수도 있다. 이런 과정을 흥분독성이라고 한다. 이것은 뇌세포가 장기화된 발작과 뇌졸중 때문에 죽을 때 일어나는 것과 동일한 과정이다.

과학자들은 알코올이 기억에 미치는 영향이 투여량에 비례하는 연속체 형태로 일어난다고 말한다. 즉 가볍게 음주를 한 경우에는 장애의 정도도 미약하다. 반면 심하게 취한 경우에는 장애도 심하게 일어난다. 연속체의 어디에 해당하든 알코올은 단기기억을 장기기억으로 변환하는 해마의 능력에 영향을 미친다.

2002년의 한 연구에서 "밤에 술을 먹고 잠이 든 후 깼는데 자기가 한 일이나 갔던 장소를 기억하지 못했던 경험이 있습니까?"라고 물어보았더니 51%의 대학생이 필름이 끊겨서 기물 파손, 싸움, 콘돔을 이용하지 않은 성관계, 운전, 돈을 쓴 일 등 다양한 사건과 정보를 잊어버린 적이 있다고 말했다.[7] 필름이 끊긴 경험의 비율은 남녀가 같았지만, 여자의 경우 훨씬 적은 양의 알코올을 섭취하고도 필름이 끊겼던 것으로 나타났다. 이것은 남녀의 생리적 차이와 관련이 있다. 여성은 일반적으로 체중이 적게 나가기 때문이다. 하지만 이런 차이를 고려하더라도 일부 연구에서는 서로 견줄 만한 용량의 알코올을 섭취했을 때 알코올로 인한 가벼운 유형의 기억장애에 여성이 더욱 취약할지도 모른다고 주장한다.

학생들의 음주 문제는 대학 당국과 대학 보건소에서 크게 염려하는 부분이다. 대학생들 중 상당수는 아직 10대고, 대학이 부모 역할을 하고 있는 셈이다. 미국에서는 미성년 음주에 대처하는 방식이 고등교육기관마다 가지각색이다. 일부 기관은 다른 기관들에 비해 효과적으로 대처하고 있는데, 가장 엄격하고 가혹한 정책을 실시하고 있는 기관이 오히려 역효과를 보는 경우가 많다. 술 취한 사람을 기숙사로 데리고 들어온 학생의 경우 술에 취하지 않았더라도 미성년 음주를 한 것으로 처벌하는 정책을 유지하고 있는 대학이 오늘날에도 많이 있다.

폭음을 하는 청소년들을 대상으로 한 실험에서 알코올 섭취의 대가가 얼마나 무거운지 확인할 수 있었다.[8] 반항심, 해로운 일에 뛰어들려는 경향, 우울증, 불안 등은 청소년의 알코올 섭취와 관련된 행동 특성 및 정서장애의 일부 사례에 불과하다. 만 12세 이전에 음주를 시작한 아동 역시 과잉행동, 공격성 등의 성격적 특성을 공유하는 것으로 나타났다. 이런 특성은 장래에 알코올로 인한 문제 발생의 위험을 보여주는 것일지도 모른다. 숙취가 사라졌다고 해서 폭음으로 인한 해악도 함께 사라지는 것은 아니다. 과학자들은 알코올이 해마 CA1 영역이라고 부르는 특정 부위를 손상시킨다는 것을 발견했다. 이 영역은 피라미드세포가 들어 있는 영역이다. 피라미드세포는 삼각형으로 생겼다고 해서 붙은 이름인데, 해마가 자서전적 기억autobiographical memory(자신의 경험에 대한 기억)을 장기기억 저장소에 보내는 것을 돕는다. 하지만 알코올은 이 해마의 피라미드세포가 제 할 일을 하지 못하게 차단한다. 그래서 뇌는 자서전적 기억을 제대로 형성하지 못한다. 동물 연구에서는 성체보다 청소년기의 동물에서 기억장애가 더 크게 일어난다는 연구 결과가 일관되게 나오고 있다.

이따금이라도 과하게 음주하는 청소년은 그러지 않는 청소년에 비해 언어적 기억과 비언어적 기억 검사에서 성적이 안 좋게 나왔다. 특히 여자 청소년은 시각-공간 기능이 더 떨어졌다. 이 기능이 손상을 입으면 수학 공부뿐 아니라 운전, 운동, 길 찾기에서 온갖 문제가 생길 수 있다. 음주를 하는 남자 청소년은 주의력 장애가 더 크게 나타나서 좀 지루하다 싶은 일은 오래 집중하지 못한다. 이 분야의 전문가인 캘리포니아대학교 샌디에이고 캠퍼스의 정신과 의사 수전 테이퍼트Susan Tapert 박사는 음주를 하는 청소년과 하지 않는 청소년의 차이는 10% 정도라고 말한다. 그녀는 이 것을 학교 시험에서 A학점을 받는 것과 B학점을 받는 차이라고 곧잘 비유한다.

알코올은 회백질만 손상시키는 것이 아니다. 알코올을 남용하는 10대는 백질 또한 손상을 입는다. 뇌에서 정보가 전달되는 속도와 효율성을 높이는 데 도움을 주는 수초로 이루어진 백질이 청소년기와 성인기 초반까지 계속해서 발달한다는 것은 이미 앞에서 살펴보았다. 알코올 사용 장애가 있는 청소년은 뇌의 양쪽 반구를 연결해서 서로 소통할 수 있게 해주는 섬유로 구성된 뇌들보corpus callosum(뇌량)가 손상을 입는다. 특히 팽대splenium라는 영역이 크게 손상을 입는다. 둥근 형태의 두터운 구조물인 팽대는 중간뇌 midbrain와 겹치는데, 중간뇌는 중추신경계에서 청각, 시각, 운동 조절, 수면-각성 주기와 관련된 부분이다.

10대 28명을 대상으로 진행된 한 실험에서는 폭음을 한다고 보고한 청소년은 그렇지 않은 또래들에 비해 백질에 비정상적인 부분이 더 많이 나타났다. 간단한 문제를 풀어보라고 했을 때 알코올 사용 장애가 있는 청소년들은 대조군에 비해 앞이마겉질의 활성이 약하게 나타났고, 마루겉질 같은 다른 영역에 의존해서 문제를 풀어야 했다. 이 연구에서 연구자들은 알코올 섭취가 청소년의 뇌가 판단을 내릴 때 다양한 정보원을 고려하지 못하게 막고, 새로운 정보를 학습할 때 선택할 수 있는 전략을 줄이고, 정서적 기능에도 장애를 일으킨다고 결론을 내렸다. 또 다른 연구에서는 10대가 술을 오래 마시고 금단 증상을 많이 경험할수록 백질의 손상이 커진다는 것을 보여주었다.

알코올 의존증은 금단 기간 동안 두 가지 흔한 효과를 나타낸다. 하나는 앞이마겉질의 활동이 둔해지는 것이고, 또 하나는 도파민 수용체가 감소하는 것이다. 도파민 수용체가 감소하면 내성이 커진다. 즉, 똑같이 취하려고 해도 점점 더 많은 양의 알코올이 필요해진다는 뜻이다. 더군다나 연구자들의 말에 따르면 알코올 남용이 아직 성숙 과정에 있는 10대의 앞이마겉질에 미치는 영향 때문에 더욱 많은 알코올을 섭취하고 싶은 욕망이 커질 가능성이 크다고 한다. 실제로 만 15세 이전에 음주를 시작한 아동과 청소년은 알코올 의존증이 생길 가능성이 법적 음주 허용 연령인 만 21세에 음주를 시작한 사람보다 4배나 높다.

약 10년에 걸쳐 알코올이 10대의 뇌에 미치는 영향에 대해 기초과학 분야와 임상과학 분야에서 알찬 연구를 진행한 미국소아과학회는 마침내 2010년에 이 주제에 관한 성명서를 발표했다.[9] 성명서에서 전문가들은 학교 당국, 소아과 의사, 그리고 언론 매체가 이 연령 집단이 알코올에 특히나 취약하다는 사실을 대중에 알리는 일에 더 힘써야 한다고 말했다. 사실 이런 노력을 현실화하는 것은 크나큰 도전적 과제였고, 공공 부분만이 아니라 민간 부분에서도 많은 투자가 필요할 것으로 보인다.

청소년이 술을 마시는 데 크게 기여하는 요인 중 하나는 알코올 남용의 가족력이다. 미국에서 만 18세 이하의 청소년 중 700만 명 정도는 부모가 알코올의존증이다. 그리고 연구자들은 알코올 의존증이 생길 위험 중 50% 정도는 유전적 영향을 받는다는 것을 밝혀냈다. 하지만 나머지 50% 중 상당 부분은 환경적 요인에 의한 것이다. 사회적 학습 전문가들은 아동, 특히나 10대들은 자기에게 가장 중요한 성인과 가장 자주 교류하는 성인을 자기 행동의 본보기로 삼는다는 사실을 알아냈다. 부모나 주위 어른들이 긴밀하게 관찰하고 분명한 규칙을 제시해준 10대는 알코올 남용에 빠질 가능성이 낮다.[10]

300명의 10대와 그 부모를 대상으로 진행된 한 연구에서 펜실베이니아주립대학교의 케이틀린 아바Caitlin Abar가 발견한 바에 따르면 미성년 음주를 정말로 탐탁지 않게 여겼던 부모의 10대 자녀는 대학에 가서도 폭음을 별로 하지 않았다. 반대로 청소년 음주에 대해 그리 엄격하지 않고 그럴 수도 있다고 여기는 부모의 10대 자녀들은 대학에 가서 위험한 음주 행동에 빠져드는 경우가 많았다. 엄격하지 않은 부모를 둔 10대들은 알코올을 남용하는 친구들을 주변에 둘 가능성도 더 컸다.

연구자들의 말에 따르면 10대 자녀들이 친구들과 집에서 술을 마실 수 있게 허락하면 더욱 책임감 있게 행동하리라 믿는 것은 부모들의 착각이라고 한다. 네덜란드의 연구자 하스케 반 데르 보르스트Haske van der Vorst는 이렇게 말한다. "10대는 집에서 술을 마시는 일이 많아질수록 다른 곳에서도 술을 더 많이 마시게 될 것이고, 3년 후에는 음주로 인해 문제가 생길 위험도 더 커진다."[11]

반면에 연구자들은 부모가 10대 자녀와 음주에 대해 나누는 대화가 미치는 영향에 대해 긍정적인 소식을 내놓기도 하였다. 아바는 부모가 청소년의 행동에 영향을 미칠 수도 있음을 발견했다. 적어도 10대 자녀가 집에 함께 살고 있는 경우에는 말이다.

부모가 집을 비웠을 때 미성년자 음주가 일어나는 경우는 아주 많다. 혼자 애들을 키우고 있었고, 미성년자 음주의 법률적 의미에 대해서도 분명하게 알고 있었던 나는 우리 집 술 찬장에 자물쇠를 설치했다. 이로써 얻은 마음의 평화는 정말로 귀중한 것이었다. 특히나 놀러 온 친구들과 아들을 집에 두고 집을 나가야 할 때나, 지하실에서 밤샘 파티를 하는 아이들을 두고 먼저 잠자리에 들어야 할 때는 더더욱 안심이 되었다. 하지만 내 아이들이 놀러 간 다른 친구네 집도 술 찬장에 자물쇠가 채워져 있을지는 확신할 수 없는 노릇이었다. 가장 좋은 방법은 귀찮더라도 그 친구네 부모에게 전화를 걸어서 아이들이 파티를 벌이는 동안 부모님이 집에 같이 있을 것인지 등등을 물어보는 것이다. 나는 아이들 몰래 이런 확인 전화를 했고, 이런 얘기가 오가는 것은 부모들끼리의 비밀로 해두었다. 다른 부모가 내게 전화를 걸어 이런 질문을 하면 솔직히 너무 감사한 마음이 들었다. 이런 전화를 받고 기분이 상했던 적은 한 번도 없었다. 누구도 이런 전화에 기분 나빠해서는 안 된다.

아이들은 술, 그리고 음주에 따르는 위험과 보상에 대해서 천천히 알아가야 한다. 아이들은 어려서 외부의 영향에 쉽게 휘둘리고, 온갖 종류의 정보에 굶주려 있다. 따라서 우리가 아이들에게 음주의 장점과 단점에 대한 정보를 제공해서 술에 대해 아이들이 올바른 판단을 할 수 있게 도와야 한다.

주말마다 수천 명의 미국 10대 청소년들이 술을 마신다. 과음을 하는 청소년도 많다. 심지어 필름이 끊기는 청소년도 있을 것이다.

이런 청소년들은 모두 어떤 형태로든 뇌에 손상을 입을 것이고, 그 중에는 영구적인 손상도 있을 수 있다. 술에 취한 친구가 운전대를 잡은 차에 올라타는 아이들도 많을 것이다. 그리고 그들 대다수는 다시 집으로 돌아갈 것이다. 하지만 공항 근처 진흙 웅덩이에서 익사한 17살의 테일러 메이어처럼 집으로 돌아가지 못하는 청소년들도 분명 생긴다. 2009년에 메이어가 사망하고 한 달 후에 경찰이 한 파티에서 술에 취한 청소년 10명 남짓을 체포했다.[12] 테일러 메이어가 죽은 공항에서 멀지 않은 장소였다. 그 아이들 중에는 죽은 친구를 기리며 분홍색 팔찌를 차고 있는 아이가 많았다. 그런 아이들이 술 때문에 죽은 친구를 기린다고 다시 모여 술을 마시고 있던 것이다.

9장

스트레스는 10대의 뇌를 어떻게 변화시키는가

———— 10대를 둔 부모와 10대를 담당하는 교사들은 하루라도 그냥 잠잠하게 지나가는 날이 없다. 변덕스러운 아이들은 곧잘 화를 내고, 울고, 토라지고, 위축되고, 짜증을 내고, 심지어 공격성을 드러낸다. 문제는 이것이다. 상황이 지나치게 극단적으로 변한 경우인지 아닌지 어떻게 가려낼 수 있을까? 10대 시절에 가끔씩 찾아오는 정상적인 불안인지, 아니면 그보다 더 암울한 문제를 내포한 불안인지 어떻게 알아낼 수 있을까? 아이가 학교에서 점심시간에 뭘 먹었는지 알아내기도 힘든데, 제 입으로 우울증이나 불안증이 있다고 인정하게 만드는 일은 말할 것도 없다. 아이들이 정확한 증상에 대해 털어놓고 대화에 나서게 만든다는 것은 매우 힘든 일이다.

감정은 정신적 건강을 보여주는 지표다. 청소년기는 어느 때보다도 감정에 쉽게 지배당하는 시기다. 10대는 보통 신이 나 있거나 아주 우울하거나 둘 중 하나고, 그 중간 상태는 아주 드물다. 부모 노릇을 하다 보면 10대 자녀가 겁이 날 정도로 감정 기복이 심한 것을 종종 경험한다. 10대들은 아직 이마엽을 이용해 문제를 해결

할 능력이 없기 때문에, 감정을 거르고 조절하는 역할, 평정심을 제공하는 역할은 당신이 맡아야 한다.

그렇다면 감정의 폭발이나 기복, 혹은 충동적 행동이나 심각한 낙담 상태가 정상적인 10대의 행동인지, 아니면 우울증이나 불안 장애의 조기 징조와 같이 우리가 걱정해야 할 부분인지 어떻게 알 수 있을까? 이에 대해 알아보기 전에 먼저 청소년의 발달에서 어떤 것이 감정이고, 어떤 것이 감정이 아닌지를 이해해야 한다.

청소년들을 대하기가 어려운 이유는 이들이 세상에 반응할 때 이성이 아니라 감정이 앞서기 때문인 경우가 많다. 이는 어른들만 알고 있는 사실이 아니다. 10대들 자신도 잘 알고 있다. 10대들은 삶이 상황에 따라 너무 끔찍한 드라마가 되기도 하고, 너무 멋진 드라마가 되기도 한다고 곧잘 말한다. 인간의 감정은 편도체의 작용과 긴밀하게 관련되어 있다. 공포, 분노, 증오, 공황, 비탄 등 우리의 가장 원초적인 느낌과 반응은 편도체에서 나온다. 정서적으로 볼 때 성인과 청소년의 가장 큰 차이점은 청소년은 이마엽의 활성이 떨어진다는 점이다. 이 때문에 청소년들은 자신의 감정을 다루기가 힘들다. 위기의 상황에서는 더 그렇다.

1장에서 스트레스 호르몬인 테트라히드로프레그네놀론에 반응하는 방식의 차이 때문에 10대들은 성인에 비해 스트레스에 대한 방어 능력이 떨어진다는 것을 배웠다. 10대에는 이 호르몬이 진정 효과를 나타내기는커녕 오히려 불안을 부채질하는 역할을 한다. 스트레스는 생각이나 감정을 통해 내부적으로 야기될 수도 있고, 환경에 의해 외부적으로 야기될 수도 있다. 10대의 뇌와 성인의 뇌에는 또 다른 차이점도 있다. 10대는 이마엽을 완전히 활용하지 못하고 있기 때문에 살짝 통제를 벗어나 있는 다른 뇌 영역들이 외부의 위협에 대해 더욱 극단적인 인상을 받을 수 있다. 공포 같은 원초적 감정은 시상하부-뇌하수체-부신축hypothalamic-pituitary-adrenal axis, HPA에서 만들어진다. 스트레스 상황에 직면했을 때 제일 먼저 반응하는 것은 편도체다. 편도체는 자극을 받으면 스트레스 호르몬을 분비하고, 이 호르몬은 뇌하수체pituitary gland에 신호를 주어 특정 화학물을 분비하게 만든다. 그럼 이 화학물이 다시 부신adrenal gland으로 하여금 아드레날린(에피네프린이라고도 한다)을 분비하게 자극한다. 부신은 콩팥 바로 위에 있고, 큰 스트레스 상황에서 활성화되면 심박동수를 높이고, 혈액을 묽게 하고, 산소 농도를 높이고, 달아날 때 유리하도록 혈류를 소화기관에서 근육과 팔다리 쪽으로 보내는 등 우리 몸을 위험에 대응할 수 있는 상태로 만들어놓는다. 만약 하던 것을 멈추고 방어하려는 본능이 발휘되면 동공이 확장되고, 시력이 날카로워지고, 통증에 대한 지각이 감소한다. 이 모든 것은 우리를 '싸움'에 대비시키기 위한 것이다. 이렇게 경계가 높아진 상태에서는 모든 자극이 위험으로 다가올 수 있고, 우리의 몸은 위험에 대처할 준비가 되어 있다. 우리 원시 선조들이 돌아다니던 때와 비교하면 오늘날에는 즉각적으로 생존을 위협하는 일이 훨씬 적지만, 이 투쟁-도피 반응은 우리 유전자 안에 여전히 암호화되어 있다. 성인은 이마엽의 앞이마겉질을 이용해 분노나 공포를 통제할 수 있지만, 편도체가 이마엽의 통제를 덜 받는 청소년의 경우 스트레스 상황이 찾아오면 성인보다 더욱 극단적인 감정으로 대응하는 경향이 있다.

아드레날린 말고도 두 번째 신경화학물질인 코르티솔cortisol도 청소년의 감정을 끓어오르게 만든다. 정상 상태에서 코르티솔은 24시간 주기로 등락을 거듭하고, 아침에 잠에서 깼을 때 수치가 가장 높다. 코르티솔 수치는 하루 동안 50~60% 정도 증가하다가 떨어지는데, 오후와 저녁 몇 시간 동안 처음에는 빨리 떨어지다가 그 다음에는 천천히 떨어지고, 자정 정도에 최저점에 도달한다. 연구에 따르면 청소년기 중반에서 후반부까지, 특히 여자의 경우 코르티솔 수치가 정상 성인보다 살짝 높게 나온다. 스트레스, 걱정, 불안, 분노 등의 부정적인 감정은 모두 높은 코르티솔 수치와 관련이 깊다. 외로움도 마찬가지다. 청소년들 사이에서 외로움이 불안과 스트레스의 증가로 연결되는 이유도 이 때문이다.

고조된 감정은 스트레스를 동반한다. 교실 앞에 나가 발표를 하는 것에서 시작해서 왕따나 괴롭힘까지 청소년의 스트레스 요인은 도처에 널려 있다. 청소년기의 스트레스 상황이나 정서적 외상의 효과는 훗날의 정신적, 정서적 건강에도 심각한 결과를 낳는다. 청소년기의 스트레스는 성인의 스트레스와 다르게 작용하며, 우울증이나 외상후 스트레스 장애post-traumatic stress disorder, PTSD 등의 정신건강 문제에 취약하게 만들 수도 있다.[1] 스트레스를 받은 아이가 부모 몰래 흥분제나 항불안제를 꺼내서 복용하기 시작하면 약물 남용에 빠질 수도 있다. 오늘날의 청소년들은 여러 가지 사회적 문제, 불안한 가정, 인터넷을 통한 자극 등으로 어느 때보다 심하게 불안을 느낀다. 소셜 네트워크에서 접하는 예측 불가능한 변화는 말할 것도 없다. 다른 면에서는 착하고 정상적인 아이들도 스트레스를 받으면 대처 능력이 심각하게 무너질 수 있다.

스트레스는 학습에 치명적이다. 이것은 당신도 잘 알 것이다. 약간의 압박은 동기를 부여할 수 있지만, 어느 한계를 넘어서면 주의력을 상실하게 만들고 학습 능력을 무력화시킨다. 받아쓰기를 할 때 신경이 곤두선 아이는 그대로 얼어붙어버리고 아주 쉬운 단어조차 생각해내지 못한다. 기억력이 말 그대로 얼어붙어버린다. 해마가 정상적인 기능을 멈추는 것이다. 왜 그럴까? 스트레스에 반응해서 코르티솔이 쏟아져 나오면 기억이 방해를 받는다. 정상적인 조건에서는 미로를 아주 잘 학습하는 쥐도 고양이 같은 스트레스 요인을 주면 완전히 얼어붙어서 학습이 불가능해진다. 기억과 학습 모두에서 중요한 역할을 하는 해마는 만성 스트레스에서 가장 크게 손상받는 뇌 구조물 중 하나다. 만성 스트레스가 학습에 미치는 영향으로는 장기증강의 저해, 시냅스 연결의 제거 등이 있다.

우리는 10대가 무엇에 스트레스를 받는지 신경 써야 한다. 그리고 학교는 이 쥐 실험에서 쥐를 가둬둔 우리와 유사하며, 부모와 교사는 고양이와 비슷한 존재일 수 있음을 알아야 한다.

스트레스를 받으면 생각의 유연성이 떨어진다. 동물 실험에서 연구자들은 성체의 뇌는 스트레스 기간 이후에 약 열흘 정도면 정상으로 되돌아온다는 것을 발견했다. 하지만 청소년기 동물은 그 영향이 약 3주 정도 지연되었다. 이는 청소년기 동물에서 스트레스의 효과가 오래 지속될 뿐만 아니라 비가역적일 수도 있음을 의

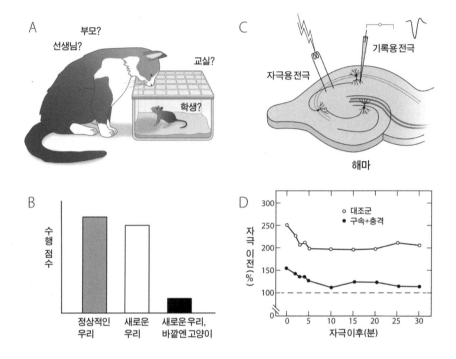

그림 21 ㅣ 스트레스는 학습과 장기증강을 저해할 수 있다

A, B. 쥐는 자기가 살던 정상적인 우리 안에서는 과제를 잘 학습했고, 새로운 우리에서도 마찬가지였다. 하지만 새로운 우리 밖에 고양이 한 마리를 데려다놓으니 쥐는 얼어붙었고, 학습이 불가능해졌다.

C, D. 스트레스를 받은 쥐의 해마 절편에서는 한바탕 자극을 주어도 대조군에 비해 장기증강이 훨씬 약하게 유발되었다. 스트레스 호르몬이 시냅스에 어떤 영향을 미치는지 알 수 있다.

미한다. 그렇다면 청소년기 사람과 그들을 압도해버릴지 모를 스트레스 요인에 대해서도 진지하게 생각해보지 않을 수 없다.

스트레스는 또 어떤 방식으로 뇌를 바꾸어놓을까? 연구를 통해 그 단서들이 나오기 시작했다. 보스턴대학교의 맥밀란 연구자 단체에서는 청소년기 쥐들을 사회적 고립 상태에 노출시켰더니 탈출 과제에서 성적이 떨어지는 경향이 있으며 '무기력한' 행동으로 해석할 수 있는 조짐을 보인다는 것을 알아냈다.[2] 수컷이 암컷보다 더 심각한 영향을 받았다. 이 쥐들의 뇌를 검사해보았더니 특히 이마엽과 해마에서 수초는 물론이고 시냅스의 양도 감소하였음을 알 수 있었다. 편도체는 크기가 커졌다. 도전적 과제에 대처하려는 시도에서 일어난 현상으로 보인다. 스트레스는 분명 쥐들의 뇌의 성숙에 변화를 주고 있었다.

정서적 외상과 관련해서는 스트레스가 대단히 큰 역할을 한다. 청소년기는 다른 연령대와 비교했을 때 정서적 외상을 경험할 위험이 특히나 높고, 이것이 뇌의 발달에 대단히 파괴적인 영향을 미칠 수 있다. 2010년에 이루어진 노스캐롤라이나의 한 대규모 연구에서는 만 16세 청소년 중 1/4이 '고중요도 사건' 또는 '극단적인 스트레스 요인'을 경험한 적이 있음을 밝혀냈다.[3] 고중요도 사건으로는 심각한 사고, 질병, 부모의 죽음, 성적 학대, 가정 폭력, 자연재해, 전쟁, 테러 등이 포함되어 있었다. 저중요도 사건으로는 부모의 별거나 이혼, 친한 친구나 이성 친구와의 절교 등이 있다. 설문 조사에 응했던 10대 중 1/3은 이 연구에 참가하기에 앞서 석 달 안으로 저중요도 사건을 적어도 한 번은 경험했다고 했다.

이제는 사람의 경우도 MRI 스캔을 이용해 회백질과 백질을 살펴볼 수 있고, 10대의 사람이 스트레스를 받았을 때 쥐의 경우와 똑같은 일이 일어날 수 있다는 예상이 가능하다. 사람의 경우도 스트레스에 대한 반응을 조절하는 주요 부위는 앞이마겉질, 해마, 편도체다. 쥐의 해마와 마찬가지로 10대의 해마도 더 작아지고(기억과 학습에 불리), 편도체는 더 커진다. 편도체 기능의 증가로 외상후 스트레스 장애에서 보이는 과장된 반응을 일부 설명할 수 있을지도 모른다.

정서적 외상이 심각하거나 장기간 이어지면 청소년은 성인보다 외상후 스트레스 장애가 나타날 가능성이 더 크다. 일반적으로 외상후 스트레스 장애는 개인적 안전이나 생존을 위협하는 사건에 노출되었을 때 발생한다. 한 가지 기억해야 할 것은 보통의 청소년은 비정상적인 스트레스가 없는 상황이라 해도, 편도체의 기능이 과장되어 있기 때문에 스트레스 반응도 증가해 있다는 점이다. 코넬대학교 새클러 연구소의 BJ 케이시와 연구팀은 fMRI를 이용하여 만 8세에서 32세 사이의 80명을 대상으로 공포 자극(겁에 질린 얼굴 사진)에 대한 반응으로 나타나는 뇌의 활성화를 연구했다. 그 결과 스트레스를 주는 사진을 보여주었을 때 청소년은 아동이나 성인에 비해 편도체의 활성화가 더 높게 나타났다.[4]

따라서 이미 과도하게 활성화되어 있는 스트레스 반응 시스템에 스트레스가 추가되면 10대의 뇌에 엄청나게 파괴적으로 작용할 수 있다. 외상후 스트레스 장애로 고통받는 10대가 치료를 제대로 받지 못하면 평생 공포와 불안 때문에 제대로 된 생활을 하기 어려워질 수도 있다. 청소년의 외상후 스트레스 장애와 관련된 증상 및 문제점으로는 공포와 불안뿐만 아니라 슬픔, 분노, 외로움, 자부심 저하, 타인에 대한 불신 등이 있다. 사회적 고립과 낮은 학업성적, 공격성, 성욕 과다, 자해, 약물이나 알코올 남용 같은 다양

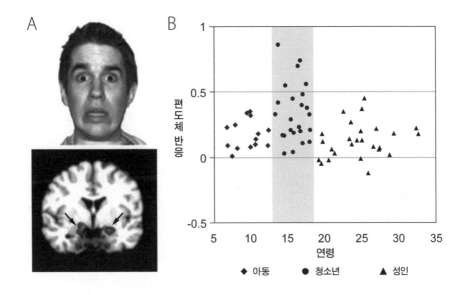

그림 22 | **청소년은 아동이나 성인에 비해 공포 자극에 대한 반응이 크게 나타난다**
A. 연구자들은 실험 참가자들에게 겁을 먹은 표정과 겁을 먹지 않은 표정 두 가지를 보여주었다.
B. fMRI를 이용해서 편도체의 공포 회로의 활성화 정도를 판단했다. 청소년의 반응은 일반적으로 아동이나 성인에 비해 더욱 강하게 나타났다.

한 문제 행동들도 나타난다.

외상후 스트레스 장애로 고통받는 아동은 물론이고 청소년들 또한 정서적 외상을 예술 활동, 장난감, 놀이 등을 통해 표현하는 경우가 많다. 청소년들은 또한 성인 외상후 스트레스 장애 환자보다 충동적이고 공격적인 모습을 보인다. 연구에 따르면 외상후 스트레스 장애로 고통받는 사람은 단순히 타인의 공포나 분노와 마주치는 상황만으로도 뇌의 감정중추에서 비정상적으로 높은 활성이 촉발된다고 한다.

외상후 스트레스 장애라고 하면 흔히 전쟁 참전 용사들을 떠올린다. 전쟁에서 전투원은 대부분 10대 후반이나 20대 초반이다. 따라서 이들의 뇌는 성인의 뇌보다 더 무거운 대가를 치르게 된다. 유타대학교 미국재향군인 연구센터의 과학자들은 이라크 전쟁이나 아프가니스탄 전쟁에 파병되었던 사람들(대부분 전투에 참여했던 사람) 중 46%는 자살을 생각해본 적이 있음을 알아냈다.[5] 전투 참여 경험이 없는 대학생의 경우 자살을 심각하게 고려해본 적이 있다고 한 사람이 6%인 것과 비교하면 엄청나게 높은 비율이다. 젊은 참전 용사들은 전투 참여 경험이 없는 대학생과 비교했을 때 심각한 자살 시도를 할 가능성도 7배나 높았다.

미국정신의학회에 따르면 청소년들의 외상후 스트레스 장애 발생을 예상할 수 있는 가장 강력한 예측 변수 두 가지는 폭력에 대한 노출과 사랑하는 사람의 갑작스런 죽음이라고 한다. 이 중 사랑하는 사람의 갑작스러운 죽음이 더 흔히 일어난다. 연구자들에 따르면 상황이 이러한데도 보건의료 종사자들은 청소년의 외상후 스트레스 장애 발생 가능성을 간과할 때가 많다고 한다. 그 이유는 이 발달 단계에서는 안 그래도 정서적인 기복이 심하고 반항, 위축, 행동 표현, 우울증 등 청소년의 다른 전형적인 행동이 두드러지기 때문일 것이다. 하지만 이 모두가 외상후 스트레스 장애의 지표가 될 수 있다. 청소년의 우울증과 외상후 스트레스 장애에서 나타나는 중요한 차이는 외상후 스트레스 장애는 기복이 심하고 침울한 기분, 혼자 틀어박혀 있기 등의 특성보다 공포와 동요가 좀 더 특징적으로 나타난다는 점이다. 당연한 얘기지만 불안장애는 정신적 외상에 노출된 아동과 10대에서 발생할 가능성이 더 크다.

정신적 외상과 스트레스는 10대의 뇌에 가혹하게 작용하지만 스트레스로 인한 뇌의 변화는 청소년기 이전에도 일어날 수 있다. 심지어는 엄마 배 속에서도 일어난다. 한 연구에서는 임신 기간 동안 정상적인 수준보다 높은 스트레스(이혼, 실직, 사랑하는 이의 죽음 등)를 경험했던 엄마를 둔 만 17세 소년, 소녀들 대다수가 안정적인 상황에서도 정상보다 높은 수준의 스트레스 호르몬 수치를 보였다. 외상성 스트레스 요인에 노출될 가능성은 남성이 여성보다 더 크지만, 연구에 의하면 외상성 사건에 노출된 후에 스트레스 장애가 생길 가능성은 여성이 더 높다.

심각한 스트레스와 만성적 스트레스는 신체적, 정서적 학대와도 관련이 깊다. 유니버시티 칼리지 런던의 연구자들은 겉으로는 건강해 보이지만 학대를 받았던 20명의 아동과 어린 10대들의 뇌를 fMRI로 스캔한 후에 학대를 받지 않은 건강한 아동의 결과와 비교해보았다. 학대를 받았던 아동과 10대의 뇌를 스캔할 때 화난 얼굴 사진을 보여주었더니 편도체, 그리고 위협의 감지뿐만 아니라 통증의 예상에도 관여하는 것으로 알려진 앞섬엽anterior insulae 에서 전투병과 비슷한 높은 활성이 나타났다.

2011년 말에 이루어진 연구에서는 신체적 학대나 정서적 학대, 혹은 정서적 방치로 고통받은 청소년은 진단 가능한 정신질환이 없다 해도 뇌가 손상되어 있다는 증거가 나왔다. 예일대학교의 과학자들은 신체적으로 학대를 받았거나 정서적으로 방치되었던 청소년은 앞이마겉질에 회백질의 양이 적다는 것을 밝혀냈다.[6] 이들의 앞이마겉질은 활성이 감소하기 때문에 집중력, 기억력, 학습 능력뿐만 아니라 동기 부여와 충동 조절 등에도 문제가 생긴다. 정서적으로 방치되었던 청소년 역시 감정을 조절하는 뇌 영역의 활성이 감소하는 것으로 나타났다. 신체적으로 학대받은 10대들 중에서 남자아이들은 충동 조절과 약물 남용에 관여하는 뇌 영역이 크게 줄었음이 밝혀졌다. 알코올과 약물을 남용하는 경향이 더 크다는 의미다. 반면 여자아이들은 우울증과 관련된 뇌 영역의 활성이 감소했다. 하지만 과학자들은 이런 결함이 영구적으로 이어질 가능성은 크지 않다고 강조했다. 청소년기 뇌의 가소성 때문이다.

한 가지 분명한 점은 오늘날 청소년들의 삶에서 스트레스 요인이 끊이지 않는다는 점, 그리고 디지털 기술을 통해 청소년들이 새로운 뉴스와 사건에 노출되는 경우가 늘고 있기 때문에 하루가 멀다 하고 뉴스에 등장하는 파괴, 폭력, 재앙 같은 사건으로부터 아동과 10대를 보호하기란 사실상 불가능하다는 점이다. 따라서 정신적 외상의 영향을 완화하는 것이 그만큼 중요하고, 특히 2013년 4월에 보스턴마라톤대회 결승선에서 생긴 폭탄 테러의 경우처럼 외상성 사건이 대중적으로 발생해서 여러 명이 동시에 경험하는 경우에는 그 중요성이 더욱 크다. 개인적인 외상 또한 다를 것이 없다. 그 예로 온라인, 오프라인에서 이루어지는 따돌림과 괴롭힘을 들 수 있다. 10대는 괴롭힘과 부정적인 비판에 대단히 취약하다. 또 집단 괴롭힘에서 나오는 비난에 사실적 근거나 논리가 결여되어 있음을 알아볼 능력이 없을 수 있다. 학교 당국과 부모들은 괴롭힘을 심각한 것으로 여겨야 한다. 당사자에게는 이런 것이 결코 사소한 문제가 아니다.

미국정신의학회에서는 공개적으로 일어난 외상의 즉각적인 여파에 놓인 청소년들을 돕는 몇 가지 방법을 제안했다.[7]

- 청소년들이 구경꾼이나 대중매체와 거리를 둘 수 있는 안전한 장소를 확보한다.
- 폭력이나 파괴가 발생한 장소, 심각한 부상을 입은 사람, 혹은 계속되는 위험으로부터 청소년들이 거리를 둘 수 있도록 친절하게, 하지만 단호하게 지도한다.
- 손 떨림, 동요, 대화 거부, 큰 소리로 울기, 격렬한 분노 등 공황과 극심한 비탄의 조짐을 보이는 청소년들을 지원해준다. 이들이 안정될 때까지 함께 있도록 한다.
- 힘이 되는 언어적, 비언어적 소통을 통해 안전하다는 느낌을 받을 수 있게 돕는다. 안심시켜주는 것이 무척 중요하다.
- 청소년이 이해할 수 있는 언어로 외상성 사건에 대한 정보를 제공해준다. 이렇게 하면 청소년은 무슨 일이 일어났는지 이해하고 자신이 상황을 파악하고 통제하고 있다는 느낌을 갖는 데 도움이 된다.

청소년들은 외상에 직면했을 때 무척 취약하지만, 그 이면에는 회복탄력성resilience이라는 측면이 존재한다. 이는 고등학교 파티에 참석했다가 폭탄 테러를 당하고도 불과 몇 주, 혹은 몇 달 만에 학교로 복귀한 10대 피해자들의 경우만 봐도 분명하게 드러난다.

회복탄력성은 선천적인 부분이 아니라 학습을 통해 배우는 것이다. 이 때문에 10대들은 스트레스의 부정적 영향에 특히나 취약하면서도 스트레스에 긍정적으로 반응하는 방법을 배울 준비는 대부분의 성인보다 더 잘되어 있다.

성인인 당신은 그런 정보를 10대 자녀에게 전달하고, 아이들에게 스스로를 잘 돌보고, 삶을 주도하고, 시간적 여유를 가지라고 말해주어야 할 위치에 있다. 자신의 몸을 스스로 돌보는 방법은 잘먹고 잘 자는 것이다. 삶을 주도하는 방법은 작은 것이라도 목표를 설정해서 한 번에 한 걸음씩 나아가는 것이다. 그리고 시간적 여유를 갖는 방법은 인터넷, 문자메시지, 페이스북 등과 거리를 두고 그 대신 자신의 문제에 귀 기울여주는 사람을 찾아 대화를 나누는 것이다.

충분히 현명하고 성숙한 당신은 잘 알 것이다. 대화의 상대가 꼭당신일 필요는 없다. 삼촌, 이모, 할머니, 할아버지일 수도 있고, 분별력 있는 또래 친구일 수도 있다. 10대 자녀가 비밀을 털어놓을수 있는 사람이 당신이든 아니든, 한 가지 분명한 것은 청소년의 삶에서 성인, 그리고 건강한 가족의 역할이 대단히 중요하다는 사실이다. 그 아이가 극단적인 스트레스를 경험하고 있는 경우에는 더더욱 그렇다.

10장   감정적으로 취약한 10대라는 시기

───────── 청소년기를 무사히 헤쳐 나간다는 것은 잔잔한 물에 닿을 때까지
함께 거친 바다를 잘 견뎌낸다는 의미일 때가 많다. 하지만 청소년
기는 이미 감정의 기복이 심하고 행동도 들쭉날쭉한 시기이기 때
문에 부모, 후견인, 교사들은 청소년들에게 필요한 정서적인 부분
을 잘 파악하는 것이 더욱더 중요하다. 청소년이 정신적 장애에 가
장 취약해지는 때, 곧 위기와 스트레스 상황에서는 더욱 그렇다.
이럴 때 부모들이 기억해야 할 두 가지 경험적 법칙이 있다. 첫째,
행동의 변화가 무리지어 나타나거나 다른 증상과 동반되어 나타
난다면 그저 까다로운 10대 청소년이 정상적인 성장 단계를 거치
고 있는 것이 아니라 어쩌면 그 이상의 무언가가 일어나고 있을지
모른다고 의심해봐야 한다. 둘째, 나중에 후회하느니 미리 조심하
는 편이 낫다. 청소년 자녀에게 무언가 급진적이거나 점진적인 변
화가 일어나고 있다는 걱정이 들면 도움을 요청해야 한다.

10대의 까다롭고 불규칙한 행동들은 변덕스러운 기분이나 슬
픔, 반항적 행동, 격한 분노, 공격성에 이르기까지 다양한 감정 상

태를 통해 표출될 수 있다. 대단히 격렬하지만 정상적인 청소년 상태와 '진짜' 정신질환을 가르는 경계선이 어디인지 판단하기가 무척 어려울 수 있다. 이 연령대의 아이들에게서 흔히 나타나는 이런 행동적 특성들은 별다른 인격장애나 기분장애로 진단되지 않는 10대에서도 나타나고, 우울증, 조울증, 조현병 등 좀 더 심각한 질병을 가진 10대에서도 나타나기 때문이다.

예를 들어 항상 주변에 같이 있는 10대라고 해도 우울증의 징조를 감지해내기가 쉽지 않다. 요즘 10대들은 스마트폰이나 컴퓨터를 끼고 살기 때문에 20년 전의 10대와 비교해보면 방구석에 혼자 틀어박혀 있는 것처럼 보인다. 사정이 이렇다 보니 그냥 부끄럼 많고 내성적인 청소년과 심각한 우울증에 빠져 있는 청소년을 구별하기도 그만큼 더 어려워졌다. 또 요즘 청소년들은 예전과 비교하면 집단 활동에 많이 참여하지 않는다. 이런 상황들 때문에 10대 자녀가 정신적으로 문제가 있는지 알아내기가 무척 까다로워졌다. 진짜 정신질환은 반드시 진단이 이루어져야 하고, 보통은 치료도 가능하다. 하지만 정신질환이 생겼다는 것을 어떻게 알아낼 것인가? 이런 부분을 의심하고 염려해야 할 때는 언제일까?

구분을 하는 데 도움이 되는 청소년 행동의 일반적 특성이 두 가지 있다. 기분의 심각성과 일상 기능의 변화. 10대의 감정 기복, 특히 분노, 슬픔, 짜증 등의 기분이 다른 기분보다 두드러지는 상태가 과장되거나 심해질 경우, 이런 상태가 2주일 이상 지속될 경우에는 정신의학적 문제의 조짐일 수 있다. 수면 습관이나 식사 행동의 변화, 평소보다 행동 표현의 경향이 증가하는 경우, 위험 감수 행동의 증가, 친구나 가족과 보내는 시간의 감소 역시 경고 신호다. 친구 관계의 실패와 방과 후 활동의 부재도 마찬가지다. 지켜보는 사람을 불안하게는 해도 정상 범주에 있는 10대의 행동과 정신질환으로 인한 행동을 나누는 또 다른 큰 차이가 있다. 정신질환이 없는 10대가 저지르는 골치 아픈 행동들은 보통 일회성으로 일어난다. 더 중요한 차이점은 이런 행동이 학교 생활을 방해하지 않는다는 점이다.

하지만 기분장애나 정동장애의 경우에는 어느 한 가지만 잘못되는 경우가 드물다. 일례로 우울증의 경우에는 툭하면 눈물을 흘릴 뿐 아니라 보통 식사 습관의 변화(그리고 그로 인한 체중 증가나 감소), 혹은 가족에게 거리 두기 등이 동반된다. 또 자해, 알코올이나 약물의 남용, 자기혐오의 표현, 폭력, 자살 시도 등이 동반될 때가 많다.

10대는 비판에 대단히 예민하다. 10대들이 이미 학업, 운동, 사회성 등 거의 모든 면에서 어떤 식으로든 평가를 받으며 살고 있음을 고려하면 이런 부분은 특히나 해롭게 작용할 수 있다. 하지만 이런 예민함이 신체적 불편, 즉 잦은 통증, 쑤심, 구토, 다른 신체적 증상과 함께 동반될 때라야 임상적 우울증을 앓고 있을 가능성이 크다고 말할 수 있다. 때로는 당사자도 이런 신체적 불편을 자각하지 못할 때가 있다.

청소년기는 독특한 시기다. 한 인간의 삶에서 일부 정신질환이 최초로 등장하는 시기이기 때문이다. 조금 놀라운 점은 정신질환이 발생하려면 뇌가 충분히 성숙해야 한다는 것이다. 사실 여러 기분장애나 정동장애는 이마엽, 그중에서도 앞이마겉질의 비정상적인 기능이 동반된다고 알려져 있다. 예를 들어 이마엽이 뇌의 나머지 부분과 아직 제대로 연결되지 않은 상태라면 적어도 부분적으로는 이마엽의 비정상적인 활성 때문에 생기는 성인의 조현병이 생기기 어렵다. 조현병이 10대 후반이나 20대 초반이 되어야 개시되는 이유도 이런 점 때문일 가능성이 크다. 조현병은 아이의 질병이 아닌 것이다.

또 한 가지 흥미로운 부분은 청소년들에게는 심각한 정신건강상의 문제가 천식이나 당뇨병보다 더 흔하다는 점이다. 10대 청소년 5명 중 1명은 일상생활에 지장을 줄 정도로 심각한 정신장애나 행동장애를 겪는다. 그보다 더 불안한 사실은 성인의 정신건강장애 중 절반 정도가 청소년기에 시작된다는 점이다. 만 12~16세의 청소년들 중 여자의 경우 20%, 남자의 경우 10% 정도가 자살을 생각해본 적이 있다. 10대와 젊은 성인의 경우 자동차 사고다음의 사망 원인이 자살이다. 청소년에서는 약물 남용, 고위험 행동, 곤두박질치는 학교 성적, 심지어는 잦은 건강상의 문제 역시 우울증이나 다른 심리적 스트레스의 조짐이 될 수 있다. 아니면 심각한 정신질환이 곧 생기리라는 경고 신호일 수도 있다.

정신질환이 있는 젊은 성인 중 3/4이 첫 진단을 만 11~13세에 받았다.[1] 영국에서 이루어진 한 연구에서 연구자들은 천 명이 넘는 어린이를 아동기부터 만 26세가 될 때까지 추적해보았다. 그 결과 연구자들은 활발하게 치료를 받고 있는 성인 중 76.1%가 만 18세 이전에 진단을 받았고, 57.5%는 만 15세 이전에 진단을 받았음

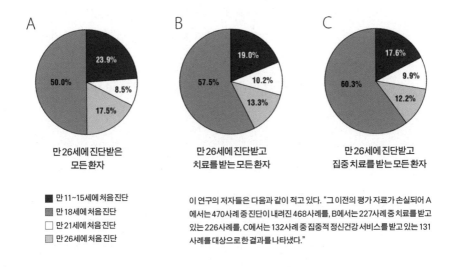

이 연구의 저자들은 다음과 같이 적고 있다. "그 이전의 평가 자료가 손실되어 A에서는 470사례 중 진단이 내려진 468사례를, B에서는 227사례 중 치료를 받고 있는 226사례를, C에서는 132사례 중 집중적 정신건강 서비스를 받고 있는 131사례를 대상으로 한 결과를 나타냈다."

그림 23 · 정신장애가 있는 성인의 청소년기 이전 진단
A. 정신질환의 종류를 막론하고 만 26세에 정신장애로 확진이 내려진 환자들이 처음 진단을 받은 나이.
B. 만 26세에 진단이 내려진 참가 대상 중 3/4 정도가 만 18세 이전에 진단을 받았다.
C. 심각한 정신질환으로 집중 치료가 필요한 환자 중 거의 80% 정도가 만 18세 이전에 진단을 받았다.

을 알아냈다. 집중적인 정신질환 치료를 받고 있는 젊은 성인 환자의 경우에는 그 비율이 더욱 높아서 만 18세 이전에 진단을 받은 사람은 78%에 살짝 못 미치는 비율, 그리고 만 15세 이전에 진단을 받은 사람은 60% 조금 넘게 나왔다.

　대부분의 경우 질병의 유형이 동일하다는 점이 중요하다. 즉 불안증이나 우울증을 10대 시절에 앓았다면 성인이 되어서도 같은 질환으로 고통받을 가능성이 높았다. 하지만 이런 패턴을 따르지 않는 사람도 있어서 청소년기에 다양한 정신의학적 증상이 선행했다가 성인이 되어 조현병이 발병하는 경우도 있었다. 조현병은 10대 중반이나 후반, 그리고 30대를 포함하는 성인 초기에 가장 흔하게 나타난다. 하지만 조현병, 우울증, 조울증의 전조가 될 수 있는 정신이상이 앞서 나타나고 이것이 조현병의 첫 번째 증상일 수도 있다.

그보다 가벼운 문제인 청소년 품행장애(타인의 권리나 입장을 침해하거나 나이에 걸맞은 기준이나 규범을 깨는 행동을 반복적·지속적으로 하는 증상-옮긴이)와 반항장애(나이에 적합하지 않은 거부, 적대감, 시비조의 행동 양상이 최소한 6개월 이상 지속되는 파괴적 행동장애-옮긴이)도 성인기의 다양한 정신의학적 장애에 선행하는 것으로 보인다.[2] 영국에서 조사한 결과를 보면 만 11세에서 18세 사이의 청소년 중 20%만 행동의 문제가 있는 것으로 진단을 받지만, 이들이 나중에는 결국 정신질환이 있는 성인 중 25~45%를 차지하게 된다. 정신과에서는 이른 시기에 나타나는 품행장애의 영향을 무시해온 경향이 있는데, 이런 연구 결과는 품행장애에 관심을 가져야 할 이유가 된다. 물론 여기서 강조하고 싶은 부분은 중요한 정신의학적 문제는 물론이고 가벼운 문제라도 되도록 조기에 대처할 필요가 있다는 점이다. 이런 경우 훗날 정신질환이 발생할 위험이 더 높기 때문이다. 부모, 교사, 그리고 10대 청소년 자신도 이런 사실을 알아야 한다.

품행장애와 반항장애는 가족에게 대단히 큰 지장을 준다. 좋게 말해 지장이지 사실 그보다 더 심각하다. 동료 중에 품행장애로 진단받은 10대 딸을 둔 이가 있다. 이 딸은 품행장애 때문에 몇 년 동안 거주형 치료기관을 들락거렸다. 미국국립정신보건원에 따르면 모든 10대 중 2~5% 정도가 이 진단을 받았다. 품행장애와 반항장애가 있는 청소년들은 폭음, 콘돔 없는 성행위, 음주운전 등 위험 감수 행동에 빠질 가능성도 훨씬 높다. 다행히 이런 상관관계가 이젠 알려져 있기 때문에 공격적인 치료의 기회가 마련되고 있다.

품행장애로 인해 사회에서 부담해야 하는 비용도 만만치 않다. 청소년 사법 체계뿐만 아니라 가족, 학교, 의료계에도 큰 부담을 지우고 있다. 2008년에 캘리포니아대학교 샌프란시스코 캠퍼스에서 나온 연구에 따르면 품행장애가 있는 아동 또는 10대 한 사람에게 들어가는 연간 의료비가 14만 달러로 집계되었다.[3] 품행장애가 없는 아동 또는 10대에 들어가는 2,300달러에 비해 상당히 큰 액수다. 미국에서는 품행장애를 효과적으로 치료할 수 있는 프로그램이 가정과 학교 기반으로 많이 준비되어 있으니, 일단 이런 진단이 의심되면 가급적 빨리 이런 프로그램을 알아봐야 한다.

그다음으로는 불안장애와 섭식장애가 있다. 최근의 보고에 따르면 요즘의 10대들 사이에서는 불안장애, 거식증 같은 관련 장애들이 유행병처럼 번지고 있다고 한다. 미국에서 이루어진 연구들을 보면 10대의 2~9% 정도가 불안장애를 앓고 있다. 이런 불안장애로는 강박장애, 공황장애, 광장공포증 및 기타 사회공포증 등이 있다. 여기에는 성차가 존재해서 여자는 불안장애의 발생 비율이 높고 발병 시기도 빠르다.

불안장애는 환경적인 스트레스 요인과 깊은 관련이 있다. 가장 흔한 섭식장애인 거식증의 경우에는 특히 그렇다. 거식증은 보통 청소년기에 나타나고 남자보다는 여자에게서 더 흔하다. 최근에 한 15살 소녀의 이야기를 알게 되었다. 이 소녀는 2009년에 크리스마스가 지난 후 연휴 기간 동안 늘어난 체중을 빼려고 엄마와 함께 다이어트를 하기로 결심했다. 5주에서 6주 정도 후에 엄마는 체중 감량에 성공했고 다이어트를 멈췄지만 딸은 그러지 않았다. 2010년 2월에 이 소녀의 수영 코치는 학교 보건교사에게 학생이 염려된다고 얘기했고, 보건교사가 부모에게 연락을 했다. 듣자 하니 이 학생은 음식을 소매에 감추거나 아무도 보지 않을 때 버리는 등 자기가 먹는 음식의 양을 속였다고 한다. 엄마는 딸을 가정주치의에게 먼저 데리고 가 딸의 건강을 검사해보기로 했다. 그리고 다음에는 정신치료사에게 데려갔다. 치료사는 정기적으로 학생을 만나기 시작했다. 하지만 아무런 효과가 없었다. 2010년 8월이 돼서는 키가 170cm인 여학생의 체중이 겨우 41kg밖에 나가지 않아 결국 종합병원에 입원하게 되었다. 이 학생은 종합병원에서 7개월에 걸쳐 11kg의 체중을 불린 후에 퇴원해서 크리스마스를 보내기 위해 집으로 갔다. 다음 학기까지는 학교로 돌아갈 수 없어서 집에서 5km 정도 떨어진 곳에서 아르바이트를 했다. 그런데 6주 후에 쓰러지는 바람에 다시 병원에 입원했다. 그때서야 부모는 자기가 매일 싸준 도시락을 딸이 먹지 않았고, 대중교통을 이용하지 않고 5km의 거리를 왕복으로 걸어 다녔다는 사실을 알게 되었다. 학생은 위에 천공성 궤양이 생겨 수술이 필요했지만 담당 의사는 과연 몸이 약해질 대로 약해진 이 학생이 수술을 견디고 살아남을 수 있을지 확신하지 못했다. 결국 학생은 수술에서 살아남았지만 며칠 안으로 주요 장기들이 장기부전을 나타내기 시작했다. 무기폐collapsed lung(폐 또는 폐의 일부가 팽창된 상태를 유지하지 못하고 쭈그러든 상태-옮긴이), 마비, 뇌손상이 뒤따랐다. 결국 여학생은 2011년 3월 26일에 심장마비가 찾아와 세상을 떴다. 엄마와 함께 몇 킬로그램 정도 살을 빼자고 결심한 지 불과 1년을 조금 넘긴 시점에서 일어난 일이었다.

거식증이나 폭식증, 구토장애(음식을 섭취한 후에 체중을 줄일 목적으로 일부러 구토를 유도하는 장애-옮긴이)의 급성 증상이나 즉각적인 증상은 그 자체로도 문제가 많지만, 또 다른 중요한 위험을 동반하고 있다. 일부 연구에 따르면 신경성 식욕부진증anorexia nervosa(거식증)이 있는 10대 중 거의 절반이 자살을 고려해본 적이 있고, 거의 10% 정도가 실제로 자살을 시도해본 적이 있다고 한다. 2013년 독일에서 발표된 한 연구를 보면 거식증이 있는 10대 중 절반이 다른 정신질환을 가지고 있으며 특히 우울증이 많다고 한다. 이 연구자들은 섭식장애를 조기에 치료하면 훗날에 발생할 수 있는 정신의학적 장애의 발병을 막거나, 그 정도를 약화시킬 수 있다고 주장했다. 품행장애와 마찬가지로 거식증 또한 또 다른 경고 신호인 셈이다. 따라서 불편하게 느껴지더라도 당신이 관찰한 증상을 자녀의 담당의사에게 알려주어야 한다.

10대들의 우울증 문제가 점점 더 커지고 있다는 인식이 퍼지고 있다. 청소년기의 우울증 유병률이 아동기보다 높다. 우울증과 조울증, 불안장애 등을 비롯한 전반적인 기분장애는 10대에서 가장 흔하게 진단되는 정신질환이다. 청소년의 20~30% 정도가 적어도 한 번은 우울증을 겪은 적이 있다고 말한다. 이것만으로도 이들이 성인이 되었을 때 우울증을 겪을 위험이 상당히 높아진다. 실제로 연구자들은 10대가 완전히 발현된 임상적 우울증이 아니라 그냥 우울증의 증상만을 경험하기만 해도 성인이 되었을 때 우울증을 겪을 위험이 증가한다는 것을 밝혀냈다.

하지만 청소년과 성인은 우울증의 발현 방식에서 차이가 있다. 청소년의 우울증은 만성화될 가능성이 크고 자살 위험도 30배나 크다.[4] 또 성인은 우울증을 앓으면 친구를 종종 멀리하는데, 10대들은 또래 집단과 함께 보낼 때가 많다. 아마도 이는 10대가 인생의 단계상 사회성이 더 높기도 하지만, 자신의 고통과 괴로움을 이해할 수 있는 사람은 친구밖에 없다고 믿는다는 사실 때문에 나타나는 현상일 것이다.

우울증을 진단받은 청소년과 성인 사이에 중요한 차이점 두 가지가 있다. 우선 긍정적인 부분은 우울증에 걸린 청소년은 약을 복용하면 성인보다 더욱 빠른 속도로 개선되고, 그런 개선에 대해 믿으려는 의지도 더 강하다는 점이다. 부정적인 부분은 약과 관련한 문제점인데, 과학자들은 10대의 경우 프로작Prozac, 졸로프트 Zoloft, 웰부트린Wellbutrin 같은 표준 항우울제에 대한 반응이 성인과 다르며, 자살을 생각하고 실천에 옮길 위험이 커진다고 판단하고 있다. 이 약물들은 선택적 세로토닌 재흡수 억제제SSRIs 계열의 약들로 뇌에서 신경화학물질인 세로토닌의 작용을 북돋우는 역할을 한다.

동료 한 사람이 10대 초반의 아들 둘을 둔 자기 친구 부부의 이야기를 들려준 적이 있다. 첫째 아들이 우울증이 생겨서 졸로프트를 복용했는데 자살하고 싶은 절망 상태로 빠져들었고, 부부는 이 것이 약 때문에 생긴 일이라고 믿었다. 어느 날 동생이 옆방에 있 는데 형이 벽장에서 목을 매달았다. 목이 졸려 죽는 과정에서 형의 다리가 반사적으로 벽을 찼고, 벽 반대쪽에 있던 동생은 영문을 알 수 없는 소음을 들었다. 그리고 10년 후에는 마찬가지로 항우울제 를 복용하고 있던 동생도 만 24세의 나이로 목을 맸다. 이 두 형제 가 정신병 치료약에 대한 반응으로 그런 일을 저지른 것인지 지금 와서 알아내기는 불가능하다. 형의 경우는 그랬다고 해도 동생은 옆방에서 형이 자살했다는 사실만으로도 부정적인 영향을 받았 을 것이고, 그것이 동생의 미래에 독으로 작용했을지 모른다. 동생 이 자살로 이어진 우울증을 앓은 것은 거의 필연적이었다고 볼 수 도 있다.

요즘 미국식품의약국FDA에서는 젊은이들이 사용하는 모든 항 우울제에 '블랙박스' 경고 문구를 포함시키고 있다.[5] 거기에는 프 로작과 렉사프로Lexapro, 이렇게 두 SSRIs도 해당되는데 이 약물들 은 아동과 10대의 우울증 치료제로 특별 승인을 받았다.

기분, 동작, 생각, 행동, 느낌에서 갑자기 변화가 생기는 경우, 특 히 그런 변화가 심한 경우는 항우울제가 부작용을 일으키고 있다 는 신호일 수 있다. 이 약물을 청소년에게 처방하는 의사는 반드시 환자와 부모에게 약의 위험성에 대해 분명하게 설명해야 한다. 다 행히 SSRIs와는 다른 방식으로 작용하고, 아동과 청소년의 기분장 애에 처방할 수 있는 비전형 항우울제atypical antidepressant가 나와 있다.

조울증이 있는 성인 중 20~60% 정도가 만 20세가 되기 전에 조울증의 초기 증상을 경험한다. 조울증으로 진단받은 10대들 역시 성인의 증상과는 다른 다양한 증상을 나타냈다. 청소년의 경우 순수한 조증 삽화가 일어나는 경우는 적고, 조증와 우울증이 혼재성 삽화로 나타나는 경우가 더 많다. 청소년은 조증기나 우울증기의 일부로 짜증이나 공격적인 행동을 나타내는 경우가 더 많고, 급성 조증기 동안 편집증 같은 정신병적 특징을 더 많이 나타낸다. 10대들은 성인보다 더 빠른 순환 주기를 경험해서 조증 삽화와 우울증 삽화 사이의 지속 시간이 더 짧고, 이중으로 진단받는 비율도 높아서 조울증뿐만 아니라 약물 남용 등 여러 가지 정신건강상의 문제로 고통받는 경우가 많다.

10대에서 조증과 조울증은 단순한 우울증처럼 흔하지는 않아서 만 11세와 18세 사이의 아이 중 이 질병에 걸리는 비율은 1% 미만이다. 하지만 발병하는 경우, 조울증이 시작되는 시기는 10대 중반이 가장 흔하다. 성차도 있는데, 우울증은 남자 청소년보다 여자 청소년에서 더 흔하다.

항우울제가 영향을 미치든 안 미치든 자살은 곤경에 처한 10대의 삶에서 가장 큰 위험이다. 미국질병관리본부에 따르면 자살은 청소년과 성인 초기의 주요 사망 원인 중 하나다. 미국의 고등학생을 대상으로 전국적인 설문 조사를 해보니 충격적인 결과가 나왔다. 16% 정도는 적어도 자살을 고려해본 적이 있고, 8%는 실제로 시도한 적도 있다고 한다. 여학생들은 자살 시도가 남학생보다 3배 더 많았지만, 자살 시도가 성공한 경우는 남학생이 더 많았다.

이는 남학생이 총기를 사용하는 경우가 더 많기 때문인 것으로 보인다. 슬프고 고통스러운 일이지만, 인터넷에 접속하면 누구든 읽을 수 있는 자살 방법 설명이 널려 있다는 사실을 생각하면 이런 수치에 정말 경각심이 든다.

부모와 교사들은 자살과 관련해서 10대 희생자들이 대체 마음속에 무슨 생각을 담아두고 있는지 알 수 없다는 볼멘소리를 자주 한다. 청소년이 자기 내면의 느낌에 대해 속이거나 비밀을 묻어두고 있는 경우는 특히나 알아내기가 힘들다. 하지만 그렇기 때문에 우리는 일상에서 아이들과 더욱 긴밀히 접촉해서 그들의 삶에서, 그리고 마음속에서 어떤 일이 벌어지고 있는지 알아내야 한다.

하지만 그렇게 했더라도 엘리자베스 신Elizabeth Shin에게 일어난 일을 막을 수는 없었을 것이다. 엘리자베스는 뉴저지 출신의 만 19세 대학생이었다. 자기 옷에 불을 붙여서 제 목숨을 잃기 전날이었던 2000년 4월 9일 일요일에 엘리자베스는 매사추세츠공과대학교MIT 기숙사 방 안에 촛불을 몇 개 켜고서 컴퓨터 앞에 앉아 일기를 적기 시작했다.[6] 그녀는 '요가 칙Yoga chick'이라고 적었다. 요가 칙은 신이 공부에서 잠시 생각을 거두어 긴장을 풀 때 자주 하는 운동이었다. "안타까운 일이지만 요가 자세로 평생을 보낼 수는 없다. 아니지, 어쩌면 가능할지도?"

글의 시작은 가벼웠고, 걱정스러운 부분도 전혀 없었다. 자기 가슴을 칼로 찌를 생각을 하기 전날에 쓴 글이라고 의심할 만한 정황도 분명 없었다. 요가에 대해 농담을 한 후에 갑자기 일기가 암울해졌다. 엘리자베스는 헤어진 지 얼마 안 된 남자 친구에게 시를 적어 이렇게 물었다. "내 사랑이여, 내가 죽으면 하얀 장미를 가져다줄래? 그 장미꽃을 내 무덤 머리맡에 놓아주겠니?" 그러고는 갑자기 눈치 빠르고 객관적인 관찰자의 모습으로 돌변하더니 자기 자신을 조롱하기 시작한다. "오호, 내가 지금 병적인 기분에 빠져 있군. 이런 병적인 기분이 들 때면 나는 죽음에 대한 시만 쓰니까 (그래 봤자 시 같지도 않은 허접한 글밖에 안 나오지만). ……나는 지금 여기서 아무런 목적도 없이 주저리주저리 타이핑을 하면서 내 안의 악마들을 내쫓기를 바라고 있어. 제기랄. 그래 봤자 그 녀석들을 운동시켜주는 꼴밖에 안 돼. 내 악마들이 나보다 더 튼튼한가?"

그날 늦게 부모님과 여동생이 뉴저지 집에서 학교까지 차를 몰고 와서 깜짝 방문을 했다. 가족들은 텔레비전, 생수, 시리얼과 로메인(중국식 볶음면–옮긴이) 상자를 들고 찾아왔다. 그날 근처 중국 식당에서 가족과 함께 저녁식사를 하면서 엘리자베스는 여름에 부모님의 조국인 대한민국으로 여행을 가려면 여권 사진을 찍어야겠다는 말을 했다. 그리고 동생한테는 가까운 시일 안으로 주말에 와서 함께 시간을 보내자고도 했다. 가족은 다시 집으로 돌아갔고, 엘리자베스는 자기 방으로 돌아왔다. 그날 밤 늦게 엘리자베스는 친구에게 술에다 타이레놀 한 통을 먹고 죽어버리고 싶다고 얘기했다. 하지만 그 대신 엘리자베스는 그대로 잠이 들었다. 그리고 24시간 후에 엘리자베스의 부모는 전화를 한 통 받았다. 한밤중에 MIT의 직원이 전화를 한 것이다. "불이 났습니다."

이 세상에서 자식의 죽음보다 안 좋은 일은 거의 없다. 그것이 자살 때문이라면 그보다 더 끔찍한 일도 없다. 자신을 불태워버린 엘리자베스 신의 죽음은 흔치 않은 일이면서 동시에 평범한 일이었다. 그녀의 자살 방식은 흔치 않았다. 반면 충동적이면서도 용의주도하게 계획되었다는 점에서는 평범했다. 이것은 10대의 괴로움이 낳은 결과이기도 하지만, 진짜 우울증이 만들어낸 결과이기도 하다. 그 무엇보다 이것은 자신을 벽처럼 둘러싸고 있는 불행 너머로 무엇이 존재하는지 볼 수 없었던 한 젊은 여성이 만들어낸 결과였다.

2010년에 나는 세계 최대 규모인 신경과학회의 이사였다. 샌디에이고에서 열린 연례학회에서 나는 〈내추럴〉, 〈위험한 정사〉, 〈가프〉 등에 출연했던 스타 여배우 글렌 클로즈Glenn Close를 만나 길게 대화를 나누는 특혜를 누렸다. 우리는 글렌을 기조연설 강연자로 초대했다. 그녀가 정신건강 사안과 관련이 있고, 신경과학 연구도 옹호했기 때문이다. 글렌은 따뜻하고 상냥하고 현실적인 사람이었다. 또 유머 감각도 뛰어났고 지칠 줄 몰랐다. 2009년에 그녀는 정신질환에 대한 이해를 증진시키고자 하는 비영리 조직인 '브링 체인지 2 마인드Bring Change 2 Mind'의 창립을 도왔다. 그날 그녀는 나, 그리고 그녀의 강연에 마음을 뺏긴 신경과학계의 청중들에게 이 모든 것이 깊은 우물과도 같은 가족에 대한 헌신에서 샘솟은 것이라고 했다.

그녀는 이렇게 말했다. "저는 코네티컷 북부 집안의 20대 자손입니다. 이런 것들을 강조하는 가문이죠. '의연해라', '정신 바짝 차려라', '일단 부딪혀라', '그 얘기는 남들에게 하지 마라', '부디 아무것도 보여주지 마라', '열심히 일해라', '징징대지 마라', '돈을 벌어라', '낭비하지 마라', '경기에서는 꼭 이겨라', '백개먼backgammon 주사위 놀이와 골프 치는 법은 알아두어라', '칵테일파티에서는 잘 놀아라' 같은 것들 말입니다. 우리는 정신질환과는 아무런 관련이 없었던 가문이기도 하죠."

글렌이 신경과학 쪽으로 관심을 갖게 된 계기는 사랑하는 여동생 제시Jessie와 조카 캘런Calen이 그녀가 말하는 '삶과 죽음을 가르는, 조울증과 분열정동장애와의 싸움'을 벌이고 있음을 깨닫게 된 일이었다. 글렌이 말하기를 수십 년 전부터 조짐이 있었다고 한다. 여동생이 고등학생 때 갑자기 행동과 감정에 문제가 생긴 것이다. 글렌처럼 동생 제시도 1970년대 초반에 사립학교인 '로즈마리 홀Rosemary Hall(지금은 초트 로즈마리 홀Choate Rosemary Hall)에 다녔다. 제시는 심각한 감정 기복을 겪었고, 조증 상태일 때는 충동적으로 행동하는 경우가 많았다. 친구들이 부추겨 기숙사 원장의 고양이를 세탁물 활송 장치로 내려보내는 일도 있었다. 감정 기복은 공부에도 영향을 미쳤고, 9학년을 두 번 다녀야 했다. 10학년에 중퇴한 후로 제시의 삶은 내리막길을 걸었다. 자살을 시도했다가 입원하는 일도 몇 번 있었고, 결혼도 여러 번 했다. 하지만 45세가 되어서야 마침내 제대로 된 진단을 받아 약물 치료를 할 수 있었다.

제시 역시 학회에서 강연을 했다. 그녀는 자신이 10대였을 때는 자신과 가족 모두 대체 무슨 일이 벌어지고 있는 것인지 이해하지 못했었다고 설명했다. 그녀가 더욱 놀랐던 부분은 세월이 흘러 정신질환과 싸우면서 엄마가 되었을 때도 자기 아들 캘런에게 나타나는 증상들을 알아보지 못했다는 점이다.

제시는 이렇게 말했다. "정신질환은 겪어보지 않고는 알아차리기가 쉽지 않습니다. 1999년에 캘런이 지옥 같은 정신질환의 구덩이로 빠져 들어갔을 때 나는 그저 캘런이 대하기 까다로운 10대 노릇을 하고 있다고만 생각했어요. 캘런은 첫째였기 때문에 무엇이 정상인지 비교해볼 수 있는 경험이 없었어요. 그때 그 경고 신호를 조금이라도 알아차렸다면 얼마나 좋았을까 생각해요. 내가 아는 것이라고는 캘런이 더 이상 예전의 캘런이 아니라는 것밖에 없었습니다. 내 아들에게 무슨 일이 일어나고 있는지, 어떤 도움이 필요한지 까맣게 모르고 있었다는 것에 대해 나는 두고두고 후회하고 죄책감을 느낄 거예요."

캘런도 강연을 했다.[7] 그는 조현병의 개시 시기가 아주 중요하다고 했다. 보통은 개시 시기가 또래 집단, 즉 다른 10대들이 공감능력과 자의식에 한계가 있어서 친구를 도와주기 힘든 바로 그 시기이기 때문이다. 그 결과 사회적 고립이 일어나고, 이는 상황을 더 악화시킨다. 한창 청소년기를 지나고 있는 동안에 타격을 입는 것이기 때문이다. 캘런은 이제 20대다. 캘런의 엄마는 지금 와서 돌이켜보니 아들이 10대 때 나타났던 증상들은 청소년기의 고뇌가 아니라 잠재되어 있던 정신질환의 첫 번째 조짐이었음을 깨닫게 되었다고 말한다.

캘런이 자신이 예수라거나 '지상에서 걸어 다니는 것 중 가장 사악한 존재'라는 등의 망상에 빠졌다는 점에서 그의 감정 기복과 위축 등이 전형적인 10대의 행동이 아니라는 것이 명확하게 드러났다. 아버지가 캘런을 몬타나 헬레나의 집 근처 지역 종합병원 응급실로 데려갔고, 캘런은 거기 가서도 응급실 벽지에 그려진 기하학 패턴을 물끄러미 바라보며 계속 "파란 사각형, 빨간 사각형, 파란 사각형, 빨간 사각형……"이라는 말만 되풀이했다. 캘런의 말로는 그것이 자신을 다시 '현실'로 돌아올 수 있게 도와줄 암호였다고 한다. 일단 감금식 정신과 병동에 입원하고 나자 그는 싸워서라도 그곳에서 빠져나가야겠다고 생각했다.

저는 바닥에 엎드려 신에게 이제 내가 시작할 수밖에 없게 된 이 싸움을 견딜 수 있게 해달라고 기도하기 시작했습니다. 이유야 무엇이었든 간에 그날 나는 내 목숨을 구하기 위해 싸울 수밖에 없게 되었다고 생각했습니다. 분명 진정이 필요한 상태였기 때문에 경비원들이 병동으로 호출되었죠. 위험에 처했다고 느낀 나는 휴게실에서 의자를 하나 집어 들고 벽에 등을 대고 섰습니다. 간호사 한 사람이 내 앞을 지나 달려가더니 열려 있던 문을 닫고 잠갔습니다. 나는 구석에 몰렸고 경비원 4명이 달려들어 내 팔과 다리를 꼼짝 못하게 붙잡았습니다.

내가 경비원들과 싸우는 동안 위를 쳐다보니 수염과 머리카락이 하얀 노인이 가까이에 서 있더군요. 나는 그가 신이라 생각하고 도와달라고 애원했습니다. 대체 왜 그가 이 상황에 개입하지 않는 것인지 이해할 수 없었죠. 하지만 그것은 그의 싸움이 아니라 나의 싸움이었습니다. 경비원들이 나를 데려가 침대에 결박했습니다. 그리고 마지막으로 할돌Haldol을 고용량으로 한 방 주사했습니다. 그리고 나는 의식을 잃었습니다.

조현병은 우울증, 조울증, 불안장애에 비해 덜 흔하지만, 그렇다고 드물지도 않다('정신분열증'이라는 단어가 주는 부정적 편견과 오해로 인해 국내에서는 2011년부터 '조현병'으로 개정되어 사용된다-옮긴이). 100명 중 1명 꼴로 조현병이 생긴다. 앞서 말했듯 조현병이 발현되려면 뇌가 어느 수준 성숙해야 한다. 이 정신질환은 보통 10대 말기나 성인기 초기에 처음 나타난다. 조현병의 경고 신호는 위축, 사회적 고립, 슬픔 등의 증상이며 식사 습관과 위생 관리 상태의 변화 등이 동반되기 때문에 우울증과 비슷하다. 하지만 몇 가지 구분되는 점이 있다. 환각, 이상한 말투, 정신이상 등이다. 정신이상은 편집증적인 행동이나 피해망상 또는 과대망상이 동반되는 큰 동요 상태로 나타날 수 있다. 하지만 실제로 다중인격이 나타나는 것은 아니다. 조현병은 다중인격보다는 현실 세계와의 단절에 가깝다. 조현병은 만성질환이며 반드시 치료를 해야 한다. 질병의 초기 단계인 젊은 사람은 더욱 그렇다.

환각이 나타나면 조현병을 걱정해봐야겠지만, 그보다 흔한 원인은 LSD와 PCP다. 특히 10대는 이런 경우가 많다. 알코올과 마리화나도 대량으로 사용하면 환각을 일으킬 수 있다. 차이점이라면 약물의 영향으로 환각이 나타난 경우는 진정 효과, 협응의 결여, 정신착란 등의 조짐이 함께 나타난다는 점이다. 조현병에서 나타나는 환각은 이런 증상이나 부작용이 동반되지 않는다.

스트레스도 조현병의 주요 위험 인자 중 하나이지만 기분장애나 불안장애처럼 적어도 두 가지의 다른 위험 인자가 있다. 수정이 이루어질 때 아빠의 나이가 고령이었던 경우, 그리고 청소년기에 마리화나를 자주 사용했던 경우다. 네덜란드 정신건강 및 중독 연구소에서는 2천 명의 실험 참가자를 청소년기 동안 추적하는 연구를 하여 10대 초기에 마리화나를 이용하면 정신병의 개시를 앞당기고 조현병의 위험을 증가시킬 수 있음을 발견했다.[8] 가장 위험이 높은 경우는 직계가족 중에 조현병이나 다른 정신장애가 있는 청소년이다. 마리화나를 하지 않은 경우라도 가족력이 있는 10대들은 10명 중 1명꼴로 정신질환이 생긴다. 마리화나를 하면 그 위험이 2배로 커져 5명 중 1명꼴로 생긴다. 연구자들이 밝힌 바에 따르면 가족력이 없는 10대의 경우 정신질환 발생 가능성이 1천 명당 7명꼴이다. 이 경우도 마리화나를 정기적으로 이용할 경우 위험이 2배로 증가한다.

정신이상 외에도 극단적인 외로움이나 무관심 같은 강력한 부정적인 감정과 행동도 그저 스쳐가는 10대의 기분 그 이상의 무언가가 일어나고 있음을 말하는 지표일 수 있다. 특히 그런 감정과 행동이 2주 이상 지속되는 경우는 의심해봐야 한다. 이 때문에 성적이 곤두박질치거나, 잠자리에서 일어나려 하지 않고, 학교까지 빼먹는다면 이것 역시 잠재된 정신장애의 가능성을 말해주는 지표가 될 수 있다.

그렇다면 정신질환이 촉발되었을 때 청소년의 뇌에서는 무슨 일이 일어나는 것일까? 주범은 앞 장에서 얘기했던 스트레스다. 청소년의 뇌가 성숙하는 동안에는 우리 몸의 주요 스트레스 대응 메커니즘인 시상하부-뇌하수체-부신HPA 축이 연습을 한다. 연구자들은 뇌에서 정상 이상으로 분비되는 코르티솔 때문에 아동기에서 청소년기로 옮겨가면서 HPA 축에 점차적으로 조절장애가 찾아와 임상적 우울증이 생기는 것으로 보인다고 했다. 이런 정상 이상의 코르티솔 수준은 청소년기와 성인기 초기의 우울증 발생에 선행하며, 우울증의 발생을 예견하는 증상이기도 하다. 일부 사람에서 다른 사람보다 더 많은 코르티솔이 분비되는 이유는 아직 완전히 밝혀지지 않았다. 또 우울증을 생리학적으로나 생물학적으로 검사하는 방법이 아직 나와 있지 않다. 타액 코르티솔 수치는 스트레스의 좋은 지표가 될 수 있다. 환자에게 자극을 주면서 수집통에 빨대로 침을 흘리게 하면 되니까 외과적인 방법을 동원하지 않아도 된다. 결정적인 검사 방법으로 자리 잡기는 어렵겠지만 우울증이 생기는 환자에서 어떤 심리 과정이 작동하고 있는지 파악하는 데 한 가지 보조적 방법이 될 수 있다.

우울증과 마찬가지로 불안도 청소년들이 흔히 호소하는 불편인데 단순한 초조, 불안, 공포 등도 완연한 불안장애로 확대될 수 있다. 청소년들은 즉각적인 위협이나 스트레스 요인이 없는데도 만성적인 불안을 느낄 때가 많다. 10대들은 원래 걱정이 많고 초조와 짜증을 느끼는 경향도 많다. 하지만 장애로 진단을 내릴 수 있으려면 불안이 정상적인 기능을 저해할 정도가 되어야 한다. 걱정이 과도해지면 10대는 일상의 활동과 거리를 두며 위축될 수 있고 새로운 경험에 참여하기를 망설이고 꺼린다. 더군다나 과도하게 걱정을 하다 보면 반대급부로 두려움을 극복하고, 줄이고, 또는 부정할 요량으로 위험 감수 행동에 나서거나, 약물을 시도하거나, 콘돔 없는 섹스를 시도하는 경우도 있다. 과도한 불안이 신체 증상을 일으키기도 한다. 그런 증상으로 두통, 복통, 피로, 떨림, 식은땀, 심지어는 과호흡까지 나타난다.

불안장애와 충동조절장애로 진단받은 청소년들 중 50~75%는 청소년기에 첫 조짐이 나타났다. 미국국립정신보건원에서 제시한 바에 따르면 불안장애에도 많은 하위 범주가 존재하는데, 이는 청소년에만 해당하는 범주는 아니다.

불안장애로 고통받는 10대와 성인 사이에서 나타나는 가장 큰 차이는 불안의 원천이다. 성인의 경우에는 주로 건강 문제, 경제적 문제, 직장에서의 어려움, 가족 문제 등에서 불안이 찾아온다. 청소년은 사회적 수용, 학업성적 등 친구나 학교와 관련이 있는 경우가 많다. 평범한 10대의 고민에 빠진 10대와 진짜 불안장애를 앓고 있는 10대의 차이는 내용이 아니라 정도의 차이다. 불안장애 클리닉에 찾아온 젊은이들을 대상으로 시행한 2000년의 한 연구에서 가장 자주, 가장 크게 걱정되는 것이 무엇이냐고 물어보았더니 불안장애가 없는 젊은이들의 답변과 크게 다르지 않았다.

그들이 가장 자주 걱정하는 다섯 가지는 다음과 같다.

1. 친구
2. 반 친구
3. 학교
4. 건강
5. 성적

그리고 가장 크게 걱정하는 다섯 가지는 다음과 같다.

1. 전쟁
2. 개인적 피해
3. 재해
4. 학교
5. 가족

불안장애가 있는 10대와 정상적인 스트레스에 시달리는 10대
의 차이는 스트레스의 수준과 항상성이다. 불안장애로 진단받은
청소년의 뇌 영상 연구에서는 정상 대조군 참가자보다 뇌에서 공
포와 감정적인 부분을 담당하는 영역인 둘레계통, 그중에서도 특
히 편도체의 활성이 항상 더 높게 나온다. 연구자들이 발견한 바에
따르면 편도체 활성과 불안 사이에서 일관되게 정적 상관관계가
나오지만 우울증은 왼쪽 편도체와 관련이 있는 반면, 불안장애는
감정적 스트레스의 감지를 담당하는 오른쪽 편도체에 한정되어
있었다.

청소년들은 원래 편도체가 상당히 과활성화되어 있다. 이는 곧
훨씬 큰 통제력을 행사할 수 있는 앞이마겉질이 필요한 상태라는
의미다. 하지만 불안장애의 위험이 큰 10대들의 뇌는 아직 성숙 중
이기 때문에 이런 하향식 통제력을 행사할 능력을 갖추지 못했다.
그런 통제력을 행사하려면 뇌 영역들이 서로 대화를 해야 하는데,
동물 연구에 따르면 청소년의 뇌는 성인의 뇌만큼 대화가 잘 이루

어지지 않는다는 증거가 있다. 이는 뇌 영역들을 잇는 신경경로가 수초에 상대적으로 덜 덮여 있어 신호가 뇌 영역 사이를 충분히 빠른 속도로 오가지 못하기 때문이다.

여자 청소년은 남자 청소년보다 불안장애와 기분장애로 고생하는 경향이 더 크다. 10대 여자는 남자보다 생활에서 더 많은 스트레스 요인을 보고할 뿐 아니라 그런 요인에 반응하는 과정에서 더욱 괴로움을 겪는다. 여성이 이렇게 더 예민한 것은 이마엽 밑면에 있는 정중선 연결midline connectivity이 확장되어 있어서 발달 단계에서 맺어지는 사회적 관계나 대외 관계에 더욱 마음을 쓰기 때문인지도 모른다. 2009년에 미국국립정신보건원의 연구자들은 여자들은 서로를 비교할 때 특정 감정 회로에 뇌 활성이 더 높게 나타난다고 보고했다.[9] 여자 청소년들은 또래 아이들이 자기를 어떻게 바라보고 있는지에 대해 걱정이 많아지는 시기가 오면 대인관계의 스트레스를 겪고, 이것이 불안장애의 발생에 큰 역할을 할 수도 있다.

불안장애로 진단을 받았든 받지 않았든 불안 수준이 높은 10대는 자가 약물 처방을 시도하는 경우가 많다. 2011년에 핀란드의 한 연구 단체에서 만 15세와 16세의 남자 청소년 903명과 여자 청소년 1,167명을 대상으로 청소년 정신건강 집단Adolescent Mental Health Cohort이라는 연구를 진행했다.[10] 계속 진행 중인 이 연구의 일부로 음주 비율을 조사해보았다. 특히 불안장애로 진단받은 청소년들에 대해 집중적으로 조사했다. 이 연구에 참가한 2천 명 이상의 핀란드 남녀 청소년 중에서 4%가 불안장애로 진단을 받은 상태였다. 연구를 시작할 때는 10대 중 10%만이 매주 음주를 한다고 보고했다. 하지만 불과 2년 만에 불안을 느끼는 청소년 중 65%가 매주 음주를 한다고 말했다. 이것은 위험이 3배 증가한 것에 해당한다(이 연구는 남자와 여자 사이의 차이에 대해서는 조사하지 않았다).

감정적, 정신적 사안에 대해 10대가 대단히 취약하다는 사실은 아무리 강조해도 지나치지 않다. 10대는 스트레스에 대해 과민하고, 자기 분석이나 통찰 등의 능력이 부족한 시기다. 또래 집단에 소속되어 있다고 해도 그들도 같은 10대들이기 때문에 경고 신호를 해석할 수도, 적절한 공감을 해줄 수도 없다. 그래서 10대 주변 성인들의 역할이 중요하다. 방심하지 말고 지켜보아야 한다. 성인이 능력껏 질문을 던지고, 캐묻고, 접촉을 유지해야 한다. 무엇보다도 평소와 조금이라도 달라진 듯한 증상이 보이면 주저 말고 의학적 자문을 구하는 것이 중요하다. 몇 년 전만 해도 사회적 고립을 알아차리기는 어렵지 않았다. 구내매점이나 스쿨버스에 혼자 앉아 있거나, 운동장 옥외 벤치 맨 꼭대기에 앉아 있는 아이들이 그런 아이들이었다. 하지만 이제는 온라인으로 사회적 상호작용이 이루어지다 보니 신체적으로는 어느 정도 고립되는 것이 자연스러운 현상으로 자리 잡았고, 이 때문에 사회적 고립을 감지하기가 그만큼 어려워졌다. 부모가 확인하지 않으면 알 수 없다. 집에서는 아이의 생활에 일부가 되자. 자녀들이 경고 신호를 울릴 때까지 마냥 기다리고만 있어서는 안 된다.

11장　　　　스마트폰과 디지털 기술의 침략

2012년 5월의 어느 오후에 나는 낯선 사람이 보낸 이메일을 열어보았다. 최근에 청소년의 뇌에 대한 내 연구를 읽은 젊은 남성이 보내온 메시지였다. 이메일 제목은 간단했다. '컴퓨터 중독.' 그는 자신이 만 15세에 외로움을 느껴 내성적으로 변했고, 대부분의 여가 시간을 인터넷의 10대 채팅방에서 보냈다는 말로 시작했다. 그는 이런 식으로 사람들을 만나면 자신의 관심사에 대해 익명으로 대화를 나누기가 더 편했고, 이런 채팅방이 일종의 강박으로 자리 잡았다고 했다. 이제 만 26세가 된 그는 몇 년이 흐르는 동안 이 온라인 경험이 오프라인 경험보다 더 진짜 같고, 또 더 즐거운 경험으로 자리 잡게 되었다고 했다. 그는 이렇게 말했다. "그 이후로 제 삶은 나락으로 빠져들고 말았습니다." 그는 채팅방에 중독되었고 점점 삶이 사이버 자아와 진짜 자아로 나뉘는 것 같은 기분이 들었다. 11년이 지난 후에 이 남자는 자신의 컴퓨터 중독에 대해 극심한 혼란과 고통을 느끼고 있다. 그는 내 견해를 들어보고 싶어 이 메일을 쓰게 되었다고 했다.

나는 그에게 인터넷 중독은 약물중독에 작용하는 것과 똑같은 보상중추가 관여하며, 그가 10대였을 때는 중독 전반에 대해 더욱 취약한 상태였기 때문에 신경생물학적 관점에서 보면 그가 인터넷 중독에 빠져든 것은 충분히 이해가 간다고 말해주었다. 다른 사람과 교류하기가 너무나 힘들게 느껴지던 때에 디지털 세상은 타인과 교류할 수 있는 수단을 제공해준 것이니 그가 그 부분에 대해 죄책감을 느낄 필요는 없다. 결국 그는 아무런 안내도 없이 완전히 혼자서 자아 찾기에 나섰던 것이다. 청소년의 중독 성향은 무언가를 결정하기 위해 탐색하는 시간에 일어나지만 내가 주고받은 이메일의 경우에서 보듯 가상의 세계 안에서 실험하는 시간에도 일어난다. 그 바람에 시각이 왜곡되고 마는 것이다. 그에게는 무엇이 진짜 현실인지 검증할 방법이 없었다. 사회적 고립은 자기 방에서 혼자 디지털 세계를 방황하는 10대에게는 그 자체로 스트레스 요인이다.

오늘날의 10대와 20대는 숨 막힐 정도로 많은 전자기기의 홍수에 노출된 1세대 젊은이들이다. 따라서 이들은 새롭고 낯선 여러 가지 유혹에 취약하다. 기술은 새로움을 추구할 수 있는 또 하나의 기회이고, 10대의 뇌는 자극하기 아주 쉽기 때문에 최신의 디지털 장난감 하나만 있으면 얼마든지 꼬드길 수 있다. 알코올, 마리화나, 섹스, 혹은 빠른 자동차처럼 최신 스마트폰 하나만 새로 출시되어도 뇌의 보상중추에서 일어나는 일련의 신경 과정, 그리고 쾌락 화학물질인 도파민의 폭주를 쉽게 촉발할 수 있다.

어찌 보면 기술도 마약과 같다. 미국심리학회와 미국정신의학회는 인터넷 중독을 정신장애로 공식 인정하지 않고 있다. 하지만 2013년에 발표된 '정신장애 진단 및 통계 편람' 제5판 부록에 인터넷 게임 장애를 덧붙이고 추가적인 연구가 필요하다고 조언하고 있다. 하지만 양쪽 조직 모두 조금은 현실에 뒤처진 것으로 보인다. 과도한 인터넷 사용이 청소년의 기분에 영향을 미친다는 증거가 점점 늘고 있으며 몇몇 연구에서는 우울증과 학업성적 저하가 온라인에서 보내는 시간을 절제하는 능력의 부족과 관련되어 있음을 보여주었다. 어쨌든 인터넷 과다 사용자들 중에는 자신을 중독자라 부르며 전문적 도움을 구하는 사람들이 점점 늘고 있다. 2009년 워싱턴 외곽 폴시티의 리스타트reSTART는 '인터넷 중독'이라 명명된 증상을 전문적으로 다루는 미국 최초의 거주형 치료 센터로 자리 잡았다.

오늘날의 10대들은 기술에 관한 한 세계 최고의 권위자들이고, 가장 정통한 사용자이면서 동시에 그 해악에 가장 취약한 존재들이다. 기사 표제들을 살펴보자.

"학생들 사이에서 기술 중독 증상 만연"
"미디어에 중독되어 있는 전 세계 학생들"
"기술 강박증!"

2010년 봄에 한 가지 실험이 시작되었다. 메릴랜드대학교에서 기초 미디어 정보 해독 강의를 듣는 200명의 학생들에게 담당 교수가 특이한 일을 요청한 것이다. 바로 디지털 도구나 장난감 없이, 즉 사실상 모든 미디어로부터 차단된 상태로 24시간을 보내는 실험이었다.[1] 실험 결과가 나오자 전 세계 언론 기관을 통해 알려졌고, 담당 교수인 수잔 묄러Susan Moeller는 곧 훨씬 큰 규모로 두 번째 실험에 나섰다. 두 실험 모두 간단한 요구에서 시작했다.

당신이 수행할 과제는 모든 미디어의 사용을 포기하겠다고 맹세할 수 있는 24시간을 마련하는 것입니다. 인터넷도 안 되고, 신문이나 잡지, 텔레비전, 스마트폰, 아이패드, 음악, 영화, 페이스북, 플레이스테이션 게임기, 비디오 게임기 등도 안 됩니다.

만약 실수로 이를 어긴다고 해도(이를테면 깜박하고 전화를 받는다거나) 중간에 포기하지 마십시오. 실수한 내용을 기록한 후에 24시간을 모두 마무리하도록 합니다. 만약 24시간을 완주하는 데 실패했다면 솔직하게 얘기해주십시오. 몇 시간이나 성공했습니까? 어떤 일이 일어났습니까? 이것이 당신에게 의미하는 바가 무엇이라고 생각하십니까?

숙제나 일을 하려면 컴퓨터를 사용해야 하는 경우가 있겠지만 컴퓨터를 사용하지 않고도 지낼 수 있는 시간을 마련해보시기 바랍니다. 24시간 미디어 자제 기간 전이나 후에 과제를 할 수 있게 계획을 짜는 것도 방법이 될 수 있습니다. 24시간을 완주했는지 여부로 당신을 판단하는 일은 없겠지만, 여러분 모두가 그 어떤 형태의 미디어도 사용하지 않고 무사히 완주할 수 있기를 기대합니다.

메릴랜드대학교의 미디어 및 공중의제 국제센터ICMPA의 회원인 뮐러는 미디어 및 국제 변화 잘츠부르크 아카데미와 제휴하여 두 번째 설문 조사를 수행했다. 이들은 미국을 비롯한 20개국의 천명에 달하는 학생들에게 24시간 미디어 자제 기간이 지난 후에 그 경험에 대해 적어달라고 요청했다.[2] 학생들은 고통스러웠던 경험을 쏟아냈다.

"나는 미치기 시작했어요."
"마비된 기분이었어요. 살아갈 수 있는 능력에 장애가 생긴 듯 했습니다."
"죽은 기분이었어요."

전 세계적으로 똑같은 느낌을 받았다는 표현이 계속해서 쏟아져 나왔다.

영국의 조사 사례
"공허해요. 공허가 저를 압도해요."
"전기 플러그를 빼버린 것 같아요. ……마치 생명유지장치를 꺼버린 느낌이랄까요."
"마비된 것 같아요."

중국의 조사 사례
"멍한 눈으로 침대에 앉아 있었어요. 할 것이 아무것도 없었습니다."

"아무것도 아니라는 느낌이 마음속을 파고들었습니다. ······중요한 무언가를 잃어버린 느낌입니다."

우간다의 조사 사례

"내게 무슨 문제가 있는 듯한 기분을 느꼈습니다."

"할 일이 없으니 머릿속으로 1분씩 재면서 1초도 틀리지 않으려고 했어요."

"너무 외로웠어요."

멕시코의 조사 사례

"남은 시간 동안 불안이 계속되었습니다. 납치에서 외계인의 침략에 이르기까지 다양한 시나리오가 떠오르더군요."

미국의 조사 사례

"완전한 공황 상태로 빠져들었습니다."

"고문당하는 느낌이었어요."

많은 학생들이 미디어 이용 습관을 중독에, 자진해서 진행한 미디어 이용 자제를 약물과 알코올의 금단 증상에 비유하면서 약물 중독 용어를 빌려 썼다. 미국의 한 학생은 이렇게 적었다. "핸드폰을 쓸 수 없으니까 코카인 중독자처럼 가려워졌어요." 멕시코의 한 학생은 이렇게 적었다. "아주 늦은 시간이었는데 머릿속으로는 이런 생각만 들었어요. '(사이코패스의 목소리로) 페이스북이 하고 싶어, 트위터가 하고 싶어, 유튜브를 보고 싶어, 텔레비전이 보고 싶어.'" 영국의 한 대학생은 이렇게 적었다. "일종의 장애, 중독 같은 느낌이었어요. 나는 미디어 과식증 환자가 되고 말았죠. 꼬박 15시간을 미디어를 굶고 있다가 이메일, 문자, 페이스북 등을 폭식하기 시작한 거죠. 건널 수 없는 강을 건너버렸다는 기분이 들었어요. 그래 놓고 다시 돌아간다는 것은 의미 없어 보였죠. 알아요, 제가 중독되었다는 거. 하지만 부끄럽지는 않아요."

한 가지 재미있는 것은, 중독과 관련된 표제 기사를 내보내며, 젊은 사람들의 마음을 온통 사로잡아버린 '기술 강박증'에 대한 경고의 목소리를 한껏 드높인 온라인 언론들이 정작 자신의 사이트에서는 '팔로우Follow', '공유Share', '좋아요Like it' 등의 페이스북, 트위터 링크를 걸어놓고, 사진, 비디오, 댓글 등을 보내달라고 요청하고 있었다는 점이다. 꼬박 하루 동안 미디어 없이 생활하려고 노력하는 과정에서 여러 학생이 감정적으로나 심리적으로 미쳐버릴 것 같은 기분을 느낀 것도 놀랄 일이 아니다.

"초조하고 짜증이 났어요."
"정말 고통스럽고 불안했어요."
"불안하고, 짜증나고, 자신이 없다고 느껴졌어요."
"이상하게 불안한 기분이 들더군요."

뮐러는 정신과 의사도 신경과학자도 아니다. 그녀의 설문 조사 역시 과학적인 것이라기보다는 사회학적인 부분이 컸다. 하지만 실험 참가자들의 반응을 읽고 나면 디지털 기술을 끼고 자란 젊은 사람들의 뇌 안에서 대체 무슨 일이 일어나고 있는지 궁금증이 생기는 것은 당연하다.

퓨 리서치센터의 '인터넷과 미국인 생활 프로젝트'에서 진행한 2011년 연구에 따르면 만 12세에서 17세 사이의 모든 젊은이들 중 95%가 인터넷을 사용하고, 80%는 소셜 미디어를 이용한다. 93%는 페이스북 계정을 가지고 있으며 41%는 계정이 여러 개다.[3]

10대 주간지에 나온 한 기사에서 시카고의 두 고등학생이 스마트폰의 인기에 대해 얘기하고, 선생님과 학교 당국으로부터 스마트폰을 숨기려고 학생들이 어떤 일까지 하고 있는지에 대해 얘기했다. 인터뷰에 응한 한 학생은 이렇게 말했다. "내가 2학년이었을 때는 아침에 비스킷 샌드위치인 척 스마트폰을 숨겨서 몰래 가져갔어요. 스마트폰을 갈색 냅킨으로 싸서 빵 사이에 넣었죠. 학교에 오면 좋아하는 오렌지 주스하고 맛있는 비스킷 샌드위치를 금속 감지기 위에 올려놓고는 아무렇지 않은 척 지나갔죠." 또 다른 여학생은 등교하기 전에 긴 머리카락을 묶어 올려 그 안에 스마트폰을 숨겼다고 했다. "금속 감지기가 삐삐거려도 제 스마트폰을 찾을 수는 없었죠." 스마트폰에 대한 10대들의 애착은 극단적이어서 한 고등학교 졸업반 학생은 10대 잡지의 저자들에게 이렇게 말했다. "스마트폰에는 내 인생 전부가 담겨 있어요. 만에 하나 스마트폰을 잃어버린다면 차라리 죽어버릴 거예요."

스마트폰이 우리 의식 속에 너무 깊숙이 파고들어 있다 보니 핸드폰 사용자 중 2/3는 실제로는 핸드폰이 울리지 않는데 마치 울리는 것처럼 느낀다고 말한다. 연구자들은 이 현상을 '유령진동증후군'이라고 부른다. 위에 나온 증언들로 판단하건대, 감추는 행동, 거짓말, 정상적인 행동에 소홀하기, 사회적 고립 등 벽장 약물 중독에서 전형적으로 나타나는 행동 중 다수가 인터넷 중독에서도 똑같이 관찰된다는 것이 그리 놀랍지 않다.

디지털에 연결되어 있어야 한다고 느끼는 강박적 필요성은 두 수준으로 일어난다. 행동 수준과 생화학적 수준이다. 스마트폰에서 전화벨 소리나 음악 소리가 터져 나올 때마다 뇌에서는 '우와' 하는 순간이 나타난다. 새로운 문자메시지나 게시물이 열릴 때 그 발견은 마치 디지털 선물과도 같다. 이것은 뇌에서 기분 좋은 도파민 폭주를 만들어낸다.[4] 실제로 인터넷 중독은 약물중독과 공통점이 많다는 증거들이 점점 쌓이고 있다. 최근에 청소년을 대상으로 기능성 MRI를 이용해 연구한 바에 따르면 코카인과 메테드린 methedrine 중독은 도파민을 신경전달물질로 사용하는 다른 중요한 뇌 영역들뿐만 아니라 뇌의 양쪽 반구 사이의 연결 패턴도 변화시킨다고 한다. 인터넷 중독자들의 MRI 연구에서 흥미로웠던 부분은 이 중독 역시 비슷한 패턴을 보인다는 것이다. 놀랍게도 약물 중독의 영향과 달리 인터넷 중독의 신경생물학적 영향은 화학적 약물로 인해 생기는 것이 아니다. 이것은 순수하게 정신적으로 발생하는 문제를 보여주는 사례다. 따라서 인터넷 중독을 연구하면 지금까지의 그 무엇보다도 순수한 중독 회로를 밝혀낼 수 있을지도 모른다. 그리고 앞으로 이루어질 치료 시도에서 갱생의 좋은 표지로 사용할 수 있을 것이다.

젊은이들의 시간을 가장 많이 잡아먹는 인터넷 강박 중 하나는 비디오 게임이다. 비디오 게임에서는 시각적, 청각적 피드백을 만들어내는 사용자 인터페이스를 통해 사람과 사람이 상호작용을 한다. 컴퓨터, 아이패드, 아이폰, 엑스박스, 게임보이 등등의 게임은 어디서나 찾아볼 수 있다. 물론 비디오 게임의 역사는 반세기가 넘는다. 비디오 게임이 탄생한 정확한 날짜는 1958년 10월 18일이라 말할 수 있다. 다른 곳도 아닌 바로 롱아일랜드의 국립 브룩헤이븐 연구소(미국의 원자핵물리학 연구소-옮긴이)에서 말이다.

이 연구소에서는 연례행사인 방문자의 날을 열고 있었다. 그런데 기계장치 관리부서의 장이었던 핵물리학자 윌리엄 히긴보덤 William Higinbotham은 교육적 유흥거리가 될 만한 아이디어를 갖고 있었다. 그 결과 탄생한 것이 최초의 쌍방향 전자 게임인 '두 사람을 위한 테니스 게임Tennis for Two'이었다. 이 게임은 옛날의 흑백텔레비전과 비슷한 오실로스코프 화면 위에 2차원의 테니스 코트를 선보였다. 코트는 기본적으로 화면 중앙 아래 수직선이 그물을 대신해서 있고, 밝게 켜진 점 하나가 자취를 남기며 그물 위로 넘어다니는 구조였다. 게임을 하는 사람은 단추들, 그리고 보이지 않는 테니스 라켓의 스윙 각도를 조절하는 회전식 다이얼을 이용해서 서브도 하고, 발리도 하며 게임을 즐겼다. 이미 1958년에도 전자 게임을 즐기기 위해 수백 명의 사람이 경쟁적으로 줄을 지어 기다렸다.

이 책에 나온 많은 과학적 내용과 달리 비디오 게임의 영향에 관해 우리가 알고 있는 내용은 대부분 인간 연구에서 밝혀졌다. 실험 동물이 게임을 시뮬레이션 하기는 꽤나 힘든 일일 테니 말이다. 쥐가 조종간을 잡고 컴퓨터 게임을 즐기고 있는 모습을 상상해보라. 그래서 게임의 영향 측정은 심리 테스트나 기능성 MRI 연구를 통해 이루어졌다. 기능성 MRI 연구의 경우 연구자들은 게임을 하는 사람과 하고 있지 않은 사람의 뇌 영역에서 어디가 켜지고 어디가 꺼지는지를 살펴서 뇌 영역의 상대적 크기를 측정한다.

2012년에 중국에서 발표된 한 연구에서는 게임 중독의 기준을 충족하는 청소년 17명의 뇌 스캔 영상을 게임을 하지 않고 나이, 성별, 교육 수준이 비슷한 청소년 24명의 뇌 스캔 영상과 비교해보았다.[5] 그 결과 게임을 하는 청소년 집단은 위험 감수 행동 검사에서 더 높은 점수를 받았다. 그다음으로 기능성 MRI를 통해 확인하니 게임을 하는 청소년은 이마엽으로의 연결성은 떨어졌지만 니코틴 중독 같은 예에서 관찰되는 영역에서는 연결성이 더 높았다. 이는 이마엽으로 이어지는 연결의 두께를 실제 측정하는 것을 목표로 한 연구에서도 확인되었다.

대한민국에서 이루어진 연구에서는 청소년의 뇌 구조에 미치는 영향이 거듭 확인되었다.[6] 인터넷 중독으로 진단받은 남자 청소년 15명을 게임을 하지 않는 청소년과 비교해보았더니 게임을 하는 청소년은 위험 감수 행동의 조절에 관여하는 눈확이마겉질 orbitofrontal cortex 영역이 더 작았다. 강박장애가 있는 사람도 똑같은 패턴을 보인다.

보통 젊은 사람, 특히 남자들은 만 21세 정도면 비디오 게임을 만 시간 정도 해왔다. 그 어떤 금전적, 교육적 이득과도 직접 관련이 없는 기술을 연마하는 데 쓴 시간 치고는 상당히 많다. 말콤 글래드웰Malcolm Gladwell은 저서 『아웃라이어』에서 어느 분야든 전문가가 되려면 일반적으로 만 시간 정도가 필요하다고 했다. 물론 게임 산업과 관련된 직업을 선택하거나 컴퓨터 시뮬레이션을 많이 하는 직업에 몸담고 있는 사람은 예외이겠지만, 우리의 젊은이들이 게임 할 때 말고는 딱히 쓸 데가 없는 기술에 전문가가 되어가고 있다는 말이다. 만 시간이면 대학 학사 학위를 따는 데 들어가는 시간보다도 많은 시간이라고 한다.

그렇다면 정상적인 수준으로 즐기는 비디오 게임은 뇌에 좋을까, 나쁠까? 아직 100% 확실한 답은 없다. 간단히 말하면 다른 모든 학습과 마찬가지로 적당히 게임을 즐기는 것은 뇌에 좋은 영향을 미친다고 한다. 광적인 컴퓨터 게임 마니아와 게임을 가끔씩 즐기는 사람 사이에는 차이가 있다. 독서나 다른 모든 형태의 균형 잡힌 뇌 자극과 유사하게 비디오 게임에서 뛰어난 능력을 발달시키는 것도 긍정적인 부분이 없지 않다. 독일 막스플랑크 연구소의 한 연구에서는 게임을 열심히 하면 일부 뇌 영역이 더 커진다는 것을 보여주었다. 특히 내후각피질entorhinal cortex, 해마, 뒤통수엽, 마루엽이 커진다. 모두 작업기억과 시공간 능력에 중요한 뇌 영역들이다. 비행기 조종술을 가르치는 비행학교부터 심장마비나 뇌졸중 환자를 시뮬레이션 하는 의과나 간호학과에 이르기까지 여러 가지 경험적 기술을 가르칠 때 게임과 비슷한 비디오 시뮬레이션을 활용하는 교육자료를 준비하는 이유다.

하지만 청소년기에 다른 대부분의 행동을 배제하고 중독처럼 강박적으로 게임에만 몰두하는 것은 뇌에 즉각적인 부정적 영향과 장기적인 부정적 영향을 모두 미치는 것으로 보인다.

중국의 연구자들은 일주일에 6일, 하루에 약 10시간 동안 온라인 게임을 하는 대학생들의 뇌에 변화가 일어난다는 것을 발견했다. 연구자들은 이 온라인 게임 이용자들의 경우 말하기, 기억, 운동 조절, 감정부터 목표 지향, 충동적인 행동과 부적절한 행동의 억제에 이르기까지 모든 것을 담당하고 있는 작은 회백질 영역에 변화가 생긴다는 것을 알아냈다. 그리고 청소년이 온라인에서 보내는 시간이 증가할수록 크기가 줄어들어, 때로는 무려 20%나 줄어들기도 한다는 것을 밝혀냈다. 여기서 끝이 아니다. 연구자들이 백질을 집중적으로 스캔해보았더니 비정상적인 부분이 발견되었다. 즉 뇌의 기억 중추, 특히 오른쪽 해마곁이랑 right parahippocampal gyrus 안에서 백질 연결성에 비정상적인 부분이 보였다. 연구자들은 강박적으로 온라인 게임을 즐기는 사람의 뇌에서 이 영역에 백질 밀도가 증가한 것 때문에 정보를 일시적으로 저장하고 재생하는 데 문제가 생기는지도 모른다는 가설을 세웠다.[7] 근처 다른 영역의 백질이 감소함으로써 결정을 내리는 능력이 손상을 입을 수 있다는 것이다. 그럼 컴퓨터를 끄거나 온라인 게임과 거리를 두어야겠다는 결정을 내리는 능력 역시 손상될 것이다. 이 뇌 영역들은 모두 청소년의 알코올, 헤로인, 코카인, 마리화나 중독과도 관련이 있는 영역들이다.

아마도 10대에게 가장 끔찍한 디지털 유혹은 전자 포커 같은 도박일 것이다. 이런 게임을 하면 갑자기 도박과 기술이라는 중독에 이중으로 취약해질 수 있기 때문이다. 여러 연구에 따르면 10대의 70~80% 정도는 적어도 한 번은 온라인 도박 게임을 해본 적이 있다고 한다. 카지노에 가서 도박을 하려면 만 18세가 되어야 하지만, 연구에 따르면 10살밖에 안 되는 아이들도 무료 연습 게임을 해볼 수 있는 인터넷 포커 사이트에 접속한다고 한다. 이런 사이트들은 비교적 익명성이 보장되고 하루 24시간 접속할 수 있기 때문에 인터넷 도박 사이트에서 요구하는 연령 제한을 빠져나가기가 더 쉬워졌다. 온라인 카지노는 세계 도처에 있고, 이 사이트가 연령 제한이 없는 국외에 자리 잡고 있기만 하면 미국의 청소년을 비롯해서 도박을 하고 싶어 하는 청소년들은 누구라도 매일 수천 판의 포커를 즐길 수 있다. 그리고 아이튠즈를 통해 구할 수 있는 무료 도박 애플리케이션을 이용하면 아이들이 이른 나이에 중독의 길로 빠져들 수 있다.

청소년 도박 문제 해결을 위한 국제본부의 보고에 따르면 성인의 경우 강박적인 도박의 문제와 씨름하는 사람의 비율이 3%인 반면, 미성년자의 경우는 8%에 이른다고 한다. 그리고 이런 유혹은 날로 악화되고만 있다.《포브스》의 2013년 기사에 따르면 모건 스탠리에서는 2020년이면 미국의 온라인 도박 시장이 라스베이거스와 애틀랜틱시티 두 곳 시장을 합친 것과 맞먹는 수익을 내리라고 예상하고 있다. 이는 90억 달러가 넘는 액수다.

행동 중독은 약물중독처럼 은밀히 퍼져나간다. 양쪽 모두 똑같은 두뇌 회로를 이용하기 때문이다. 도박이 되었든, 소셜 미디어를 통한 상호작용이 되었든, 코카인 흡인이 되었든 10대들이 뇌의 보상중추를 자극할 때 밀려드는 좋은 기분에 특히나 취약한 이유도 이것이다. 특화된 정신건강 및 행동 건강 진료 서비스를 제공하는 미국 최대 업체인 CRC 헬스 그룹에서는 인터넷 중독이 실제로 존재한다고 믿으며, 인터넷에 중독되었음을 알려주는 행동 지표와 생리적 지표의 목록을 웹사이트와 문헌에 실어놓았다.

- 학교에 있지 않은 시간은 대부분 컴퓨터 앞에서, 혹은 비디오 게임을 하며 보낸다.
- 학교에서 존다.
- 과제를 제때에 해 가지 못한다.
- 성적이 나빠진다.
- 컴퓨터와 비디오 게임 사용에 대해 거짓말을 한다.
- 친구를 만나느니 차라리 컴퓨터나 비디오 게임을 한다.
- 클럽이나 운동 등 다른 사교 단체 활동을 그만둔다.
- 비디오 게임이나 컴퓨터를 끼고 있지 않으면 짜증이 난다.
- 키보드를 과도하게 쓰는 반복 동작으로 인해 손목터널 증후군carpal tunnel syndrome(손가락, 손, 손목의 관절통)이 생긴다.
- 불면증에 시달린다.
- 계속 온라인 상태를 유지하기 위해 식사를 포기한다.
- 계속 온라인 상태를 유지하기 위해 개인위생이나 치장 등을 방치한다.
- 두통, 허리 통증, 목 통증.

• 안구건조증과 시력 저하.

물론 강박적인 인터넷 사용의 해악이 중독만은 아니다. 2006년 정신의학연보에 실린 한 연구에서는 비디오 게임과 청소년의 ADHD 증상의 연관성을 조사하였는데 하루에 비디오 게임을 1시간이나 그 이상 즐기는 청소년에서는 ADHD와 부주의 증상이 더 다양하게 나타나고, 그 정도도 더 심한 것으로 나타났다.[8]

여기서 다중작업이라는 주제로 돌아가보자. 청소년이 인터넷 중독에 더 취약하다는 증거가 많아지고는 있지만 우리 주변 환경을 침입해 들어온 디지털 기술이 어른들의 주장처럼 청소년의 집중력을 저해하느냐를 두고는 의견이 엇갈리고 있다. 10대들은 정말 성인보다 다중작업에 더 능할까?

대부분의 10대는 자신이 다중작업을 잘한다고 믿으며, 그 덕에 더 많은 것을 이룰 수 있다고 말한다. 반면 연구 결과를 보면 다중작업은 청소년의 학습에 지장을 초래한다. 다중작업으로 이루어질 경우 10대가 과제를 마무리하는 데 25~400% 정도의 시간이 더 걸린다고 한다. 그렇다면 10대들은 왜 다중작업이 도움이 된다고 말할까? 어쩌면 다중작업이 정서적인 만족을 주기 때문인지도 모른다. 한 설문 조사에서 연구자들은 보고서를 읽으며 텔레비전을 시청하는 학생들은 텔레비전을 시청하지 않으며 보고서만 읽은 학생보다 더 큰 만족을 느낀다고 했다. 이 연구의 주요 저자인 왕 정Zheng Wang은 이렇게 설명한다. "이들이 만족을 느끼는 이유는 공부가 효과적이었기 때문이 아니라 텔레비전 시청을 덧붙이는 바람에 공부가 즐거워졌기 때문이다. 활동을 결합했기 때문에 좋은 기분을 느낀 것이다."[9]

앞서 미네소타대학교 학부생들이 암기하거나 시험 볼 때 정신을 산만하게 하면 점수가 낮아졌다는 것을 살펴본 바 있다. 과학자들은 다중작업이 학습에 방해가 될 뿐 아니라 코르티솔과 아드레날린 같은 스트레스 호르몬의 분비도 재촉할 수 있다고 말한다. 코르티솔 수치가 만성적으로 높으면 공격성과 충동성이 증가하고, 단기기억 손실이 일어나고, 심혈관 질환도 발생할 수 있다. 바꿔 말하면 다중작업은 우리를 서서히 약화시키고, 혼란과 피로를 야기하고, 유연성을 잃게 만든다. 우리가 다중작업을 계속하는 이유는 대부분 습관 때문이다. 그리고 청소년의 습관은 특히나 깨기가 어렵다. 일단 10대들이 다중작업에 익숙해지면 지속할 가능성이 높은 것도 이 때문이다. 오하이오주립대학의 왕Wang 박사는 한 언론 매체에서 이렇게 말했다. "이것은 걱정스러운 일입니다. 학생들이 과제를 할 때도 텔레비전이 필요한 것만 같고, 끊임없이 문자메시지나 컴퓨터를 확인해야만 할 것처럼 느끼기 시작하니까요. 이런 것들은 전혀 도움이 되지 않지만, 여기에는 감정적인 보상이 뒤따르기 때문에 그런 행동을 지속하게 됩니다. ……오늘 다중작업을 하면, 내일도 그렇게 할 가능성이 큽니다. 그러다 보면 결국 그런 행동이 더욱 강화되는 것이죠."[10]

10대들은 다중작업을 통해 정서적 보상을 얻는 듯 보이지만 일부 연구자들은 다중작업과 우울증, 불안 증상 사이에서 상관관계를 발견했다. 하지만 아직 연구자들도 다중작업의 증가가 이런 증상으로 이어지는 것인지, 아니면 이런 증상이 다중작업의 증가로 이어지는 것인지 파악하지 못하고 있다. 10대들이 다중작업의 유혹을 피하게 돕는 가장 좋은 방법은 우선순위를 정하고 체계를 잡도록 북돋아주는 것이다. 청소년 자녀에게 목록을 작성하도록 권해보자. 예를 들면 숙제를 하기 위해 학교에서 집으로 가져와야 할 것들의 목록, 잠자리에 들기 전에 마무리해야 할 일들의 목록 등이다. 마무리한 일들은 목록에서 하나씩 줄을 그어 지우는 습관을 들이게 하자. 아이가 학교를 마치고 집으로 돌아오면 당신이 보는 앞에서 책가방을 깨끗이 치우고 학교에서 받아온 과제를 정돈하게 하자. 그리고 제일 먼저 해야 할 일이 무엇인지 물어보자. 자녀가 이런 일을 하기 싫어 짜증을 낼지도 모르지만, 어떤 일을 하기 전에는 텔레비전이나 컴퓨터를 사용할 수 없고, 간식도 먹지 못하게 하면 성공 가능성이 그만큼 높아진다. 보통 정신을 산만하게 하는 것이 적을수록 더 낫다. 자녀가 과제를 하는 동안에는 텔레비전을 꺼서 배경 소음을 줄여야 하는 이유다. 물론 일부 10대는 과제를 하는 동안 헤드폰을 끼고 음악을 들으면 실제로 긴장이 풀리고 집중도 더 잘된다. 이것을 확인하는 방법은 지켜보는 것밖에 없다.

청소년이 디지털 기술에 너무 몰입해서 생기는 여파는 인지적인 부분이나 감정적인 부분뿐만 아니라 법적인 부분에도 영향을 미칠 수 있다. 2013년 1월에 만 18세의 오리건 주 남성 제이컵 콕스 브라운Jacob Cox-Brown은 자기 페이스북에 다음과 같은 상태 업데이트를 올렸다.[11] "술 먹고 운전…… ;) 내가 누구 차를 박았는지는 모르겠지만, 하여간 죄송. :P." 이 고백만으로는 음주운전으로 영장을 발부할 수 없지만, 지역 경찰에서 이 게시물에 대해 알게 되자 콕스브라운의 문 앞에 나타나 그를 체포했다. 경찰은 운전자 의무를 두 가지 준수하지 않은 죄목을 들어 그를 기소했다. 그보다 6개월 앞서 만 18세의 켄터키 주 여성은 음주운전을 하다가 자동차 충돌 사고를 내 체포된 다음에 메시지 하나를 게시했다.[12] 페이스북에 그 사고에 대해 게시하면서 아주 흔하게 사용하는 약자인 "LOL(Laugh Out loud, '크게 소리 내어 웃다'라는 의미로 재치 넘치는 말에 대한 칭찬 어린 응수로서 온라인에서 많이 사용된다 - 옮긴이)"을 덧붙였다. 판사는 이 메시지가 경솔하고 무례하다고 판단하여 여성에게 48시간 동안의 금고형을 선고했다. 문자메시지를 주고받으며 운전하는 부분에 대해서는 주마다 법이 다양하게 적용된다. 어떤 주에서는 10대는 운전하는 동안 어떤 디지털 장치도 사용하지 못하게 막고 있다. 심지어는 핸드프리 장치를 이용한 통화까지도 금지한다.

인터넷 사용에 뒤따르는 또 다른 결과는 온갖 종류의 자극을 제공한다는 것이다. 이 때문에 10대들은 하루에도 수십 가지 경험에 노출된다. 이는 기존의 세대들이 접했던 경험보다 훨씬 많은 양이다. 그 역도 성립한다. 한 10대의 행동이 과거에 비해 훨씬 더 큰 규모로 반향을 불러일으킬 수 있다. 옛날에는 10대끼리 장난을 쳐도 그 범위가 학교 교정을 벗어나기 힘들었지만, 지금은 인터넷을 타고 삽시간에 퍼지면서 뜻하지 않은 수많은 결과를 낳을 수 있다.

나도 이런 경우를 들어본 적이 있다. 한 동료가 혼자서 16살 난 딸을 키웠다. 필라델피아의 한 공립고등학교 2학년인 아이는 또래들처럼 스마트폰이 있었고, 여가 시간에 인터넷, 문자메시지,

트위터 등을 하며 보낼 때가 많았다. 어느 날은 같은 학교 학생 하나가 그 애의 사진을 몰래 찍었다. 사진만 보면 이 여학생은 눈을 감고 고개를 숙이고 있어서 수업 시간에 자고 있는 것처럼 보였다. 이 사진을 찍은 학생은 경멸적인 글을 덧붙여 인스타그램에 올렸다. 머지않아 동료의 딸도 온라인으로 이 사진과 글을 보게 되었고, 화가 나서 엄마에게 전화를 했다. 엄마는 학교로 전화를 걸었다. 그날 일과가 끝날 무렵 사진을 찍어 인스타그램에 게시한 학생은 정학을 당했다. 이 여학생도 화가 나서 복수를 다짐했다.

　내 동료의 딸은 자기가 방과 후에 어디서 무엇을 하고 있는지 트위터에 올리기를 좋아했기 때문에 찾기가 어렵지 않았다. 정학을 당한 여학생은 내 동료의 딸을 때려주겠다면서 다른 사람들에게 필라델피아 센터시티로 구경 오라고 트위터에 올렸다.[13] 실제로 수십 명이 그 자리에 나왔다. 결국 폭동에 가까운 일이 벌어져 성인 4명과 10대 10명이 체포되고, 내 동료의 딸은 폭행을 당해 몇 군데 찰과상과 타박상을 입었다. 동료는 이야기를 들려주며 이렇게 말했다. "나는 10대들이 소셜 미디어를 사용하는 것이 싫어요. 그 애들은 제대로 사용할 수 없으니까요. 아이들이 감당 못할 너무 큰 자유라고요. 거기서는 아이들이 아무 얘기나 다 해요. 상스러운 욕설도요. 공공장소나 마찬가지인 공간인데 아무런 얘기나 행동을 막 하잖아요." 딸은 어떻게 되었느냐고 물어보니 망신을 당해 한동안은 성적이 내려갔지만 결국은 회복하고 그 일을 통해 정말 많은 것을 배웠다고 말한다고 했다. 그리고 이렇게 덧붙였다. "정말로 우리 딸이 그랬기를 바라고 기도해요."

디지털 미디어를 잘못 사용한 결과가 이틀 정도의 수감이나 패싸움으로 끝나지 않을 수도 있다.[14] 뉴저지 리지우드 출신으로 만 18세인 내성적인 바이올린 연주자 타일러 클레멘티Tyler Clementi는 럿거스대학교에 입학한 지 한 달 정도 되었을 때 자기가 만들지도 않은 사이버 스캔들에 휘말렸다. 몇 주 전에 부모한테 자신이 동성애자라고 밝힌 이 호리호리한 빨강 머리 클레멘티는 최근에 자칭 컴퓨터광이라는 다런 라비Dharun Ravi를 룸메이트로 배정받았다. 2010년 9월 19일에 라비는 기숙사 방을 비운 동안에 자신의 노트북 웹캠으로 클레멘티가 기숙사 방에서 다른 남자와 만나는 모습을 훔쳐보았다. 신입생 몰리 웨이Molly Wei의 컴퓨터를 이용해 자신의 노트북에 접속했고, 아이챗이라는 웹사이트에 로그인해서 자기 방에 있는 웹캠을 활성화시켰다. 몇 분 동안에 걸쳐 라비, 웨이, 그리고 몇몇 사람이 클레멘티가 자기 남자 친구와 포옹하고 키스하는 모습을 지켜보았다. 다음 날 클레멘티는 그 웹캠에 대해 알게 되었다. 라비가 그것을 트위터에 올렸기 때문이다. 클레멘티는 이런 배신을 대수롭지 않게 여기고 그다음 날 그냥 기숙사 방을 바꿔달라고만 요청했다. 하지만 그 사건이 있고 이틀 후에 클레멘티는 라비가 다시 자기를 몰래 훔쳐볼 준비를 하고 있는 것을 알게 되었다.

9월 22일 저녁 6시 30분경 클레멘티는 뉴저지 뉴브런즈윅에서 대학 버스를 탄 다음, 그다음에는 뉴욕으로 가는 기차에 올랐다. 가을의 첫 비가 내리는 그 따뜻한 날에 최근에 대학 오케스트라에서 좋은 자리를 얻은 젊은 동성애자 남성은 자신의 페이스북에 마지막 상태 업데이트를 올렸다. "조지 워싱턴 다리에서 뛰어내리려고 해요. 모두들 미안." 라비가 이 메시지에 대해 알고 있었는지는 분명하지 않지만, 클레멘티가 게시물을 올리고 5분 후에 라비는 자기 룸메이트에게 사과의 문자메시지를 보냈다. "네가 무언가 왜곡되고 충격적인 얘기를 들었다면 정말 미안한데, 내가 한 행동들은 절대로 악의를 가지고 한 게 아니야." 다음 날 경찰은 조지 워싱턴 다리 아래를 흐르는 차가운 허드슨 강에서 클레멘티의 시체를 발견했다. 6일 후에 라비와 웨이는 사생활 침해 혐의로 미들섹스 카운티 검찰청에 기소되었다.

이 자살과 웹캠 스캔들은 영국, 프랑스, 덴마크, 터키, 일본, 인도네시아, 호주 등 전 세계에서 헤드라인을 장식했다. 연예인, 정치인, 토크쇼 사회자들은 이 훔쳐보기 사건을 사이버 왕따, 증오범죄 혹은 더 심한 용어로 불렀다. 페이스북은 라비와 웨이를 비난하는 사람들과 지지하는 사람들로 나뉘어 게시물이 쏟아져 나왔다. 이 두 18세 청소년은 죽이겠다는 위협을 받아 어쩔 수 없이 숨어 지내야 했고, 결국 대중의 신상 털기와 경멸에 위축된 나머지 학교를 그만두어야 했다.

결국 웨이와 라비는 '편견 범죄', '목격자 매수', '증거 조작'으로 기소되었다. 웨이는 양형거래를 받아들여 지역봉사활동 300시간을 선고받았다. 라비는 변호사를 통해 무죄를 주장하며 그 사고는 편견 때문에 나온 행동이 아니라 어리석은 장난에 불과했다고 말했다. 그리고 두 번의 양형거래 제안을 거절하고 2012년 2월에 재판에 들어갔다. 3주에 걸쳐 증인신문기일이 지나고 라비는 반대신문이나 선고기일 출석도 없이 편견 범죄, 사생활 침해를 비롯한 15개 항목에 대해 유죄를 선고받았다. 10년 징역형 선고가 가능한 상황에 직면했지만 대신 그는 30일 징역형과 지역봉사활동 600시간, 그리고 보호 관찰을 선고받았다. 그가 더 엄한 벌을 받았어야 했다고 믿는 사람이 많았고, 30일도 너무 많다고 생각하는 사람들도 있었다.

어쨌거나 라비와 웨이의 삶은 되돌릴 수 없이 틀어지고 말았고, 클레멘티의 삶은 너무 빨리 끝나고 말았다. 라비의 행동이 편견 때문에 생겼다고 믿는 사람은 많지 않다. 대부분은 라비가 컴퓨터 실력을 친구들에게 뽐내고 싶었거나 그저 가상세계 관음증이 있었을 뿐이라고 믿는다. 그리고 클레멘티가 자신이 동성애자라는 사실에 얼마나 괴로워했는지, 그리고 그의 성정체성을 가족이 받아들이는 데 어려움이 있었는지는 아무도 모른다.

사이버 왕따, 디지털을 통한 사생활 침범, 그리고 끔찍하게 엉망이 되어버린 인터넷 커뮤니케이션에 대한 뉴스 기사가 하루가 멀다 하고 쏟아져 나오고 있다. 이들 중 상당수는 10대와 관련된 것들이다. 2008년에 신시내티의 만 18세 소녀 제시카 로건Jessica Logan은 헤어진 남자 친구가 핸드폰으로 촬영한 자기 나체 사진을 고등학교 반 친구들에게 보낸 것을 알고 목을 매달아 자살했다. 2006년에는 미주리 주의 8학년 학생이 인터넷으로 이루어졌던 연애가 장난질이었다는 것을 알고는 자살하고 말았다. 2001년에는 오리건주립대학교의 한 공대생이 룸메이트가 여자 친구가 성관계를 하는 장면을 자신의 노트북 웹캠으로 인터넷 중계했다가 사생활 침해로 유죄판결을 받았다. 10대들이 부주의하고 충동적인 행동을 저지르는 것은 어제오늘 일이 아니지만 이제는 디지털 도구들을 마음껏 사용할 수 있게 되는 바람에 그런 행동에 따르는 결과와 위험이 기하급수적으로 확대되고 말았다.

스스로를 컴퓨터 전문가라 여긴 라비는 사건이 벌어지기 전까지는 자신의 행동이 불러올 결과를 결코 심각하게 생각해보지 않았다. 클레멘티의 경우, 사건 너머를 바라보고 자신을 집어삼킨 주체하기 힘든 절망에 대해 도움의 손길을 찾기가 분명 불가능했을 것이다.

우리 모두가 발을 들인 이 디지털 세계를 되돌릴 수는 없다. 하지만 하루에 몇 시간, 혹은 몇 분만이라도 그것을 물리칠 수는 있다. 그리고 이것을 우리 아이들과 빨리 시작할수록 좋다. 10대의 인터넷 사용을 제한하기가 쉽지는 않다. 하지만 좀 더 쉽게 통제하는 한 가지 방법은 컴퓨터를 아이 방에 두지 않고 가족이 함께 사용하는 공동의 장소로 옮기는 것이다. 이렇게 하면 자녀가 무엇을 할 수 있는지 좀 더 쉽게 확인할 수 있다. 소프트웨어 프로그램을 이용하면 자녀가 어떤 사이트를 방문하는지 감시하는 데 도움이 되고, 일부 사이트에 대한 접근도 차단할 수 있다. 하지만 당신이 책임져야 할 가장 큰 부분은 10대 자녀들과 소통하는 것이다. 자녀들이 온라인에서 하는 행동에 익숙해져야 하고, 자녀들을 가장 유혹하는 사이트가 어디인지, 그리고 수학 과제를 하는 동안이라든지, 잠자리에 들 준비를 하는 시간 등 언제 유혹에 제일 쉽게 빠져드는지도 잘 알고 있어야 한다. 이런 문제에 접근할 때는 자녀가 잘못한 일에 대해 벌을 받아야 한다는 태도가 아니라 자녀가 균형 잡히고, 원만하고, 사회적으로 고립되지 않은 상태로 머물 수 있게 돕는다는 태도로 접근해야 한다.

믿기 힘들겠지만 일부 기술회사 경영진들도 용이한 디지털 접근이 언제나 좋은 것만은 아니라는 것을 깨닫기 시작했다. 2012년에 《뉴욕타임스》에서는 실리콘 밸리의 몇몇 경영진들이 디지털 과부하에 대해 인정했을 뿐 아니라, 디지털 미디어와 종종 멀어지는 시간을 가질 필요성에 대해서도 인정했다는 기사를 올렸다.[15] 페이스북의 이사 스튜어트 크랩Stuart Crabb 은 《타임스》에서 다음과 같은 비유를 들었다. "개구리를 찬물에 넣고 천천히 가열하면 개구리는 자기가 익고 있는 줄도 모르고 있다가 결국 삶겨서 죽습니다." 크랩은 온라인에서 보내는 시간은 업무 성과만이 아니라 인간관계나 삶의 질에도 영향을 미친다는 것을 인식해야 한다고 말했다.

그럼 이 디지털 개척자들은 자기 자신의 충고를 얼마나 진지하게 따르고 있을까? 시스코의 최고기술책임자인 패드마스리 워리어Padmasree Warrior 는 《타임스》에 말하기를 자기는 자기 밑에 있는 2만2천 명의 직원들에게 접속을 끊고 심호흡을 하라고 정기적으로 충고한다고 했다. 그녀는 매일 밤 명상을 할 때, 그리고 토요일에 그림을 그리고 시를 쓸 때마다 그렇게 하고 있다고 말했다. 핸드폰은? 그냥 꺼둔다고 한다.

12장　소년의 뇌와 소녀의 뇌는 무엇이 다른가

10대의 뇌에 대해 처음으로 강의를 한 것은 2007년으로, 내 아들이 다니던 학교인 콩코드 아카데미에서였다. 교장 선생님, 지도교사 선생님들, 그리고 선생님들 모두 내 아이들에게 참 잘해주었기 때문에 나도 무언가 보답하고 싶었다. 처음에는 한 번의 강의로 끝나리라 생각했지만 결국은 이틀에 걸쳐 교사, 부모, 아이들을 위한 강의로 나뉘어 학술 토론회로 진행되었다. 친구이자 동료인 두 사람이 연사 목록을 채워주었다. 데이비드 우리온David Urion 박사는 하버드의대 신경과 부교수로 자폐증과 학습장애를 비롯한 인지장애가 있는 아동도 치료하고 있다. 매리언 울프Maryanne Wolf는 터프츠대학교의 독서와 언어 연구센터 소장을 맡고 있다.

데이비드는 신경학자이자 주의력결핍 과잉행동장애 전문가다. 그리고 특히 학습장애가 아동과 청소년에 미치는 영향을 이해하기 위해 많은 시간을 노력했다. 매리언은 글 읽기를 배우는 방식과 언어 처리 과정에서 남자아이와 여자아이 사이에 나타나는 차이에 대해 심도 깊게 파고들고 있다.

학술 토론회에서 학생들 앞에서 강연할 차례가 되자, 매리언은 그런 차이점 중 하나를 재빨리 보여주는 것으로 강연을 시작했다. 먼저 그녀는 청중 중에서 만 13세의 남학생 한 사람과 여학생 한 사람을 지원자로 받겠다고 했다. 그리고 그 지원자에게는 1분 동안에 특정 글자로 시작하는 단어를 최대한 많이 말하는 과제를 내줄 것이라고 했다. 매리언이 10대 청중을 대상으로 이것을 시험해볼 때마다 늘 같은 일이 일어났고, 그녀는 늘 여학생을 먼저 시켜서 그 시간 동안 남학생이 감을 잡을 수 있게 해주었다. 그렇게 해서 만 13세 여학생 한 사람이 지원하여 일어서면, 매리언이 이렇게 말한다. "P로 시작하는 글자를 최대한 많이 얘기해보세요." 그러자 여학생은 P로 시작하는 글자를 대기 시작한다. 'pumpkin, pattern, public, popular' 등등. 1분이 끝날 때까지 그 여학생은 35개의 단어를 줄줄이 외운다. 이 즈음이면 남학생은 여학생이 하는 것을 계속 지켜보고 있었으니 준비가 더 잘되어 있을 것이다. 그렇지 않겠는가? 그럼 매리언은 남학생을 돌아보며 이렇게 말한다. "좋아요. 그럼 준비됐나요?" 몇몇 남학생이 숨죽여 낄낄 웃는다. 그때 매리언이 이렇게 말한다. "좋아요, 그럼 이번에는 M으로 시작하는 단어를 말해보세요." 그럼 남학생은 마치 단서가 될 만한 것을 찾기라도 하는 듯 바로 주변을 두리번거리기 시작한다. 그리고 말을 더듬으며 힘겹게 한 단어씩 대기 시작한다. 1분이 지났을 무렵 운이 좋았다면 남학생은 여학생이 말한 단어 수의 절반 정도는 댈 수 있을 것이다.

나는 매리언이 이렇게 하는 것을 각각 다른 곳에서 3번 지켜보았는데 그때마다 똑같은 결과가 나왔다. 그녀의 말로는 여학생이 남학생보다 이런 과제를 훨씬 더 잘하지만, 2년 정도가 지나면 이런 차이가 사라지는데 여기에는 이유가 있다고 한다. 단어를 줄줄이 말하는 능력은 사실 두 가지 서로 다른 뇌 영역에서 이루어진다. 하나는 마루관자영역parietotemporal area이다. 이곳은 말하기와 언어가 처리되는 영역이다. 다른 하나는 이마엽이다. 이곳은 의사 결정을 통제한다. 두 10대에게 내준 수행 과제는 언어 능력과 신속한 결정 능력이 필요한 과제이다. 그리고 만 13세에는 여기에 필요한 두뇌 영역 사이의 배선이 여자가 더 잘되어 있다.

과학자와 심리학자는 남자와 여자의 발달에는 차이가 있고 여자의 언어 능력 발달이, 특히 읽기와 쓰기에서는 일반적으로 1년에서 1년 반 정도 남자보다 앞선다는 것을 오래전부터 알고 있었다. 10대 자녀를 둔 부모라면 이 말에 고개를 끄덕일지도 모르겠다. 하지만 이런 차이가 발달 속도의 차이만으로 결정되진 않는다는 사실은 아마 잘 모를 것이다. 여자 청소년의 뇌와 남자 청소년의 뇌에는 실제로 해부학적, 생리적 차이가 있기 때문이다.

남자와 여자의 뇌 구조 차이는 대부분 아주 작고, 남성과 여성의 평균 신체 크기 차이와 상관이 있을 뿐이다. 다른 차이들은 특정한 장점이나 단점과 관련되어 있지 않다. 예를 들어 성인 남성의 뇌는 여성의 뇌보다 평균 6~10% 정도 크지만, 하버드대학교 연구자들의 자료에 따르면 여성의 뇌가 양쪽 반구 사이의 연결성이 더 높다고 한다. 이런 차이가 아동기에는 훨씬 더 과장될 수 있다. 이때는 같은 연령의 남자아이와 여자아이라고 해도 성장 곡선의 기울기가 가파른 영역에서는 뇌 부피의 차이가 무려 50%나 날 수 있다. 따라서 적어도 남성과 여성에 대해 얘기할 때만큼은 해부학적 차이만을 가지고 뇌 기능에 대한 어떤 결론을 내리는 것은 불가능하고, 사실 어리석은 일이다.

하지만 남녀 사이에 신경해부학적 차이가 있다는 사실은 논란의 여지가 없다. 이런 차이는 태아 초기부터 존재한다. 이미 호르몬이 태아의 뇌 영역들이 어느 방향으로 가야 할지 운명을 정해놓기 때문이다. 이것을 성적 이형성sexual dimorphism이라고 한다. 그리고 이른 시기에 여성 호르몬인 에스트로겐이나 남성 호르몬인 테스토스테론의 수치 차이로 인해 심한 변화를 겪는 영역 중 하나가 바로 시상하부다. 이런 차이가 결국에는 대단히 중요하게 작용한다. 시상하부는 남성과 여성에서 호르몬을 조절하는 업무를 평생 담당하기 때문이다.

샌드라 위틀슨Sandra Witelson은 캐나다 온타리오 맥마스터대학교의 정신의학 및 신경과학과 교수다. 그녀는 정상적인 뇌를 세계 최대 규모로 수집해서 총 120개 넘게 보유하고 있다. 30년에 걸친 연구 기간 동안 그녀는 남자의 뇌와 여자의 뇌의 차이를 일관되게 밝혀냈지만, 그 차이는 크지 않았고 그런 차이와 기능 사이의 관계는 예상을 벗어나는 경우가 많았다. 일례로 좌반구와 우반구를 연결하는 신경조직 띠인 뇌들보corpus callosum가 여성에서는 IQ 테스트에서 언어 능력과 관련이 있는 것으로 보이나 남성에서는 그렇지 않다. (그리고 청소년에서는 여자의 뇌들보가 남자보다 25% 정도 더 크다.) 또 다른 연구를 보면 남성에서는 기억력이 해마에서 뉴런들이 얼마나 치밀하게 밀집되어 있느냐와 관련이 있었지만, 여성의 경우는 여기에 해당하지 않았다. 인지 과제를 이용한 연구에서는 성에 따른 증가나 감소가 나타나지 않았다. 이 모든 연구 결과가 강조하는 것은 남성과 여성의 뇌 사이에서 한쪽 성에 국한된 서술을 할 때는 지적으로 개방되어 있을 필요가 있다는 점이다.

좀 더 최근에는 펜실베이니아대학교의 라켈 구르Raquel Gur와 동료들이 두 가지 MRI 기술을 함께 사용하여 남자의 뇌와 여자의 뇌에서 뇌 영역들 사이의 연결성을 검사해보았다.[1] 이 두 MRI 기술이란 뇌의 물리적 연결을 지도로 만들어내는 DTI(확산텐서영상) 기술, 그리고 활성화되었을 때 뇌 영역들이 얼마나 동기화되는지를 지도로 만들어내는 fMRI 기술을 말한다. 구르와 동료들은 한쪽 뇌 영역이 켜지거나 또 다른 뇌 영역을 활성화시키는 것을 관찰하며 그 둘 사이에 선을 그어 뇌의 '연결체connectome'를 지도로 만들었다. 이들은 두 뇌반구 사이의 연결량을 비교하여 연결의 대다수는 남성과 여성에서 동일하지만 남성은 반구 안에서의 연결이 더 많고, 여성은 반구 사이의 연결이 더 많다는 것을 밝혀냈다.

또 청소년기에는 남자와 여자 간에 뇌 기능 차이가 실제로 존재한다는 것도 논란의 여지가 없는 사실이다. 여자 청소년의 경우 뇌들보가 더 크다. 이는 뇌의 두 반구 사이에서 소통이 더 잘 이루어진다는 의미이다. 그래서 여자아이들은 과제 사이를 전환하는 능력이 남자아이들보다 더 뛰어나다. 예로 내 친구 이야기를 해보겠다. 친구는 나처럼 아들을 둘 두었는데 하나는 10대고, 하나는 이제 막 10대를 벗어났다. 이 친구가 최근에 두 손을 들고 만 사건이

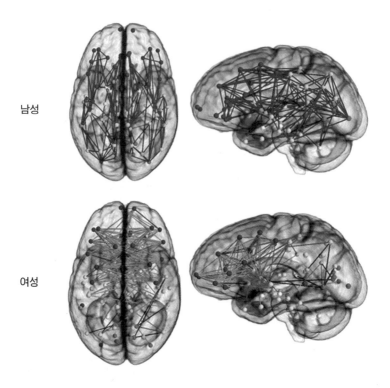

남성

여성

그림 24 · **뇌 연결에서 보이는 성차** fMRI와 DTI를 이용하면 뇌가 어떻게 조직되고, 연결되어 있는지 들여다볼 수 있다. 여성은 남성보다 반구 사이의 연결이 더 많은 것으로 보이고, 남성은 각각의 반구 안에서 연결이 더욱 강한 것으로 보인다.

있었다. 그 친구에게는 딸도 있는데 이 딸이 중서부 지역 어디쯤에서 결혼식을 올리기로 되어 있었다. 친구는 결혼식을 미리 계획하고 날짜도 1년 전에 미리 잡아두었다. 모두들 비행기를 이용해 결혼식에 참가하기로 되어 있었고, 비행기를 타려면 당연히 정부에서 발행한 사진 부착 신분증이 필요했다. 하지만 신부의 두 남동생은 결혼식 며칠 전에야 허둥지둥 서두르기 시작했다. 작은아들은 당시에 버몬트에 있었는데 그제야 운전면허증 기한이 만료되었고, 여권은 매사추세츠의 아빠네 집에 있다는 것을 깨달았다. 큰아들은 워싱턴에 살고 있었는데 택시에서 지갑을 잃어버렸고, 여권은 마찬가지로 매사추세츠에 있었다. 하지만 적어도 큰아들은 며칠 전에 이 문제를 아버지에게 알리기라도 했다. 그래서 아버지가 속달로 여권을 보내줄 시간적 여유가 충분했다. 하지만 그것은 우리 생각일 뿐이었다. 큰아들이 아직 우편물을 받지 못했다는 것이었다. 사실 그가 결국 비행기에 탈 수 있었던 것은 고용주가 신원을 보증하는 진술서에 서명을 해준 덕분이었다. 두 아들 모두 누나의 결혼식에 늦지 않고 참석할 수 있었지만, 정말 아슬아슬했다.

앞 장에서 남녀 모두 만 6세에서 18세 사이에 회백질을 잃고, 청소년기와 20대까지 백질이 늘어난다는 것을 배웠다. 남자의 경우 여자보다 백질이 더 빠른 속도로 생기지만, 똑같은 인지 과제를 수행한다고 해서 남자들도 여자들과 똑같은 뇌 영역을 이용하는 것은 아니다. 2008년에 노스웨스턴대학교와 이스라엘 하이파대학교의 연구자들은 남자 청소년과 여자 청소년이 언어를 어떻게 처리하는지 협동 연구했다. 일반적으로 여자 청소년들은 남자 청소년들에 비해 언어 능력이 뛰어나다.[2] 과학자들이 여자 청소년들에게 복잡한 청각적, 시각적 언어 과제를 주자, 언어를 통한 추상적 사고와 관련된 뇌 영역들이 활성화되었고, 이 영역들의 능력 수준은 활성화 정도와 관련이 있었다. 남자 청소년에서도 똑같은 상관관계가 나타났으나 정확도는 추상적 언어 영역이 아니라 청각과 시각에 달려 있었다. 남성 성인과 여성 성인이 단어를 소리 내어 말하거나 큰 소리로 글을 읽을 때 서로 다른 뇌 영역을 이용한다는 것을 밝혀준 연구들도 있었다. 경로는 다르지만 결국 똑같은 결과로 이어지는 것이다.

일반적으로 감정이 생성되는 영역인 편도체는 청소년기 초기에 여자가 남자보다 18개월 정도 먼저 발달한다. 해마도 빨리 발달하고, 남자와 여자 사이에 차이점도 있어서 남자는 해마의 양쪽이 비대칭이고, 여자는 대칭이다. 이것은 일반적으로 여성의 좌우 연결성 수준이 더 높다는 연구 자료와도 상통한다. 편도체와 해마 모두 둘레계통 안에 있다. 그리고 그 기능은 호르몬의 영향을 받을 수 있다.

아들들이 파티 초대자 명단에서 빠졌다거나, 스포츠 경기에서 졌다거나, 여자 친구와 헤어졌다고 침울한 표정으로 집 안을 서성이거나 식사 시간에도 아무 말 없이 앉아만 있을 때마다 나는 머리카락을 쥐어뜯고 싶었다. 이 아이들이 무슨 생각을 하고 있고 어떤 기분인지 말하게 만드는 일은 이를 뽑는 것처럼 어렵게 느껴졌다. 10대 딸을 둔 친구들이 부럽기도 했다. 청소년기라는 감정의 롤러코스터에 단단히 붙잡혀 있는 동안에도 딸들은 자기의 감정에 대해 엄마나 아빠에게 터놓고 말할 줄 알았기 때문이다.

남녀 모두 청소년기에는 감정적 행동의 기복이 심하다. 이들은 호르몬의 영향을 최초로 경험하고 있지만 그것을 어떻게 통제해야 하는지 아직 배우지 못한 상태라고 할 수 있다. 이런 통제가 이루어지려면 결국 이마엽이 관여해서 감정의 기복을 억눌러주어야 한다. 하지만 앞에서 배웠다시피 청소년들은 이 영역을 아직 충분히 활용하지 못한다. 이들은 아주 가파른 학습 곡선 위에 있다. 10대는 어떤 감정적 경험을 처리하려 노력하는 과정에서 두 가지 난관에 직면한다. 특히 감정적 정보를 기억과 통합하는 역할을 담당하는 뇌 구조가 아직 발달이 덜 되어 있는 경우에는 이 난관이 더욱 크게 다가온다. 10대들은 주변에서 일어나는 사건에 다소 본능적으로 반응하는데 이는 바로 과거에 있었던 비슷한 사건들에 대한 기억을 비롯해서 뇌의 감정적 부분과 지적 부분 사이의 연결이 아직 형성 과정에 놓여 있기 때문이다. 하지만 이런 면에서 보면 여자 10대는 남자 10대보다 살짝 유리하다. 적어도 청소년기 초기에는 그렇다.

성차라고 하면 우리는 감정의 차이를 생각할 때가 많다. 하지만 뇌 발달 속도의 차이가 발현되는 방식은 그것만이 아니다. 한 가지 두드러지는 차이는 정돈 능력이다. 여기에는 뇌의 연결과 통합이 필요하다. 그저 원초적인 지능과 시냅스의 힘만으로 되는 것이 아니다. 여기서는 수초화가 큰 역할을 담당하는데, 앞에서도 얘기했지만 수초화가 완전히 마무리되려면 30년 정도가 걸린다. 이 과정에서 남녀의 차이가 가장 두드러지는 시기가 바로 청소년기다.

정돈 기술과 주의집중 기술이 발달하는 데 남자가 시간이 더 오래 걸린다는 연구 결과에 고개를 끄덕일 학습 전문가들이 많을 것이다. 이 점이 교육자들에게 던지는 실용적 의미는 상당하다. 내 친구 하나는 교육 상담사다. 그녀가 하는 일은 학생들을 사립학교나 대학에 입학시키는 것인데, 이 과정을 어렵게 느끼는 10대들이 많다. 특히 남학생들이 그렇다. 좋은 학교나 대학에서 입학 허가를 받는 데 필요한 단계는 무척 복잡하다. 30년 전만 해도 서류 작업을 별로 하지 않아도 하버드대학, UCLA, 뉴욕대학교 같은 곳에 지원서를 제출할 수 있었다. 하지만 요즘에는 이런 학교에 들어가기까지 거쳐야 할 과정이 엄청나게 많고, 경쟁도 치열하다. 정돈 기술에서 여학생들보다 뒤처져 있는 남학생들에게는 이런 과정이 그만큼 더욱 힘겹게 느껴진다.

친구가 라이언Ryan이라는 만 16세 소년의 이야기를 들려주었다. 라이언은 학교 하키팀의 스타 골키퍼로, 고등학교 2학년이 시작되면서부터 북동부의 몇몇 일류 사립대학의 코치들이 자기네 학교에 지원하라고 접촉해왔다. 그리고 당연히 라이언에게 학점과 시험 성적을 요구했다. 듣자 하니 라이언은 똑똑하고 동기부여도 잘되어 있는 학생이었다. 하지만 학점이 C⁺에서 B 정도라 코치들의 지지를 등에 업는다고 해도 이런 학교에 입학하기에는 너무 낮았다. 교육 상담사인 친구가 학점을 묻자, 라이언은 매일 밤 3시간씩 숙제를 해야 하는 것을 비롯해서 자원봉사 활동, 학교 대표팀 경기 등 다른 해야 할 일이 너무 많다고 투덜거렸다. 이런 부분들 때문에 라이언이 학업에서도 성공을 거두기는 더욱 힘들어 보였다. 라이언의 엄마가 친구에게 말했다. "사실 라이언은 숙제를 하는 데 어려움이 있어요. 워낙 정돈이 안 되어 있고, 시험공부를 할 때도 마지막 순간까지 꼭 미루고 미루다가 해요. 공부를 시작하고 나서도 역사 공부에 너무 시간을 많이 써버려서 수학 공부는 완전히 깜빡하는 식이고요."

라이언의 공부 방식은 10대 남자아이들이 흔히 보이는 방식이다. 요즘의 고등학교 학사 과정은 대단히 엄격해서 뛰어난 주의집중력, 계획성, 정돈 기술 등이 필요한데 이런 부분들이 남학생은 늦게 발달하기 때문이다. 우리 아들 앤드루도 딱 이런 경우였다. 앤드루 역시 고등학교 입학 초기에는 어떻게 정돈하고 체계를 잡아야 과제를 할 수 있는지 몰랐다. 상황이 좋아지기까지는 1년 정도가 걸렸고 그동안 나는 앤드루의 상담교사 선생님과 긴밀한 소통을 유지했다. 앤드루는 숙제, 잠자는 습관, 머리를 산만하게 해서 공부를 방해하는 것들 모두 자기가 책임져야 할 것임을 알고 있었다. 학교와 집에서 가볍게 자극해주고, 관리하고, 도와주자 앤드루는 언제, 어디서, 어떻게 공부해야 하는지 조절할 수 있게 되었을 뿐만 아니라 자신감도 커졌다.

우리 부모님이 나고 자란 영국에서는 이런 부분에서 어려움이 많았다는 얘기를 들었다. 영국에서는 만 11세에 모든 학생이 공동으로 입학시험을 치러야 한다. 여기서 시험을 못 보면 A 레벨로 들어갈 수 없고, 이는 곧 대학에 진학할 수 없다는 의미였다. 영국에서는 교육이 권리라기보다는 특혜에 가깝다. 그리고 모든 사람이 대학에 진학하는 것은 아니기 때문에 교육이 또 다른 카스트 제도로 자리 잡고 말았다. 영국을 포함해 다른 많은 국가에서 아동이 사춘기에 도달하기도 전에 고등교육을 받을 만큼 지적으로 가치가 있는 사람인지 시험을 통해 판단을 내리고 있는데 이것은 정말 부끄러운 일이 아닐 수 없다. 만약 우리 아들들이 만 11세나 12세, 심지어는 15세나 16세에 이렇게 인생을 결정하는 성적 평가 시험을 받아야 했다면 과연 지금처럼 성공적으로 대학 교육을 마무리할 수 있었을까. 아직 제대로 발달하지도 않은 뇌를 평가해서 미래를 결정한다는 것은 정말이지 이해할 수 없는 일이다.

요즘의 통계로 보면 SAT 평균 점수가 여학생들이 남학생보다 높고, 고등학교를 마무리하고 대학과 대학원에 진학하는 경우도 여학생이 더 많다. 이전 세대와는 분명 상황이 다르다. 하지만 한번 자리 잡은 고정관념은 깨기가 힘들 때도 많다. 우리는 그것을 깨야 한다.

고정관념으로 확인된 것은 남녀의 차이에 대한 생각들이 시대에 뒤처지고, 과학에도 뒤처져 있다는 사실이다. 오늘날까지도 남자가 공간의 시각화에 더 뛰어나고, 더 논리적이고 직선적이라는 데 대해 얼핏 과학적으로 보이는 증거를 대는 사람들이 많다. 그리고 여성들은 직관에 뛰어나고, 좀 더 창의적이고, 공감을 잘하며, 사물을 전일적으로 바라본다고 생각한다. 개인적으로 관찰한 바에 따르면 이런 흑백논리적인 고정관념은 정확하지 않으며, 이를 뒷받침해주는 자료가 점점 더 많아지고 있다. 예를 들어 걸스 후 코드Girls Who Code(2012년 봄에 시작한 국립 비영리 기관으로 과학, 공학, 기술 분야에서 남녀 성차를 줄이는 것을 목표로 창설되었다)에 따르면 중학교 과정에서는 74%의 여학생이 과학, 기술, 공학, 수학science, technology, engineering, and math, STEM 등의 과목에 흥미를 나타냈다. 걸스 후 코드는 트위터, 구글, AT&T, GE에서도 부분적으로 지원을 받으며 여고생들이 컴퓨터 관련 직업을 구할 수 있도록 교육하고, 영감을 불어넣고, 필요한 기술과 자원을 갖추게 해주는 프로그램들을 육성하고 있다. 이 단체에 따르면 이런 과목에 흥미를 갖는 여학생의 숫자가 중학교 시절에 정점을 찍고 그 이후로는 내려가는 것이 문제라고 한다. 정작 대학 전공을 선택해야 하는 시점이 오면 여학생 중 겨우 0.3%만이 컴퓨터 과학을 선택한다. 위스콘신 대학교 매디슨캠퍼스의 연구자 재닛 하이드Janet Hyde의 연구에 따르면 부모나 교사의 고집스런 믿음처럼 수학은 남자애들이 더 잘한다고 믿으며 자란 여학생들은 어려운 수학 학사 과정을 피하는 경우가 많다. 이런 고정관념은 자기충족적 예언으로 작용하여 최고 수준의 수학 분야에서 남녀의 성차를 만들어내는 데 기여한다. 이 분야에서는 남성들이 불균형적으로 다수를 차지하고 있다.

하지만 수는 적성과는 아무런 상관이 없다. 지금에 와서는 특히나 그렇다. 하이드는 2002년에 제정된 교육격차해소법에서 요구하는 연례 수학 시험도 살펴보았다. 25년 전에는 초등학교에서 여학생과 남학생이 똑같이 성적이 좋았지만 고등학교에 들어갈 때 즈음에는 남학생들이 여학생들을 훨씬 앞질렀다. 하지만 10개 주아동 700만 명 이상의 성적을 비교한 최근의 연구에서 하이드와 연구팀은 중학교와 고등학교 모두에서 남녀 간의 차이를 발견하지 못했다. 오늘날의 10대에서는 교육이라는 측면에서는 평준화가 시작되고 있는 것으로 보인다. 그 때문에 청소년 학습에서의 남녀 차이를 올바로 이해하는 것이 더더욱 중요해졌다.

아이들이 자기가 하고 싶고 되고 싶은 것이 있어도 포기해야 할 만큼 성별의 차이가 크게 작용하지 않는다. 하지만 나는 이런 차이로 인해 상황에 따라서는 남녀의 차이에 따라 고등학교 학사 과정을 바꾸는 것을 고려해야 하지 않을까 하는 생각이 든다. 남학생과 여학생에서 겉질의 양이 정점을 찍는 시기가 2년 정도 차이가 있다는 점을 고려하면, 특정 인지 발달 수준에 남학생보다 빨리 도달하는 여학생의 경우 어린 나이에는 수학과 과학에서 좀 더 두각을 나타내리라 예상할 수 있다.

하지만 결론적으로 안타깝게도 남녀 사이에서 나타나는 뇌 변화의 시기, 크기, 속도의 차이와 성호르몬 영향의 차이가 너무 복잡하기 때문에 남녀 뇌 기능의 차이에 대해 어떤 결론을 이끌어내기가 힘들다. 남녀의 뇌의 차이에 대해 책, 기사, 텔레비전 프로그램에서 자세히 다루고는 있지만 뇌 발달의 성별 차이와 남녀의 인지 능력의 차이에 대해서는 아직까지 아무런 인과관계도 밝혀진 바가 없다.

과학자들이 한 가지 분명하게 알고 있는 것은 인생의 어느 시점에서든, 특히 청소년기에서 뇌는 선천적인 영향과 후천적인 영향이 결합되어 만들어진다는 점이다. 후천적인 영향으로는 노출되는 환경, 스트레스, 자극 등이 포함된다. 또한 지금까지 관찰된 한 가지 중요한 사실은 개발도상국에서는 사춘기가 훨씬 이른 나이에 찾아온다는 것이다. 이것을 설명하는 이론적 원인으로는 환경적 영향부터 좋아진 영양 상태, 음식에 포함된 스테로이드까지 다양하게 제기되고 있지만 아직 결론이 나지 않았다. 이런 부분이 뇌의 성숙과 어떤 관련이 있는지도 불분명해서 앞으로 이 주제에 대한 면밀한 연구가 진행될 것으로 보인다. 특정 환경 화학물질의 독성과 위험에 대한 주장도 나올 수 있겠지만, 반박의 여지가 없는 한 가지는 다음과 같다. 좋은 것이든, 나쁜 것이든, 가벼운 것이든, 심각한 것이든, 우리가 배우고 경험하는 것이 우리의 뇌를 바꾸어 놓는다는 사실이다.

13장　　　　10대에 뇌 손상을 입는다면

2010년 1월 어느 토요일 아침, 집에서 일을 하고 있는데 이런 제목이 달린 이메일 하나가 도착했다.

도와주세요. 15세 아이가 발작하는데 누구도 이 발작을 진단하지 못해 지난 3주가 무척 무섭게 지나갔습니다. 부디 이 메일을 확인해주세요.

나는 행간을 띄우지 않고 타이핑한 두 쪽짜리 사연을 읽어나갔다. 한때는 건강했던 10대 딸을 도와줄 구원의 손길을 필사적으로 찾아 나선 뉴햄프셔 여성의 사연이었다. 이 여성이 처한 상황은 정말로 무서운 것이었다. 모린Maureen의 딸 홀리Holly는 곧 만 16세가 될 아이였다. 2년 전만 해도 열정 넘치는 운동선수이자, 능력 있는 치어리더였고, 인기 있는 육상 선수이자, 스노보드 선수이자, 남학생 미식축구팀의 일원이었다. 불안장애가 그나마 유일한 문제였지만, 그조차도 홀리의 활발한 과외 활동을 늦추지는 못하는 듯

260

보였다. 그러다가 2007년 10월에 홀리는 미식축구 도중 2주 간격으로 두 번의 머리 충돌 사고를 겪었다. 첫 번째 사고는 연습을 하다가, 두 번째 사고는 경기에서 상대방 때문에 일어났다. 모린은 홀리가 여자였기 때문에 상대방이 일부러 표적으로 삼았다고 믿고 있었다. 그 후로 몇 달 동안은 괜찮아 보였지만 2008년 3월에 일어난 일련의 사건들이 경종을 울렸다. 시작은 지속적인 두통이었다. 홀리는 2주 정도 두통을 앓았다. 그러던 어느 날에 집에서 컴퓨터 앞에 앉아 있다가 아무런 경고 신호도 없이 갑자기 의식을 잃고 키보드에 얼굴을 찍고 말았다. 홀리는 너무 겁이 나서 아빠 엄마에게 곧장 달려갔고, 부모는 홀리를 지역 종합병원으로 데려가 뇌파 검사를 해보았다. 진단은 다음과 같았다. "10대 여자아이들은 그냥 의식을 잃기도 합니다." 하지만 3일 후에는 증상이 더 심해졌다. 홀리가 친구네 집에 있을 때 발작이 찾아왔다. 눈이 뒤집히며 떨리고, 침을 흘리다가 다시 의식을 잃고 말았다. 다시 홀리를 데리고 응급실로 달려가 뇌파 검사를 했고 똑같은 진단을 받았다. "10대 여자아이들은 그냥 의식을 잃기도 합니다."

다음 날 부모는 홀리를 가족 주치의에게 데려갔고, 이 주치의는 기저형 편두통이나 간질 여부를 검사해보았다. 기저형 편두통이란 뇌줄기에서 시작되는 편두통을 말한다. 며칠 후에 홀리는 집에서 4분 이상 지속되는 대발작 간질성 경련을 겪었다. 홀리의 의사는 즉각 항경련 약물을 투여했고, 몇 달 동안은 증상이 일어나지 않았다. 심지어 다시 미식축구를 시작하기도 했다. 하지만 홀리는 연습을 하다가 두 번 가슴 통증과 호흡 곤란이 찾아왔다고 했다.

심장 전문의는 아무런 문제점을 찾아내지 못했지만 결국 홀리는 미식축구팀에서 나와야 했다. 홀리가 2009년에 9학년을 시작했을 때는 석 달 동안 발작이 일어나지 않았다. 하지만 2010년 1월 학교 도서관에서 과제를 하다가 홀리는 6분 이상 지속되는 발작을 겪었다. 그리고 2주 후 불어 수업 시간에 또 한 번 발작을 겪었다. 이번에는 11분간 지속되었다. 발작의 횟수와 강도가 점차 증가하여 홀리의 엄마는 어찌할 바를 모르고 있었다. 나는 엄마에게 그 지역에 있는 신경과 전문의를 추천해주었다.

머리 부상이 생기면 뚜렷한 뇌 부상이 없는 경우라 해도 수많은 결과를 낳을 수 있다. 뇌진탕을 포함한 뇌 부상의 초기 효과와 후기 효과를 집중적으로 조사한 새로운 연구들과 청소년의 뇌는 성인의 뇌와는 다른 타격을 입을 수 있음을 밝힌 연구가 많이 있다. 일부 사례를 보면 같은 정도의 부상이 발생했을 때 청소년이 성인보다 상황이 더 안 좋았다. 이런 문제는 점점 더 많이 발생하고 있다. 남녀 모두 중고등학교에서 운동 중의 신체적 접촉이 늘어나고 있기 때문이다. 더군다나 군대에서 급조폭발물 폭발에서 오는 폐쇄성 뇌손상closed head injury(뇌가 외부로 개방되지 않고 가속도로 인한 충격이 가해져서 손상을 입는 경우. 교통사로로 인한 뇌손상이 대부분 여기에 해당한다-옮긴이)을 두고 수많은 논란이 있다. 그리고 여기에 영향을 받는 젊은 군복무자들이 뇌가 아직 완전히 성숙하지 않은 10대 말이나 20대 초반인 경우가 많다는 사실이 우려를 낳고 있다.

홀리의 사례는 분명 흔치 않은 경우였지만, 여학생들의 운동 참여가 어느 때보다도 많아지고, 축구나 필드하키처럼 전통적인 비접촉 스포츠에서도 머리에 공을 맞거나 땅에 넘어지면서 뇌진탕을 입는 비율이 남학생보다 여학생이 훨씬 높다는 점 때문에 크게 걱정이 되었다. 뇌진탕을 비롯한 폐쇄성 뇌손상 중 홀리처럼 발작으로 이어지는 경우는 5%에 불과하다. 홀리는 안타깝게도 간질이 발생했다. 이는 심각한 머리 손상을 입은 사람 중 20~30% 정도에서 일어난다. 간질은 두개골 복잡골절이든 뇌 관통상이든 즉각적으로 생명을 위협하는 심각한 부상의 결과인 경우가 더 흔하다. 운동 중 부상의 결과로 외상 후에 간질이 일어나는 경우는 드물다. 하지만 홀리는 가족들이 모르는 사이에 세 가지 타격을 입었다. 바로 청소년이라는 점, 여성이라는 점, 그리고 짧은 시간 동안 몇 차례의 뇌진탕을 입었다는 점이다.

　최근에 뇌손상에 대한 관심이 늘어나기는 했지만 대부분은 남성 및 전문 스포츠 분야와 관련된 관심이었다. 하지만 미국소아과학회에 따르면 고등학교에서 발생하는 스포츠 관련 뇌 부상 발생 비율은 남학생의 미식축구가 1위였고, 여학생 축구가 2위를 차지하고 있다. 뇌진탕은 어떤 스포츠에서도 일어날 수 있다. 나는 고등학교 레슬링 선수를 환자로 본 적이 있다. 우등생이었던 그 학생은 여름에 레슬링 합숙 훈련을 받다가 두 번째로 뇌진탕을 입었고, 내가 그 학생을 만나 평가한 것은 9월의 어느 날이었다. 학생은 두통과 함께 주의력과 기억력에 문제가 생겼다. 이 학생은 지난봄에 SAT(미국의 대학입학 자격시험-옮긴이) 모의고사에서 아주 높은 점수를 받았고, 그해 가을에 진짜 SAT 시험을 보려고 준비하는 중이었다. 두 번째 뇌진탕을 입었을 때 이 학생은 순간적으로 의식을 잃었고, 급하게 지역 병원 응급실에서 CT를 촬영했지만 눈에 띄는 손상은 없었다. 그는 집으로 가서 2주 정도 쉬라는 얘기를 들었다. 하지만 그 기간 동안 수면에 문제가 생기고 약한 두통과 함께 메스꺼움을 느끼고 짜증도 쉽게 났다. 다시 학교로 돌아온 첫날에 수업을 듣는데 무언가 정상이 아닌 기분이 들었다. 매일 A학점을 받아오던 아들이 학교 수업에 집중하지 못하고 간단한 과제도 마무리하지 못하는 것을 보며 엄마는 무척 심란해졌다. 검진을 해보니 학생은 감정 기복도 심해지고, 심적 동요도 심해졌다. 검진을 해보니 학생의 신경학적 신체검사는 정상으로 나왔지만 단기기억 검사와 주의력 검사에서는 불안정한 모습을 보였다. 나는 이 학생도 홀리처럼 간질이 아닌지 확인해야만 했다. 한두 달, 혹은 그 이상이 지나서야 재발성 발작을 알아차리는 경우가 종종 있다. 다행히도 뇌파 검사는 정상으로 나왔다. 하지만 뇌진탕을 입은 환자에서 전형적으로 나타나듯이 이 학생의 두통은 편두통과 비슷한 특성을 가지고 있어서 두통이 매우 심해질 때는 빛 때문에 눈이 괴로웠다. 두통이 매일 일어났기 때문에 편두통 예방약을 처방했다. 몇 주에 걸쳐 이 학생의 두통은 정도와 빈도가 떨어졌다.

하지만 그 기간 동안 학생은 떨어지는 성적 때문에, 그리고 또 두통이 발생할지 모른다는 걱정 때문에 점점 더 불안해졌다. 그리고 불안이 다른 문제들을 가려버리고, 불안 때문에 아무것도 할 수 없게 되었다. 이 학생은 가족과도 거리를 두려 했고, 감정 기복도 계속해서 이어졌다. 그러고는 SAT 시험을 보았는데 형편없는 성적이 나왔다. 이것이 불안을 더 가중시켰다. SAT 성적이 나오고 나

니 뇌진탕 때문에 이 학생의 인지 수행 능력이 수치화할 수 있을
정도로 떨어졌음을 확인할 수 있었고, 이제 그는 모든 사람의 관심
의 대상이 되었다. 신경심리학적 검사가 실시되었고, 학습장애와
주의력 결핍이 있다는 결과가 나왔다. 이 10대 남학생에게 이런 것
들은 처음 접해보는 문제들이었다. 이 문제들을 극복하려면 어쩌
면 오랜 시간을 싸워야 할지도 모른다.

이것은 청소년기에 반복된 뇌진탕이 정신적, 학업적 수행 능력
에 어떤 영향을 미치는지 보여주는 하나의 사례에 불과하고, 어쩌
다 한 번 발생한 사례도 아니다. 하지만 내가 지금 당장 몰아내고
싶은 뇌진탕에 대한 미신들도 있다. 뇌진탕은 모든 사람에게 똑같
은 영향을 미치지는 않는다. 뇌진탕에 대한 유전적 소인을 갖고 있
는 사람도 있다. 그리고 뇌진탕은 단지 접촉 스포츠에서만 일어나
는 문제가 아니다. 뇌진탕은 비접촉 스포츠, 자동차 사고, 낙상, 심
지어는 심하게 부딪힌 경우에도 생길 수 있다. 또한 명확하게 의식
을 잃는 사건이 없었던 경우에도 일어날 수 있다.

10여 년 전에도 미국의학협회는 스포츠를 하다가 뇌진탕을 입
으면 몇몇 인지 기능 검사에서 점수가 낮게 나온다고 밝힌 적이 있
다. 하지만, 최근의 연구를 통해 뇌진탕이 성숙 중인 뇌에 끼치는
위험에 대한 복잡하고 무서운 진실이 알려졌다.[1] 축구, 라크로스,
농구, 야구, 소프트볼, 체조 등 남녀가 참여하는 고등학교 체육 활
동을 보면 참여율은 남학생이 여학생보다 살짝 더 높았지만, 여학
생이 남학생보다 뇌진탕을 거의 70% 정도 더 당한다. 특히 축구에
서는 여자의 뇌진탕 비율이 남자보다 3배나 높다. 400명 이상의 고

등학교 운동 코치를 대상으로 진행한 설문 조사를 바탕으로 한 연구에서는 여학생들이 증상에서 회복되어 정상적인 활동으로 복귀하기까지 훨씬 더 긴 시간이 필요한 것으로 밝혀졌다. 뇌진탕을 입은 후에 여학생은 남학생보다 시각기억 과제에서 훨씬 더 낮은 점수가 나왔고, 지능 검사에서 반응 시간이 더 크게 늘어났다.

청소년, 특히 여자 청소년이 이런 부상에 그토록 취약한 이유를 이해하려면 먼저 뇌진탕이 정확히 무엇인지 이해해야 한다. 뇌진탕을 이해하기는 쉽지 않다. 뇌진탕은 폐쇄성 뇌손상이라고 정의된다. 바꿔 말하면 뇌진탕이란 머리나 두개골에 상처가 전혀, 혹은 거의 없이 뇌에 손상이 온 것을 말한다. 본질적으로 뇌는 두개골 안에서 보호 작용을 하는 뇌척수액의 바다 속에 떠 있는 부드러운 기관이다. 이 뇌척수액은 일종의 쿠션으로 작용하여 머리가 거칠게 밀쳐지는 경우에 뇌를 보호하는 역할을 한다. 하지만 뇌가 채찍질하듯 거칠게 앞이나 뒤로 밀쳐질 때 발생하는 충격을 흡수할 정도로 쿠션 작용이 충분하지 못한 경우에는 뇌진탕이 일어난다. 순간적으로 힘이 너무나 강력해서 뇌가 두개골 안쪽에 부딪혀 뉴런이 손상을 입을 때 부상이 발생한다. 타격이 너무 심해서 뇌가 두개골의 한쪽 면에 부딪혀 튕겨 나와 반대편 두개골에 충돌하는 경우를 손상-반충손상 뇌진탕이라고 부른다.

운동 중의 충돌에서 발생하는 힘은 중력가속도g-force로 측정할 수 있다.[2] 중력가속도는 인과 상황에서 가속도를 측정한 값이며, 가속을 받는 물체나 사람이 경험하는 반작용 힘에 비례한다. 일례로 재채기를 할 때는 몸에 3g(여기서 'g'는 그램을 표시하는 단위가 아니라

중력가속도를 표시하는 단위다. 1g = 9.8m/s² - 옮긴이)에 조금 못 미치는 가
속도가 발생한다.³ 이 가속도는 주로 머리에 작용하는데, 등을 철
썩 때렸을 때는 4g가 조금 넘는 가속도가 발생한다. 의자에 털썩
주저앉는 것은 10g 정도다. 충격이 적은 자동차 후미 충돌 사고에
서 후방 차량이 시속 16km의 속도로 와서 충돌하였을 경우 전방
차량에 10g에서 20g 정도의 중력가속도 범위에서 충격을 가하게
된다. 만약 충격이 20g에서 30g 사이라면 꽤 고약한 자동차 사고
가 난 것이다. 미국 프로 미식축구 경기에서 일어나는 강한 충격은
30g에서 60g 정도까지 나온다. 90g에서 100g 정도를 만들어내는
충격이면 보통 뇌진탕이 일어난다. 이 정도면 머리를 시속 32km
정도의 속도로 벽에 부딪혔을 때의 힘이다.

　미식축구 선수들은 서로 100g가 넘는 힘으로 충돌하는 경우가
다반사이고, 150g의 힘으로 충돌하는 경우도 있다. 실제로 최근에
퍼듀대학교의 연구자들은 289g에 해당하는 힘을 머리에 받은 것
으로 추정되는 고등학교 미식축구 선수 1명을 평가해보았는데 이
선수는 외부로 나타나는 뇌진탕 징후도 없고, 본인이 얘기하는 증
상도 전혀 없었다. 바로 여기에 문제가 있다. 지난 1~2년 동안 과
학자들은 머리에 뇌진탕을 일으킬 만한 강도가 아닌 충격을 받았
을 때도 뇌손상이 일어날 수 있다는 사실을 차츰 깨닫기 시작했
다.⁴ 중등도의 강도로 반복적인 충격만 가해져도 뇌손상이 일어난
다. 바꿔 말하면 접촉 스포츠를 하면서도 뇌진탕 때문에 경기를 뛰
지 못하고 앉아 있어야 했던 적이 한 번도 없는 수천 명의 아이들
도 뇌손상의 위험에 놓여 있다는 말이다. 이런 뇌손상이 감지되지

도 않고, 진단도 되지 않은 채 남아 있다가 인생 말기에 가서 인지 장애를 야기할 가능성이 있다. 300g에 가까운 충격을 흡수하고도 뇌진탕을 입지 않은 미식축구 선수를 평가해보았던 퍼듀대학교 연구자들은 이 무서운 사실을 그 젊은이가 연구에 자원한 후에야 우연히 발견했다.

몇 년 전에 의공학biomedical engineering 교수인 에릭 나우만Erick Nauman과 몇몇 동료들은 고등학교 미식축구 선수들의 뇌진탕에 대해 연구하고 있었다. 연구에 참여한 뇌진탕 선수들의 뇌 변화를 적절하게 분석하려면 비교해볼 수 있는 대조군이 필요했다. 뇌진탕으로 한 번도 진단받아본 적이 없는 고등학교 선수들이 필요했다는 말이다. 미식축구 시즌이 시작한 지 얼마 안 되었을 무렵 연구자들은 지역 고등학교 미식축구팀으로부터 이런 선수들을 모집하여 한 사람씩 뇌를 스캔해보았다. 그런데 나우만과 그 동료들이 이 정상 대조군의 뇌 스캔 영상을 시즌이 시작하기 전에 촬영한 뇌진탕 선수들의 뇌 스캔 영상과 비교해보고는 경악하고 말았다. 대조군 선수 중에 뇌진탕으로 진단받았던 사람은 아무도 없었지만, 뇌 스캔 영상을 보니 뇌진탕 진단을 받았던 선수들과 비슷한 지속성의 뇌 변화가 나타난 것이다. 나우만은 처음에는 대학교의 뇌 스캔 영상 장치가 고장 난 줄 알았지만, 곧 자신이 발견한 내용의 의미를 깨닫게 되었다.

매년 100만 명 이상의 고등학교 미식축구 선수가 경기장에 나선다. 그리고 그중 6천 명 이상의 선수가 뇌진탕으로 진단을 받는다. 하지만 실제 뇌진탕을 겪는 선수의 수가 적어도 그 2배 정도일 가능성이 크다는 뜻이다. 증상이 있는데도 그냥 부상의 심각성을 무시해버리거나, 게임에 나서지 못할지 모른다는 두려움에 감독에게 말하지 않고 숨기고 있는 것이다. 실제로 일부 전문가들은 고등학교 미식축구 선수들이 입는 뇌진탕의 건수가 매년 25만 건에 가까울 것으로 믿고 있다. 증상은 한 번도 나타나지 않았지만 그럼에도 뇌손상을 야기하는 부상을 겪었던 수만 명 이상의 선수들까지 포함시키면 우리 10대 운동선수들이 처한 문제의 규모와 위험성은 가히 충격적이다.

뇌에 가해지는 손상을 감지하기는 쉽지 않다. 보통 구조적 손상으로 일어나지 않고 세포 수준에서 손상이 일어나기 때문이다. 하지만 세포 수준의 손상이라 해도 정상적인 기능을 저해하고 신체적, 인지적 증상을 야기할 수 있을 정도로 심각하다. 이런 증상 중 일부는 즉각 나타나지만, 다른 증상들은 며칠, 몇 주, 심지어는 몇 달 후에 나타날 수 있다. 본질적으로 뇌가 두개골 안에서 격렬하게 움직이고 난 다음에는 뇌에 칼슘과 칼륨의 생화학적 맹공이 가해지고, 여기서 두 가지 일이 일어난다. 첫째, 이 화학물질들은 과도해질 경우 뇌세포들을 손상시키고 파괴한다. 둘째, 이 과도한 화학물질을 바깥으로 펌프질하기 위해 뇌는 주요 에너지원인 포도당이 필요하다. 뇌에서 혈류 공급이 정상적으로 이루어지면 필요한 곳에 포도당이 분배될 수 있지만 뇌진탕이 일어난 후에는 몇 가지 이유로 인해 포도당의 분배가 제한된다. 칼슘 성분이 넘쳐나면 뇌혈관이 수축하면서 에너지 생산에 필수적인 포도당 분해가 방해를 받고, 칼슘과 칼륨의 유입으로 인해 뇌가 부풀어 오르면서 혈관이 더욱 심하게 수축된다. 뉴런만 타격을 입는 것이 아니라 백질 도 타격을 입는다. 백질의 신경로가 충격의 힘에 의해 늘어나면서 끊어질 수 있다. 외상성 뇌손상 모델을 쥐를 이용해서 실험한 바에 따르면 아직 성숙되지 않은 청소년의 뇌는 부상에 대단히 취약하 며, 경미한 부상도 시냅스 손실로 이어질 수 있다. 더군다나 장기 증강과 기억에 필요한 NMDA 유형의 글루타메이트 수용체가 감 소한다. 이것이 뇌진탕 이후에 나타나는 학습장애에 기여하고 있 는지도 모른다.

뇌진탕이 신체적으로 미치는 부작용으로는 현기증, 두통, 흐릿 한 시야, 빛이나 소리에 대한 과민성, 균형 감각의 문제, 피로감, 무 기력증, 수면 패턴의 변화(너무 많이 자거나 너무 적게 자는) 등이 있다. 뇌진탕의 인지적 영향으로는 불면증, 생각이 느려지거나 흐릿해 짐, 집중력 저하, 새로운 정보를 기억하지 못하는 증상 등이 있다. 뇌진탕은 또한 기분을 변화시켜 사람을 슬프거나, 짜증을 잘 내거 나, 초조하거나, 불안하게 만들 수도 있다. 몇 주, 몇 달, 심지어 몇 년까지 길게 이어지는 증상이 있을 경우에는 보통 뇌진탕후 증후 군이라는 진단을 내린다.

선수가 첫 뇌진탕의 증상이 완전히 해소되기도 전에 두 번째 뇌 진탕을 겪으면 뇌진탕후 증후군과 심각한 뇌손상의 위험이 극적 으로 증가한다. 처음에 범람했던 칼슘과 칼륨 이온의 영향에서 벗 어나기 위해 여전히 애쓰느라 에너지가 결핍되어 있는 세포들이 추가적인 손상의 위험에 놓일 수 있다. 이것을 2차 충격 증후군이 라고 한다.

몇 년 전에 《뉴욕타임스》는 농구 경기를 하다가 뇌진탕을 입은 오하이오 주의 고등학교 농구 선수 세라 잉글스^{Sarah Ingles}의 이야기를 실었다.[5] 팀원들과 버스를 타고 학교로 돌아가는 도중에 세라는 갑자기 자기가 누구인지 알 수 없었고, 경기를 뛰었던 사실조차 기억하지 못했다. 이것은 세라의 두 번째 뇌진탕이었다. 세라는 이 일로 학교를 6주 동안 빠져야 했다. 졸업을 한 후에 세라는 오하이오 웨슬리언대학교에 다녔고, 그곳에서는 필드하키를 계속했다. 그러다가 일곱 번째 뇌진탕을 입게 되었다. (그 사이에 있었던 다섯 번의 뇌진탕이 모두 운동 때문에 생긴 것은 아니었다. 한 번은 머리를 침대 프레임에 찧어서 뇌진탕을 입었다.) 세라가 학생이었을 당시 중서부의 북미 해안경기연맹에 제출하기 위해 제작한 동영상에서 그녀는 교내 경기라 해도 더 이상은 접촉 스포츠에 참여할 수 없다고 감독과 의사가 말했다고 했다. 그 후로 몇 달 동안 세라는 인지 검사를 여러 번 받고, 학습을 도와주는 개인 교습도 받았다. 세라는 동영상에서 이렇게 얘기한다. "정보를 머리에 담아둘 수가 없었어요. 한 번 봤던 것도 보고 또 봐야 했습니다."

가장 최근의 연구에 따르면 3번 이상 뇌진탕을 당했던 고등학생 선수들은 연이은 뇌진탕 후에 의식을 잃을 위험이 8배로 증가하고, 전진성 외상후 기억상실에 걸릴 위험은 5.5배 증가한다. 전진성 외상후 기억상실에 빠지면 새로운 기억을 형성하는 데 어려움을 겪는다. 최근에는 뇌진탕을 경증 외상성 뇌손상으로 부르는 것이 더 정확하다고 지적하는 신경학자와 연구자가 많다. 미국에서는 매년 대략 150만 건의 외상성 뇌손상 사건이 보고되고 있다.

이 중 75~95% 정도는 경증으로 분류된다.

2차 충격 증후군도 치명적일 수 있다.[6] 캔자스 스프링힐 미식축구팀에서 러닝백으로 뛰던 만 17세의 스타 선수 네이선 스틸스 Nathan Stiles가 그런 경우였다. 2008년에 네이선은 경기가 끝난 후에 두통이 가시지 않는다고 호소했고, 팀 코치는 부모에게 그를 응급실로 데려가라고 조언했다. 병원에서 뇌 스캔 영상을 촬영해도 아무런 문제점이 보이지 않았지만 안전을 위해 의사는 3주 동안은 경기를 뛰지 말 것을 충고했다. 의사의 허가를 받지 못했기 때문에 네이선은 경기에 참여하는 것이 법적으로 금지되었다. 캔자스 주는 고등학교 운동선수가 머리 부상을 입은 후에는 의사의 허가가 있어야만 경기에 나설 수 있게 허용하는 12개 주 중 한 곳이었기 때문이다. 그리고 3주 후에 의사의 허가가 났다. 복귀 경기에서 네이선의 어머니는 아들이 경기 중 충격을 받고 조금 멍해지는 것을 보았다. 경기가 끝난 후에 네이선은 괜찮다고 말했다. 일주일 동안은 아무런 문제가 없어 보였다. 그리고 그해의 마지막 경기, 네이선이 졸업반으로 치르는 마지막 경기가 다가왔다. 그런데 결국 이 경기가 그의 마지막이 되고 말았다. 중간 휴식 시간 바로 전에 수비를 맡고 있던 네이선은 패스를 가로채서 터치다운을 하기 위해 달려 나갔다. 그런데 그는 사이드라인에서 그대로 쓰러져 발작을 일으키기 시작했다. 네이선은 캔자스대학교 의료센터로 헬기 후송되어, 뇌의 출혈을 멈추기 위해 4시간에 걸친 뇌수술을 받았다. 하지만 그는 결코 의식을 회복하지 못했고 그다음 날은 생명 유지 장치를 떼어냈다.

부검을 한 후에 네이선의 뇌는 보스턴대학교 외상성 뇌병증 연구센터로 보내졌다. 이곳은 뇌 부상으로 인해 발생한 질병과 장애를 분류하고 분석하는 곳이다. 보스턴대학교의 프로그램은 근처 매사추세츠 베드퍼드에 있는 재향군인의료센터와의 긴밀한 협조 아래 이루어지고 있다. 병리학자들은 10대인 네이선 스틸스의 뇌를 열어보고는 소스라치게 놀라고 말았다. 젊은 사람의 뇌였음에도 불구하고 알츠하이머 환자의 뇌세포를 틀어막아 죽이는 타우 단백질과 꼬인 섬유질로 가득 차 있었던 것이다. 이것을 설명할 방법은 하나뿐이었다. 사망할 당시 네이선은 만성 외상성 뇌병증을 앓고 있었던 것이다. 이는 뇌에 반복적으로 외상을 입은 선수한테서 발견되는 점진적인 퇴행성 질환이다. 이 병은 1920년대에 은퇴한 노령의 권투 선수들에게서 처음 발견되었다. 네이선은 아마도 진단받지 않은 뇌진탕을 여러 번 겪었을 것이고, 뇌진탕에 대한 유전적 소인도 갖고 있었을지 모른다. 그는 지금까지 기록된 만성 외상성 뇌병증 사례 중 가장 어린 사례로 남아 있다.

의사와 연구자들이 최근에 깨달은 것처럼 어린 뇌는 뇌진탕을 야기하는 수준 이하의 타격을 머리에 받아도 뇌진탕 수준의 손상을 쉽게 입을 수 있다. 2011년에 캐나다 소아과학회에서는 젊은이들의 운동 경기, 특히 아이스하키에서 뇌진탕이 흔하게 일어나고 있으며, 젊은이들의 모든 경기에서는 뒤쪽에서 몸싸움을 거는 것은 물론이고 머리에 충격을 가하는 것도 금지시켜야 한다고 주장했다. 현재는 한 선수가 다른 선수를 벽에 대고 세게 밀치는 몸싸움이 만 11~12세의 어린 아동에게도 허용되어 있다.

　2012년에 캐나다 연구자들은 여러 신경과학자들이 몇 차례에 걸쳐 주장하던 바를 확인했다. 바로 아동이나 10대의 뇌는 성인 뇌만큼의 회복탄력성이 없다는 것이다.[7] 이들의 실험대상은 만 13세에서 16세 사이의 10대 선수 96명(럭비, 하키, 미식축구)으로 이전 6개월 사이에 뇌진탕을 겪은 적이 있는 선수들이었다. 과학자들은 표준 신경심리학적 검사를 이용해서 10대의 작업기억 능력을 평가해보았다. 작업기억은 단기기억으로, 앞이마겉질이 매끄럽게 기능을 수행하는 데 중요한 역할을 한다. 그리고 글을 읽고, 전화번호를 기억하고, 간단한 암산을 하는 것을 도와준다. 지난 6개월 사이에 뇌진탕 병력이 없는 비슷한 나이의 대조군 실험 참가자와 비교했을 때 최근에 뇌진탕을 입었던 실험 참가자들은 단기기억 능력이 현저하게 떨어져 있었다.

　뉴욕대학교의 방사선학자들은 경증 외상성 뇌손상 이후에 뇌진탕후 증후군이 있는 환자에서 감정 기복, 수면 장애, 강박적 행동, 불안, 충동 조절 장애 등을 발견했다.[8] 그리고 다른 연구에서는 뇌진탕 이후로 1년이 지나지 않은 환자에서 우울증 발생 비율이 15~20%로 나왔다. 이는 일반 인구의 우울증 발생 비율보다 큰 수치다.

　아직 이유는 밝혀지지 않았지만 청소년 운동선수들은 경증 외상성 뇌손상을 입은 후에 회복하는 데 성인보다 긴 시간이 필요하다. 선수의 나이가 어릴수록 더욱 긴 시간이 걸린다. 성인의 경우 인지검사에서 기초선baseline으로 돌아오기까지 평균 3~5일 정도가 걸린다. 반면 대학교 운동선수들은 5~7일, 고등학교 운동선수들은 10일~2주 정도가 걸린다. 한 설문 조사에서는 만 17세 정도의 고등학교 운동선수들 중 절반 이상이 회복에 일주일이 넘게 걸렸으며, 10%는 3주 이상 걸렸다고 한다. 좀 더 정교한 뇌 영상 검사에서는 더 이상 증상이 나타나지 않는 젊은 선수들에게서 뇌의 이상이 발견되었다. 뇌진탕 병력이 있는 청소년기 말기의 선수들을 대상으로 진행한 한 연구에서는 가장 최근의 부상으로부터 3년이 넘게 지난 경우에도 뇌의 이상이 발견되었다.

요즘에는 대학 운동선수들을 관리하는 미국대학스포츠연맹 NCAA에서 경기 중에 뇌진탕을 어떻게 다루어야 하는지에 관한 지침을 내걸었다. 예를 들면 학교 측에서는 학생 운동선수들이 의사의 평가를 받지 않은 채 증상을 무시하고 경기에 복귀하도록 허용해서는 안 된다는 지침이 있다. 하지만 전직 대학 선수들을 비롯해서 많은 사람들이 미국대학스포츠연맹의 지침이 충분하지 못하다고 본다. 2011년에는 전직 학생 운동선수 출신 4명이 미국대학스포츠연맹이 뇌진탕 스크린 검사, 경기 복귀 지침, 기타 안전 조치를 시행하는 데 미흡했다고 주장하며 연맹을 상대로 집단소송을 냈다.

미국국립아동병원 정신건강 서비스센터에서 진행한 최근의 연구에서는 경증 외상성 뇌손상을 입은 아동과 청소년은 정형외과 부상을 경험한 아동 및 청소년보다 시간이 흐르면서 인지적, 생리적 증상이 증가할 가능성이 더 높다는 것을 알아냈다. 이런 인지적, 생리적 증상은 신체적, 심리사회적 삶의 질 저하와도 관련되어 있었다.

심각한 뇌손상을 입은 젊은이는 회복하는 동안에 신경인지 지연neurocognitive stall 이라고 부르는 것이 생길 위험이 있다. 이는 부상을 입고 1년이 넘어서도 사회적 발달과 운동 발달뿐만 아니라 인지 기능도 느려지는 증상을 말한다. 이들이 어떤 벽, 혹은 정체기에 도달하면 발달 지표들이 갑자기 위기에 처한다. 특히나 어린 환자일수록 이런 경향이 심하다.

높은 확률은 아니지만 2010년에 내게 이메일을 보냈던 엄마의 딸 홀리처럼 뇌진탕 이후에 간질이 발생할 위험도 있다. 홀리는 보기 드문 경우였다. 홀리가 참가한 경기가 남학생들이 하는 미식축구였다는 점도 그렇다. 하지만 젊은 성인들 사이에서는 외상후 간질이 미국에서 새로 발생하는 간질의 가장 흔한 원인이다. 정확히 어떤 신경학적 사건들이 일어나는지는 아직 불분명하다. 여러 해 동안 연구자들은 그저 과도하게 자극을 받은 뉴런들이 간질성 발작을 일으키는 것이라 믿었다. 하지만 최근에는 뉴런들이 과도하게 흥분하기 전에도 뇌의 손상을 치유하기 위해 유입되는 신경화학물질에 의해 손상이 야기된다는 증거가 발견되었다. 연구자들의 말에 의하면 이런 화학물질 때문에 흥분이 일어나 뉴런들이 손상을 입는다고 한다.

뇌진탕은 인지적 손상뿐만 아니라 생리적 손상도 입힐 수 있다. 특히 시상하부의 기저부에 자리 잡은 눈물방울 모양의 분비선인 뇌하수체에 손상을 입힌다. 뇌하수체는 콧등 뒤에 자리 잡고 있기 때문에 머리에 약한 충격만 받아도 손상을 받는다. 분비선의 왕이라 알려져 있는 뇌하수체는 대사, 성장, 에너지를 담당한다. 일부 연구에서는 뇌진탕을 입은 10대 운동선수의 40%가 스포츠와 관련된 외상후 뇌하수체 기능저하증에 걸린다고 주장한다. 외상후 뇌하수체 기능저하증에는 많은 증상이 따라온다.

- 근육량 감소
- 약해짐
- 운동 능력 감소
- 피로
- 짜증을 잘 냄
- 우울증
- 기억장애
- 성욕 감소

지금도 연구자들은 청소년이 뇌진탕 이후에 오랫동안 고통받는 이유를 구체적으로 알아내기 위해 노력하고 있다. 청소년의 뇌는 성숙하는 과정이기 때문이다. 10대의 뇌가 충격을 입으면 부상은 그 순간에서 끝나지 않는다. 그저 회백질 한 조각만 손상을 입는 것이 아니라, 그 사고만 없었다면 계속 정상적으로 발달했을 뇌에 손상을 입게 된다. 앞으로 무한히 펼쳐질 미래 자체가 손상을 입는 것이다.

14장   10대의 뇌에 대한 이해가 부족하기에 가해지는 처벌

───────── 플로리다에서 자란 테런스 그레이엄Terrance Graham은 운동선수처럼 몸도 좋고 똑똑했지만, 불우한 내력을 갖고 있었다. 부모는 크랙 코카인에 중독되어 있었고, 중등학교grammar school 시절에는 주의력결핍 과잉행동장애로 진단을 받기도 했다. 그레이엄은 만 9세 때 담배를 피우고, 술을 마셨고, 만 13세에는 마리화나를 했다. 만 16세가 된 2003년 7월에 그레이엄과 3명의 친구들은 그 친구들 중 한 사람이 일하는 바베큐 식당을 털려고 시도했다. 공범인 이 친구는 식당 문을 닫을 때 일부러 뒷문을 잠그지 않고 놔두었고, 그 덕에 그레이엄과 친구 하나가 몰래 식당으로 들어올 수 있었다. 그레이엄의 공범이 금속 파이프로 식당 매니저의 머리를 쳤다. 매니저가 계속 도와달라고 소리를 지르자 세 소년은 네 번째 소년이 차에서 기다리고 있는 식당 뒷문으로 빠져나왔다. 가져간 돈은 없었고, 매니저는 머리 상처를 꿰매야 했다. 4명은 이틀 만에 모두 체포되었다. 검사는 이 소년들을 성인으로 기소하기로 했다. 그들 중 만 18세는 없었다. 전에는 한 번도 체포된 적이 없었던 그

레이엄은 두 가지 흉악 범죄 죄목에 직면했다. 가장 심각한 1급 중죄의 경우에는 가석방 없는 종신형에 처해질 수도 있었다.

그레이엄은 양형거래를 제안받고 자기 죄를 인정했다. 그는 자치주 감옥에서 1년 징역형을 선고받았고, 이미 6개월 조금 못 되게 복역한 상태였다. 2004년 6월에 그는 보호관찰 대상으로 석방되었다. 그가 선고 공판에서 말했듯이 이는 자기 삶의 전환점 마련을 위한 것이었다. 그는 판사에게 이렇게 말했다. "이것이 제가 말썽을 부린 처음이자 마지막이 될 것입니다." 하지만 약속은 6개월을 지키지 못했다. 2004년 12월 만 17세의 그레이엄과 만 22세의 공범들은 한 남자의 집에 무단으로 침입하여 총으로 위협해 인질로 삼은 다음 돈을 찾아 집 안을 뒤졌다. 이 삼인조는 저녁 늦게 또 다른 집에 들어가 강도질을 했는데 그 과정에서 그레이엄의 친구 중 하나가 총에 맞았다. 아버지의 차를 몰던 그레이엄은 총에 맞은 친구를 병원에 내려놓고 과속으로 경찰관 앞을 지나갔다. 결국 공중전화 박스와 충돌했고, 급히 달아나려 했지만, 붙잡혀서 체포되고 말았다. 2004년 12월 13일의 일로, 그레이엄이 18번째 생일을 맞이하기 24시간 전이었다.

판사 앞에서 이루어진 사실상의 1일 재판에서 그레이엄이 보호관찰을 위반했다는 증거가 제출되었다. 플로리다 법으로 그는 최소 5년에서 종신형까지의 형량이 가능했다. 플로리다 교정국에서는 4년 형을 구형했고, 검찰 측에서는 30년 형을 구형하였다. 선고 공판에서 듀발 카운티의 순회 재판 판사 랜스 M. 데이Lance M. Day는 그레이엄에게 다음과 같이 말했다. "당신이 자신의 삶을 그렇게 내버리는 이유를 본인은 이해할 수 없습니다. ……내가 합리적으로 판단할 수 있는 단 한 가지 사실은 당신은 앞으로도 계속 이렇게 살아가리라 결정했고, 우리가 당신을 위해 해줄 수 있는 것은 없다는 것입니다. ……법규를 검토해보았습니다. 그리고 더 이상은 청소년 대상 처벌을 내리는 것이 적당하지 않다는 판단이 섰습니다. ……당신의 범죄행위 패턴이 더욱 심각해진 것을 고려할 때 당신은 이미 이런 식으로 평생을 살아가겠다고 결심했고, 지금 내가 할 수 있는 일은 당신의 행동으로부터 사회를 보호하는 것밖에 없음이 분명해 보입니다."

실제로 2004년에 미국 대법원에서는 청소년의 책임 범위를 두고 논쟁이 있었다. 이 논쟁 과정에서 청소년이 옳고 그른 것을 판단할 수 있는 능력을 완전히 갖추지 못한 정신지체 성인과 비슷한 존재인가라는 질문이 나왔다.

이와 함께 그 전에 있었던 무장 절도 미수와 무장 강도 미수를 근거로 판사는 만 19세의 테런스 그레이엄에게 종신형을 선고했다.[1] 이제 플로리다 주에는 가석방 제도가 없기 때문에 종신형은 말 그대로 종신형이고, 사면이 아니고는 석방의 가능성이 없다. 청소년일 때 저지른, 심각하기는 하나 살인은 일어나지 않은 범죄행위 때문에 그레이엄은 남은 60~70년을 감옥에서 살다가 그 안에서 죽어야 할 처지가 되었다. 담당 변호사는 "과다한 보석금을 요구하거나, 과다한 벌금을 과하거나, 잔혹하고 비상식적인 형벌을 과할 수 없다"라고 명시한 연방헌법 수정 8조를 근거로 항소했다.

2008년 봄에 클리퍼드 찬스Clifford Chance 법률사무소의 워싱턴

• 청소년기는 정신지체와 비슷하다?

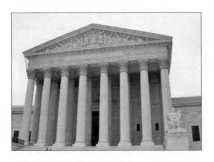

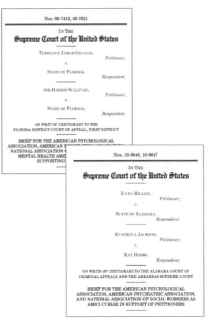

"추론, 판단, 충동 조절의 영역에서 능력이 떨어지기 때문에 정신지체인들은 가장 심각한 성인 범죄행위를 특징짓는 도덕적 책임성의 수준에서 행동하지 않는다."
–존 폴 스티븐스, 판사

"청소년들은 정신지체인들과 아주 비슷하게 기능한다. 가장 닮은 점은 인지적 결함이다. 10대들은 기능은 높을지 모르나 그렇다고 해서 좋은 판단을 내릴 능력이 있다는 의미는 아니다."
–스티븐 드리진, 법률학 교수

그림 25 **청소년에게 사회적 책임을 얼마나 물어야 하는가?** 중죄를 저지른 청소년의 치료와 갱생 가능성에 대한 의견이 무척 다양하게 나온다.

지사에서 내게 접촉을 해왔다. 이 법률사무소에서는 그레이엄의 변호사들을 위해 법률의견서를 준비하고 있었다. 변호사들이 종신형 판결에 불복하고 항소하여 결국 이 사건이 미국 대법원까지 올라간 상태였다. 법률사무소 측에서는 청소년들에게 다른 기준을 적용해야 할 이유를 설명해줄 전문가가 필요했다. 법률의견서 작성에 참여한 17명 중에서 신경학자는 내가 유일했기 때문에 충동 조절, 위험 판단, 또래 압력 회피, 자신의 행동에 뒤따르는 결과

에 대한 이해 등과 관련해서 10대의 뇌가 가진 한계에 대해 내가
아는 모든 내용을 정확히 전달해야 한다는 막중한 책임감을 느꼈
다. 또 특정 상황에서 행동하고 반응할 때 성인과 청소년이 뇌의
서로 다른 부분을 이용한다는 사실을 설명하는 것도 무척 중요한
부분이었다.

  그레이엄의 변호사들은 2005년에 대법원으로 하여금 청소년에
대한 사형 선고를 위헌이라 판결하게 이끌었던 것과 똑같은 원칙
을 내세웠다. 청소년의 지적, 감정적, 심리적 특성에는 고유한 면
이 있다는 생각이 판결의 핵심이었다. 함께 법률의견서를 작성한
변호사들은 이런 점을 첫 번째 단락에 다음과 같이 요약해 넣었다.

  청소년들이 자신의 행동에 책임을 져야 하는 것은 분명하지만
청소년들은 일반적으로 성숙한 의사결정 능력이 결여되어 있고,
위험한 행동에 대해 과장된 욕구를 지니고 있으며, 또래로부터 쉽
게 영향을 받고, 자신의 행동에 뒤따르는 결과를 정확하게 평가하
지도 않는다.

  법률의견서에서 나는 주로 10대의 뇌가 성인의 뇌와는 다르다
는 개념을 지지하는 과학적 증거를 제시했다. 고등법원에서 고려
하는 질문은 청소년이 저지른 범죄행위에 대해 선고를 내릴 때 그
러한 차이에 얼마만큼의 비중을 둘 것인가, 하는 부분이었다.[2]
  매년 만 12세에서 17세 사이의 청소년 약 20만 명 정도가 폭력
범죄로 체포되고 있다. 2008년에는 청소년 범죄자들이 900건 이

상의 살인 사건에 연루되었고, 미국 전역의 방화 사건 중 48%가 청소년 범죄였다. 2005년에 대법원은 범죄를 저지를 당시 만 18세 미만이었던 사람에게 사형을 선고하는 것은 위헌이라는 판결을 내렸다. 그보다 17년 전에는 만 16세 미만의 사람에게 사형을 선고하는 것은 위헌이라 판결이 났었다. 하지만 가석방 가능성 없는 종신형(그리고 범죄 소추의 최소 연령)은 대체로 각 주의 재량에 맡겨졌다. 만 17세 미만의 청소년을 성인 법정에 기소하는 것을 금지하는 주는 세 곳에 불과하고, 그것을 허용하는 47개 주 중에서 29개 주는 실제로 특정 범죄에 대해서는 성인 법정에 기소하도록 지시하고 있다.

전 세계에서 청소년에게 가석방 없는 종신형 선고를 금지하는 법적 구속력 있는 국제협약인 유엔아동권리협약에 서명하지 않은 유일한 두 나라는 바로 소말리아와 미국이다. 물론 이것은 모호한 구분이다. 미국에서는 현재 대략 4만 명 정도의 죄수가 가석방 없는 종신형을 복역 중이고, 그중 2,500명 정도는 범죄를 저지를 당시에 만 18세 미만이었다. 그 죄수 중 70명은 범죄 당시 겨우 만 13세나 14세에 불과했다.

청소년이 가석방 없는 종신형을 선고받는 경우는 살인인 경우가 압도적으로 많다. 하지만 미국 전역에서 테런스 그레이엄과 비슷한 청소년 100명 이상이 살인 외의 죄목으로 가석방 없는 종신형을 복역하고 있다. 이들 중에는 살인 외의 범죄를 저지르던 당시 만 13세나 14세였던 6명도 포함되어 있다.

인류의 역사에서 대부분 아이들은 그저 크기가 작은 성인으로 취급받았다.[3] 계약된 하인처럼 취급받는 경우도 많았다. 대략 기원전 1780년의 것으로, 지금까지 알려진 가장 오래된 법률 문서인 함무라비 법전을 보면 아동은 성인과 똑같은 법을 적용받으면서, 동시에 아버지의 완벽한 통제 아래 놓여 있었다. 함무라비 법전에 따르면 아들이 아버지를 때린 경우 그 아버지는 아들의 손을 자를 수 있었다. 고대 로마 문명도 아버지가 자식을 완전히 통제하는 전통을 이어받았고, 중세 시대에는 국가가 부모를 대신해서 행동하는 경우가 많았다. 아동은 성인의 자격으로 범죄를 재판받았고, 처벌 또한 성인과 마찬가지로 받았다. 중세 시대의 문헌을 보면 6살밖에 안 되는 남자아이와 여자아이들이 교수형을 당하거나 말뚝에 묶여 화형을 당했다는 언급이 나온다. 하지만 16세기 중반에 들면서 교육을 통해 범죄자, 특히 범죄 아동의 범죄 성향을 고칠 수 있다고 생각하는 사람이 많아졌다. 1553년 4월에는 리들리Ridley 주교의 독촉에 국왕 에드워드 6세가 영국 왕실의 오래된 장원 영주 저택인 브라이드웰을 런던에 넘긴다. 리들리 주교는 한 설교에서 가난한 자들을 위한 구빈원, 그리고 매춘부와 게으른 자, 닥치는 대로 마셔대는 술꾼, 어느 한곳에 머무르지 않는 부랑자들을 위한 교정 시설이 필요하다고 역설했다. 브라이드웰 감옥은 그 후로 결국 궁핍한 자, 노숙자, 불구자들뿐만 아니라, 사소한 범죄를 저질러 붙잡혀 온 많은 아동을 위한 인간 창고로 자리 잡게 되었다.

미국에서 청소년이 사형을 당한 최초의 기록은 1642년 9월 7일로 거슬러 올라간다.[4] 가엾은 만 16세의 토머스 그레인저Thomas Granger는 농장 동물들과 수간을 한 대단히 비도덕적인 범죄로 유죄를 선고받는다. 플리머스 식민지의 총독이었던 윌리엄 브래드퍼드William Bradford에 따르면, "덕스보로의 러브 브루스터Love Brewster의 하인이었던 그레인저는 암말 한 마리, 암소 한 마리, 염소 두 마리, 갖가지 양, 송아지 두 마리, 칠면조 한 마리와 항문 성교를 한 죄로 법정에서 교수형을 선고받았다."

로마교회는 성인과 청소년을 법률적으로 구분한 최초의 기관 중 하나다. 로마교회는 만 7세 미만의 아동은 범죄행위를 저지르겠다는 의도를 가질 능력이 없다고 주장했다. 교황 클레멘스 11세는 1704년에 로마에 '방탕한 젊은이'들을 위한 센터를 창립함으로써 자신이 공언한 바를 완수했다. 이는 아마도 서구 최초의 소년원일 것이다. 하지만 가장 칭송받는 영국의 법률학자 윌리엄 블랙스톤William Blackstone이 등장하고 나서야 영국과 미국 양쪽에서 청소년 사법제도의 초석이 마련되었다. 1753년에 옥스퍼드대학교에서 법률에 관한 일련의 강의를 하고 난 후에 블랙스톤은 자신이 옹호했던 원칙들을 『영국법 주해Commentaries on the Laws of England』라는 네 권의 법률 서적으로 성문화했다. 이 책은 1765년과 1769년 사이에 출판되었다.

이 책에서 그는 누군가에게 범죄의 책임을 묻기 위해 필요한 두 가지 기준에 대해 서술했다. 첫 번째는 당연한 말로, '그 사람이 불법 행위를 저질렀을 것.' 하지만 두 번째는 확인하기가 훨씬 까다로운 기준이었다. '그 사람이 사악한 의지를 품고 있었을 것.' 블랙스톤이 말하는 '사악한 의지'란 범죄를 저지르려는 의도를 뜻했다. 그런 다음 그는 정의상 '의지'가 결여되어 있는 사람들을 분류

해 기술했다. 그가 지목한 첫 번째 집단은 '유아'였다. 여기서 유아
는 아동, 즉 자신의 행동이 가진 의미나 그것이 낳을 결과를 완전
히 이해할 수 있는 나이가 되지 않은 이를 의미했다. 그럼 그 나이
가 정확히 언제일까? 사실 그런 나이는 두 가지 경우다. 원칙적으
로 만 6세 이하의 아동에게는 심각한 범죄에 대해 유죄 선고를 내
릴 수 없었고, 만 15세 이상의 아동은 성인으로서 재판, 유죄판결,
선고를 받을 수 있었다. 그럼 만 7세에서 14세까지는? 이 부분은
블랙스톤도 얼버무리고 넘어갔다. 그는 '유아'라 해도 옳고 그른
것의 차이를 이해할 수 있다면 성인과 같은 방식으로 법적인 책임
을 져야 한다고 했다.

나쁜 짓을 하고, 범죄를 저지르는 능력은 햇수나 날짜가 아니라
범법자의 이해 능력이나 판단 능력으로 측정되는 것이다. 11살짜
리 아이라 해도 14살짜리 아이만큼이나 교활할 수 있기 때문이다.
그리고 이 경우에는 다음과 같은 격언이 해당한다. "악의가 나이
를 키운다malice supplies the age."

옳고 그른 것을 이해하고 자신의 행동에 따르는 결과를 이해할
수 있는 나이가 몇 살인지에 대해 법정도 대중에 못지않게 혼란스
러운 상태였다는 사실은 18세기까지도 미국에서 만 14세 이하의
아동에 대해 사형이 집행되었다는 사실에서 분명하게 드러난다.
1786년 12월 20일에 코네티컷의 뉴런던에서는 반은 피콧 인디언
계이고 반은 아프리카 흑인계인 만 12세 소녀 해나 오퀴시Hannah

Ocuish가 부유한 집안 출신의 만 6세 소녀를 때리고 목 졸라 죽인 죄로 교수형을 당했다.[5] 해나가 눈물로 고백한 바에 따르면 소녀를 죽인 이유는 그 6살짜리 아이가 자기더러 딸기를 훔쳐 갔다고 불평을 했기 때문이었다. 처형당하기 전에 감옥에 갇혀 있는 동안 해나와 상담을 해준 그 지역의 유니테리언교(삼위일체론을 부정하고 신격의 단일성을 주장하는 기독교의 한 파 - 옮긴이) 목사 헨리 채닝Henry Channing은 해나의 교수형을 보기 위해 모여든 사람들을 상대로 설교를 했다. "신이여, 부모와 주인 된 자들이 자신의 책임을 다하지 않음을 꾸짖으소서"라는 제목이 붙은 설교에서 채닝은 부모가 너무 오냐오냐하면서 키웠을 때 자연스럽게 따라오는 결과에 대해 얘기하며, 아이 때 욕구와 격정을 제한하지 않고 풀어두면 젊은이가 되었을 때 그것이 격노로 바뀌어, 분명 불명예, 질병, 때 이른 죽음으로 이어진다고 부모들에게 경고했다. 해나가 죽음을 기다리는 동안 채닝은 우레와 같은 소리로 다음과 같이 말했다. "나이가 어리다고 너를 살려준다면 법률이 말하는 바와 같이 대중에게 위험한 결과를 안겨줄 것이다. 아이는 그런 극악무도한 범죄를 저질러도 벌을 받지 않는다는 생각을 심어줄 것이기 때문이다." 인디언 혈통과 아프리카 흑인의 혈통이 섞여 있다는 것과 백인 아이를 죽였다는 사실도 해나에게는 불리하게 작용했다. 정오가 지나고 오래지 않아 해나는 보안관에 의해 교수형에 처해졌다. 채닝의 설교는 너무나 유명했기 때문에 며칠 지나지 않아 그는 '뉴런던 최초의 기독교 교회 목사'라는 별명이 붙었다.

하지만 해나의 처형으로 충격을 받은 사람들도 있었다. 해나가 미국에서 사형에 처해진 가장 어린 여성이라는 점도 있었지만, 해나가 정신장애를 갖고 있다고 생각하는 사람들이 있었기 때문이다. 해나는 또한 파괴된 가정이 낳은 산물이기도 했다. 알코올의존증이었던 엄마는 해나를 부유한 백인 가정에 하녀로 팔아버렸다. 해나가 재판 뒤에 받은 선고를 얼마나 이해했을지는 분명치 않지만 6살짜리 아이의 시체를 보여주자 죄를 고백하고 눈물을 흘리며 아이에게 정말 미안하고 절대로 다시는 이런 일을 하지 않겠다고 맹세했었다.

범죄행위를 저지른 아동에 대처할 대안의 방법을 찾아내야 한다는 압박은 1825년에 전환점을 맞게 된다. 뉴욕에 아동을 위한 보호시설이 설립된 것이다. 이 시설은 오로지 청소년 범법자를 보호하고 갱생하는 것만을 목표로 설립된 미국 최초의 공식 기관이다. 따라서 이는 일부 청소년 범죄에 기여하는 특수한 상황이 존재할 수도 있음을 사회가 처음 암묵적으로 인정한 사례이기도 하다. 그전에 뉴욕에서는 어린 범법자들이 1797년에 세워진 주 형무소에 수감되었다. 아동 보호시설은 청소년 범법자들뿐만 아니라 고아, 가난한 아동, 그리고 다루기 힘들다고 여겨지는 청소년들까지도 담당했다.[6]

어떤 이유로든 극빈하거나 집이 없거나 버려진 아동, 혹은 대중의 지원에 의지해야 하는 아동, 혹은 적절한 부모의 보호나 보호자가 없는 아동 혹은 습관적으로 구걸을 하거나 구호품을 받는 아동, 혹은 악명 높은 집에 살거나 사악하거나 평판이 나쁜 사람과 사는 아동, 또는 부모나 후견인, 또는 다른 보호자의 방치, 학대, 타락 때문에 아동이 살기에는 부적합한 가정에 사는 아동, 혹은 행상을 하거나, 잡지를 팔거나, 길가에서 노래를 하거나, 악기를 연주하고, 또는 대중을 상대로 유흥 활동을 하는 만 8세 미만의 아동.

아동 보호시설에 있는 아동들은 하루 8시간을 노동하거나, 재단, 놋쇠 못 제조법 등의 기술을 배우고 4시간은 전통적인 학교 교육을 받았다. 15년이 채 되지 않아 미국 전역에 수십 개의 아동 보호시설이 생겨났다. 이런 시설들은 결국 소년원을 낳았고, 그 시작은 1886년에 설립된 매사추세츠 웨스트보로의 리만 남학교였다. 하지만 진정한 최초의 청소년법원은 주의회에서 청소년법원법을 통과시킨 후인 1899년이 되어서야 일리노이 주 쿡 카운티에 세워졌다.[7] 그곳의 최초의 판사들 중 한 사람인 줄리언 맥Julian Mack은 청소년들을 위한 독립적인 사법 체계가 성인 형사법원과 어떤 차이가 있는지 다음과 같이 설명했다.

그런 공판에서는 법원의 일반적인 격식을 따르는 것이 부적절하다. 판사가 재판석에 앉아 피고인석에 서 있는 남자아이를 내려다보는 방식은 적절한 공감의 정신을 결코 불러일으킬 수가 없다. 책상 앞에 앉아 아이를 곁에 두고, 가끔씩 아이의 어깨를 감싸 안고 토닥여준다면 판사는 판사로서의 품위를 잃지 않으면서도 자신의 일에서 막대한 효과를 얻을 수 있을 것이다.

중대 범죄로 기소당한 젊은이들을 책임지는 청소년법원은 부랑죄와 무단결석 같은 행동에 대한 처벌도 내렸다. 이 법원은 배심원도 없고 정당한 법 절차조차 존재하지 않는 특별법원이었기 때문에 아동들은 그저 판사의 지시나 증거에 입각해서 돌려보내질 수도 있었다. 증거라고 해봤자 합리적 의심의 수준을 넘을 필요도 없었다. 20세기 초반에는 그저 눈덩이를 던졌다는 이유만으로도 아동을 수감하고 즉결로 수감 시설에 보낼 수도 있었다.

소년원의 과잉 수용과 그 안에서 일어나는 학대로 인해 1960년대에는 인권 운동가들 사이에 청소년 '갱생'에 대한 논의가 일어났고, 결국에는 이런 논의가 두 건의 획기적인 사건을 통해 미국 대법원까지 올라갔다. 1966년에 있었던 첫 번째 사건은 '켄트 대 미국' 사건이었다. 모리스 켄트Morris Kent는 핸드백 날치기 미수 등의 경범죄를 저지른 후에 만 14세에 워싱턴의 청소년 사법제도의 관할 하에 들어갔다. 하지만 그가 만 16세가 되었을 때 강도와 강간을 당한 여성의 아파트에서 그의 지문이 발견되었다. 사건을 성인 형사법원으로 보낼지 결정하는 것은 청소년법원 판사의 재량이었다. 판사는 켄트의 변호사로부터 변론을 듣기를 거부한 채 공판 없이 성인 형사법원으로 사건을 넘겼다. 고등법원에서는 이 사건을 접수한 후에 켄트가 '의미 있는 진정'의 기회와 적당한 법 절차를 거부당했다고 판결을 내렸다. 미국 대법관 에이브 포타스Abe Fortas는 다수의견에서 이렇게 적었다. "해당 아동이 각각의 두 세계로부터 불리한 부분만 취하게 될지 모른다고 우려할 만한 근거가 있다. 즉, 해당 아동은 성인에게 용인되는 보호, 그리고 아동들을 위해 상정된 세심한 보호와 재활 치료를 둘 다 받지 못할 위험이 있다."

미국 대법원이 이런 판결을 내릴 즈음 켄트는 이미 만 21세가 되어 청소년법원에서 다시 재판받을 수 없게 되었다. 대신에 그의 사건은 대법원의 판결을 고려하여 '청소년법원법의 목적에 부합하게' 처벌을 부과하라는 지시와 함께 워싱턴 지방법원으로 반송되었다. 켄트는 무단침입과 강도의 죄목 6개에 대해서는 유죄판결을 받았지만 강간의 두 가지 죄목에 대해서는 정신이상을 이유로 무죄 판결을 받았다. 켄트는 1963년에서 1968년까지 워싱턴의 정신병원인 세인트 엘리자베스 병원에서 치료받고, 1968년에는 정신이 온전히 돌아왔다는 판정을 받았다. 결국 켄트는 결혼해서 자녀를 두었고, 그 후로는 범죄를 저지르지 않고 살았다고 한다.

켄트의 판결이 있었던 해인 1966년에 대법관 포타스는 청소년법원의 또 다른 획기적인 사건인 '골트 사건'에 대해 의견을 적었다. 이 사건은 애리조나 주의 만 15세 소년 제럴드 골트Gerald Gault가 연루된 사건이었다. 1965년 6월 8일에 힐라 카운티의 보안관이 제럴드와 한 친구를 구금했다. 당시에 이 10대 소년은 어떤 여성의 핸드백에서 지갑을 훔친 한 소년과 함께 있었던 일 때문에 보호관찰을 받고 있었다. 보안관에게 잡혔을 때 제럴드는 외설적인 전화를 한 것으로 기소되었다. 여기에 대해 포타스는 1년 후 법정의 다수의견에서 다음과 같이 기술했다. "제럴드가 그 여성에게 한 발언과 질문은 짜증날 정도로 모욕적이고, 미숙하고, 성적인 것이었다." 체포된 후에 제럴드는 발언할 기회도 없이 아동구치소에 구금되었고, 거기서 며칠을 머물렀다. 제럴드가 석방되었을 때 보안관은 제럴드의 엄마에게 판사가 그다음 주에 제럴드의 사건에 대해 공판을 할 것이라고 적힌 쪽지를 건네주었다. 그리고 그다음 주에 이 어린 소년은 변호사가 없는 상태에서 만 21세 생일을 지나지 않는 범위 내에서 불특정 시간 동안 청소년교정시설에 들어가라는 판결을 받았다. 애리조나 주법에서는 청소년 판결은 항소가 불가능하다. 그다음 해에 대법원에서는 골트의 체포, 구금, 판결이 모두 미국 헌법에 위반된다는 판결을 내렸다. 포타스는 이렇게 적었다. "우리의 헌법 아래서는 소년이라는 조건 때문에 불법 재판이 정당화될 수는 없다." 골트는 결국 석방되어 몇 년 동안 몇 곳을 돌아다니며 막노동을 했다. 그는 1969년에서 1991년까지 육군에서 복무했고, 몇 년 전에는 교사 자격증을 따기 위해 노력하고 있었다.

　이 당시만 해도 청소년기는 인생의 심리적, 생리적 단계로만 폭넓게 이해되고 있었을 뿐, '뇌의 발달 단계'로 이해되지는 않았다. 하지만 1966년 8월 1일에 끔찍한 대량 살인 사건이 일어난 후에는 생물학과 법적 책임 사이의 관계에 대한 논의를 하지 않을 수 없었다. 만 25세의 찰스 휘트먼Charles Whitman은 사제의 미사를 돕는 복사 출신이자, 21개 이상의 공훈 배지를 받은 보이스카우트 단원이었고, 미 해병대 출신이자, 대학생이었다. 그런 그가 침대에 잠들어 있던 아내와 어머니를 살해하고, 텍사스대학교 타워 전망대에 올라가 아래에 있는 사람들을 향해 고위력 자동소총으로 무차별 난사를 시작했다. 후덥지근한 8월 오후에 그가 살해한 사람 중에는 임신부, 만 18세 소년과 그 소년의 약혼자, 전기기술자, 교수, 그리고 부상당한 사람들을 돕기 위해 도착한 구급차 운전사도 있었다. 경찰이 쏜 총에 맞아 죽기 전까지 휘트먼은 13명을 살해하고, 32명에게 부상을 입혔다. 그의 자살 유서에는 대량 학살이 일어나기 전날인 1966년 7월 31일 일요일 오후 6시 45분으로 날짜와 시간이 적혀 있었다. 몇 장에 걸쳐 적어 내려간 자살 유서에는 다음과 같은 글이 실려 있다.

내가 대체 무엇에 쫓겨 이 글을 타이핑하고 있는지는 나조차 이해할 수가 없다. 어쩌면 내가 최근에 저지른 행동들에 대해 무언가 어렴풋하게나마 이유를 남기기 위한 것인지도 모르겠다. 요즘엔 나도 나를 잘 이해하지 못하겠다. 나는 이성이 있고, 지성을 갖춘 보통의 젊은이여야 마땅하다. 하지만 요즘 들어(이런 변화가 언제 시작되었는지 기억이 나지 않는다) 나는 이상하고 짜증나는 수많은 생각의 피해자가 되어 있었다.

휘트먼이 자신을 '피해자'라 지칭한 것에 주목해야 한다. 그는 분명 자신이 자신의 폭력적 충동을 통제할 수 없는 상황이라 느끼고 있었다는 의미이기 때문이다. 죽기 바로 전에 그는 우울증과 두통 때문에 대학병원 의사를 방문했고, 바리움Valium을 처방받았다. 그 의사는 휘트먼에게 대학병원 정신과 의사와도 내원 약속을 잡을 것을 권했고, 휘트먼은 그 말을 따랐다. 하지만 휘트먼은 자신이 육체적으로 무언가 잘못되었다고 확신했다. 그래서 자살 유언장에 이런 요구를 남겼다.

내가 죽고 나면 나를 부검해서 눈에 보이는 신체적 장애가 있는지 확인해주기 바란다. 나는 엄청난 두통을 앓았고, 지난 석 달 동안 엑세드린Excedrin을 큰 병으로 두 통이나 먹었다.

부검이 이루어졌고 두통을 설명할 이유가 발견되었다. 호두 알 크기의 4기 다형성교모세포종이 시상 아래쪽에서 튀어나와 시상 하부와 편도체를 침해하고 있었다. 휘트먼은 종양이 뇌에 미친 영향 때문에 자신의 공격성이나 파괴 충동을 억제할 수 없었던 것일까? 정확히 말할 수는 없지만 이 종양이 그의 이마엽과 둘레계통 사이의 정상적인 활동의 균형을 저해했을 수 있다. 둘레계통이 과도하게 활성화되면 격분할 수 있고, 정상적인 상태에서는 이런 충동을 저해하거나 누그러뜨리는 연결이 종양 때문에 손상을 입었다면 범죄를 자행하도록 자극을 받았을 테고, 그와 동시에 위험한 충동을 조절할 능력은 결여되어 있었을지도 모른다. 이것은 뇌의 연결성이 범죄에서 큰 역할을 담당한 극단적인 사례이기는 하지만, 이제는 청소년기 성숙 과정의 일부로 이해되고 있는 이마엽 연결성의 부족에 대한 이해가 청소년 사법제도에 변화를 가져오려면 아직도 여러 해를 더 기다려야만 했다. '로퍼 대 시먼스' 사건이 여기에 도움이 되었다.

크리스토퍼 시먼스Christopher Simmons는 미주리 주 제퍼슨 카운티에서 자랐다. 자라는 동안 그는 의붓아버지로부터 지속적으로 신체적, 정서적 학대를 받았다. 시먼스가 겨우 만 4살이었을 때 의붓아버지는 그를 술집으로 데려가 술집 손님들을 재미있게 해주려고 아이에게 술을 먹였다. 한번은 의붓아버지에게 머리를 하도 세게 맞아서 고막이 터지기도 했다. 10대에 접어들었을 때 시먼스는 정기적으로 술을 마시고, 마리화나를 피우고, 가끔씩은 더 독한 약물도 즐겼다. 의붓아버지의 학대를 피하기 위해 이 10대 소년은 이웃의 이동식 주택 근처에서 시간을 보낼 때가 많았고, 만 28세의 남성인 이 이웃은 시먼스에게 더 많은 약물을 나눠주며 그에게 도둑질을 하도록 부추겨 그 돈을 나눠 가졌다.

1993년 9월 9일에 당시 만 17세였던 시먼스와 그보다 어린 한 친구는 극악무도한 범죄를 저지르기로 결심한다. 무작위로 셜리 크룩Shirley Crook의 집을 고른 두 사람은 이 46세의 여성을 줄로 묶고 입에는 재갈을 물리고 강도질을 한 다음 주립 공원으로 차를 몰고 가 다리 위에서 메라멕 강으로 던져버렸다. 이 여성은 결국 익사했고 시먼스는 체포되었다. 그는 죄를 인정했고 재판을 받아 1급 살인죄로 유죄판결을 받고, 사형을 선고받았다. 항소심에서는 사형 선고의 합헌성에 의문이 제기되었고, 결국 이 사건은 미국 대법원으로 넘어갔다. 2005년 3월 1일에 고등법원은 미성년자를 사형에 처하는 것은 미국 연방헌법 수정 제8조와 제14조에 위반될 뿐만 아니라, '성숙하는 사회의 발전을 보여주며 진화하고 있는 사회적 품위 기준'에도 걸맞지 않다는 판결을 내렸다. 다수의견에서 앤서니 케네디Anthony Kennedy 판사는 다음과 같이 적었다.

청소년 범법자가 극악무도한 범죄를 저질렀을 때 국가는 그 사람의 가장 기본적인 자유의 일부를 박탈할 수 있다. 하지만 국가가 그의 생명을 앗아가거나 자신의 인간성에 대해 성숙한 이해에 도달할 수 있는 잠재력을 앗아갈 수는 없다.

이 역사적인 판결이 있고 14개월 후에 플로리다 주 잭슨빌에서 테런스 그레이엄이 가정 침입 강도의 죄목으로 가석방 가능성 없는 종신형을 선고받았다. 그리고 2년 뒤에 나는 그를 변호하는 법률사무소로부터 전화를 받은 것이다.

유명한 법률학자인 시카고 노스웨스턴대학교의 스티븐 드리진은 심지어 이렇게 얘기하기도 했다. "청소년들은 정신지체인들과 아주 비슷하게 기능한다. 이들이 가장 닮은 점은 인지적 결함이다. 10대들은 기능은 높을지 모르나 그렇다고 해서 좋은 판단을 내릴 능력이 있지는 않다."

우리는 10대들이 위협이나 위험한 상황에 직면했을 때 해마와 오른쪽 편도체를 끌어들인다는 것을 이제는 알고 있다. 그들이 감정적으로, 충동적으로 행동하는 경향이 있는 것도 이 때문이다. 반면 성인은 앞이마겉질을 끌어들인다. 그래서 성인은 위협을 더욱 이성적으로 평가할 수 있다. 또 우리는 10대가 폭력을 목격하거나 스스로 폭력의 피해자가 되었을 때 폭력적인 행동을 저지를 위험이 있음을 알고 있다. 10대들이 위험을 감수하거나 위험한 행동, 혹은 범죄행위에 가담할 때는 또래의 영향에 휘둘리기 쉽다는 것도 알고 있다. (청소년이 저지르는 살인의 절반 정도는 여러 명의 공범이 함께

저지른 것이다.) 청소년은 이마엽이 아직도 성숙 중이기 때문에 자신
의 결정에 따르는 결과를 잘 이해하지 못하고, 따라서 미란다원칙,
자기 대리인의 적격성, 양형거래에 따르는 결과 등을 판단하는 능
력이 제대로 형성되어 있지 않다. 마지막으로 청소년들, 특히 만
12세에서 17세 사이의 청소년들은 허위 자백을 할 위험이 매우 크
다는 것도 알고 있다.

2004년에 연구자들이 133건의 허위 자백을 분석한 결과, 16%
가 만 16세와 17세로부터 나온 것임을 발견했다. 그 어느 연령대보
다도 높은 비율이다. 교사이자 코넬대학교 인간발달연구부의 연
구자인 발레리 레이나^{Valerie Reyna}는 2006년 한 학술지 기사에서
청소년 사법제도에서 청소년들의 법적 능력을 다음과 같이 요약
했다.

감정이 폭발하는 상황, 또래가 있는 상황, 순간적인 충동에 휩
싸이는 상황, 낯선 상황에 처해 있을 때, 이득을 얻기 위해 그에 따
르는 위험을 감수하는 것이 장기적으로는 안 좋은 결과가 나올 가
능성이 클 때, 그리고 좋은 결과를 얻으려면 행동을 억제해야 하는
경우에 청소년들은 성인보다 합리적으로 사고하지 못할 가능성
이 크다.

테런스 그레이엄 대 플로리다 주의 소송을 위해 작성한 36쪽짜
리 법률의견서에서 우리는 다음과 같이 적었다.

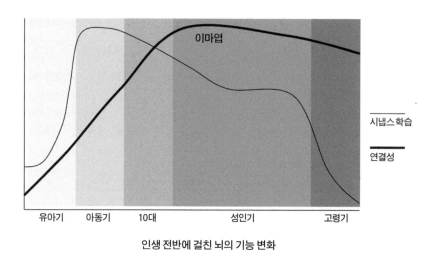

시냅스 학습

연결성

유아기 아동기 10대 성인기 고령기

인생 전반에 걸친 뇌의 기능 변화

그림 26 ㅣ **청소년기의 뇌 발달과 결정적 단계 요약** 시냅스 학습은 유아기와 아동기에 급속히 증가하고, 10대 시기에는 높은 상태로 머물다가 성인기에는 서서히 줄어들어 정체기로 이어진다. 하지만 수초화와 연결성은 성인기 초기(20대 후반)에 이르러서야 절정에 도달하고, 인생 말기까지 정체기에 머문다. 학습 능력과 학습 속도는 아동기와 10대에서 가장 높게 나오고 성인기 후기가 되면 시냅스 기능과 함께 퇴화한다. 하지만 이마엽은 뇌에서 가장 늦게 연결이 일어나는 부위이기 때문에 청소년기에는 연결이 상대적으로 부족하다. 10대 시기는 장점을 강화하고 단점을 개선할 수 있는 훌륭한 기회를 제공해준다.

청소년을 대상으로 종신형을 도입하는 것은 가석방 없는 종신형이 목적하는 바, 즉, 범죄를 저지른 사람을 벌하고, 분별력이 있는 자로 하여금 범죄를 단념하게 만들고, 고질적인 범법자들을 무력화시킨다는 목적을 확실하게, 혹은 합리적으로 이룰 수 없음을 한결같이 보여주고 있는 잘 정립된 과학적, 학술적 연구들이 늘어나고 있다.

고맙게도 2010년 5월 17일에 미국 대법원은 여기에 동의해주었다.[8] 앤서니 케네디Anthony kennedy 판사는 다수의견에서 다음과 같이 적었다. "비살인 청소년 범법자의 가석방 없는 종신형과 관련해서, 징벌, 억제, 무력화, 갱생 등 지금까지 적법한 것으로 인정되어온 형사적 제재의 목표 중 그 어느 것도 적절한 정당성을 제시해주지 않는다. 처벌이 정당한 형벌학적 목표와 일부 연관성을 가지고 있다고는 하더라도, 그러한 처벌이 거기에 제공되는 정당성을 감안할 때 지나치게 불균형하지 않다는 것이 입증되어야만 한다. 여기서는 비살인 청소년 범법자의 도덕적 책임이 감소되어 있음을 고려할 때 가석방 없는 종신형을 통해 제공되는 제한적인 억제 효과만으로는 이러한 선고를 정당화하기에 부족하다."

다수의견을 지지하고는 있지만 수석재판관 로버츠Roberts는 아직 성숙 중인 청소년의 두뇌에 대한 이해를 뒷받침하는 새로운 과학 자체가 아니라 법원이 그 과학에 대해 의견을 밝히는 것에 대해 이의를 제기했다. 로버츠는 이렇게 적었다. "어쩌면 과학과 사회는 젊은 살인자에게 더 큰 자비를 베풀어 그들이 다시 살인을 저지를 위험을 무릅쓰고서라도 스스로를 교화할 수 있는 기회를 마련해주어야 할지도 모른다. 하지만 그것은 우리가 결정할 부분이 아니다."

하지만 그레이엄 사건의 경우 사법제도를 통한 지나치게 가혹한 처우로부터 청소년을 완전히 보호해주지 못했다. 이 판결은 한 가지 언급하지 않고 지나간 것이 있다. 바로 청소년이 살인죄로 유죄판결을 받은 경우의 가석방 없는 종신형이다. 대법원이 그레이엄 대 플로리다 주의 소송에서 다수결로 판결을 내리고 1년도 지나지 않아 이런 상황이 실제로 등장했다. 이번 사건 역시 사법제도를 돌고 돌아 결국 대법원까지 올라왔다. 클리퍼드 찬스 법률사무소에서 공동으로 그레이엄의 법률의견서를 작성했던 우리 팀에 또다시 참여 요청을 해왔다. 클리퍼드 찬스 측은 우리에게 증거들을 조사해서 어떻게 하면 신경생물학을 이용해 대법원 판사들을 설득할 수 있는지 알아봐달라고 했다. 법률사무소 측에서는 2011년 중반에 우리에게 만 18세 이하의 청소년이 살인을 저지른 경우라 해도 성인과 똑같은 수준의 책임을 물어서는 안 된다는 주장을 뒷받침할 사회과학적, 생물학적 논리를 제공해달라고 다시 한 번 요청했다. 당시의 연방법에서는 살인죄로 유죄판결을 받은 성인처럼 청소년 역시 가석방 가능성이 없는 종신형을 선고받을 수 있다는 법이 우세했다.

우리의 임무는 적어도 일부 경우에서는 청소년이 이마엽의 미성숙 때문에(선천적 원인), 아니면 빈약한 교육 환경과 스트레스가 많은 환경(후천적 원인)의 결과로 충동적인 행동을 저질렀을 수도 있음을 입증해 보이는 것이었다. 바꿔 말하면 청소년들은 신경학적으로 볼 때 성숙한 결정을 내리는 능력이 성인에 비해 떨어지고, 성인보다 외부의 영향에 더 취약하다는 것을 입증하는 일이었다. 성인과 청소년 사이에는 분명한 신경학적 차이가 있다는 우리의 주장으로부터 자연적으로 도출되는 또 다른 결론이 있었다. 10대의 높은 가소성이 갱생의 성공 가능성을 높이는 데 도움을 준다는 사실이다. 법률의견서에 우리는 이렇게 적었다. "청소년들은 보통 성인기로 접어들어 어린 시절의 충동성과 무모함이 진정되면서 반사회적 행동도 잦아든다. 청소년의 범죄행위는 나쁜 인격을 반영하는 깊숙한 도덕적 결함에서 나온다기보다는 위험한 행동을 통한 실험 행위의 결과로 생기는 경우가 많다."

만 14세에 살인을 저질러 가석방 없는 종신형을 선고받은 두 청소년의 사건을 위해 논거를 준비해야 했다. 한 사건은 잭슨 대 홉스 사건이다. 아칸소 출신의 컨트렐 잭슨Kuntrell Jackson은 1999년에 자기보다 나이가 많은 두 젊은이와 함께 비디오 가게를 털려고 했는데, 그중 한 사람이 점원을 총으로 쏘아 죽였다. 두 번째 사건은 밀러 대 앨라배마 주 사건이다. 에반 밀러Evan Miller와 그의 친구 하나가 52세의 이웃을 야구방망이로 두들겨 팬 다음 그 사람의 트레일러에 불을 질렀다. 이 중년 남성은 둔기에 의한 외상과 연기 흡입에 의한 질식으로 사망했다.

2012년 6월 25일 오후 3시 22분에 나는 클리퍼드 찬스 법률사무소가 법률의견서 작성 팀에게 보낸 감사의 이메일을 받았다.

오늘 대법원에서 만 18세 이하의 나이에 살인을 저질러 살인죄로 유죄판결을 받은 청소년에게 가석방 없는 종신형을 선고하는 것이 위헌이라는 판결문을 내려보냈습니다. 그 과정에서 대법원은 범법자의 나이에 대한 고려를 배제하고 의무적으로 가석방 없는 종신형을 선고하도록 한 29개 주의 법률을 폐지했습니다. …… 일을 잘 마무리하신 것을 축하드립니다. 선생님의 관점이 분명 통했습니다!

그리하여 결국 아동일 때 살인을 저지른 사람이 평생 감옥에서 살다가 죽게 하는 모든 법안이 사실상 폐지되었다. 이 판결은 만 14세에 살인을 저질러 가석방 없는 종신형을 선고받았던 컨트렐 잭슨과 에반 밀러, 두 사람 모두 새로운 양형심리를 받게 된다는 것을 의미했다. 심판 전원 일치에 이르지 못한 5대 4 판정에 대해 다수의견을 적으며 엘레나 케이건Elena Kagan 판사는 법정 강제형을 선고할 때 문제가 발생한다고 말했다. 이를테면 만 17세와 만 14세의 저격범과 공범, 안정적 가정 출신의 아동과 혼란스럽고 학대적인 가정 출신의 아동을 가려낼 수 없다는 점이다. 이어서 케이건은 자신이 판정을 내리는 데 도움을 준 신경학적 증거에 대해 인용했다.

청소년 대상으로 가석방 없는 종신형 선고를 법적으로 정해놓으면 범죄자의 생활나이, 그리고 그 연령대에서 나타나는 전형적 특성을 고려할 여지가 사라져버린다. 이러한 특성으로는 미성숙, 성급함, 행동에 따르는 위험과 그 결과를 이해하지 못하는 특성 등이 있다.

하지만 법정은 신경과학의 법적 책임을 적용하는 데 따르는 복잡성을 지적하며 다시 한 번 의견이 크게 갈리고 말았다. 실제로 판사들은 청소년의 가석방 없는 종신형을 무조건적으로 금지한 것이 아니라, 케이건이 다수의견에서 적은 것처럼 다음과 같이 결정했다. "로퍼 사건과 그레이엄 사건에서 우리가 언급했던 모든 내용, 그리고 아동의 경우 법적 책임은 작아지고 변화의 능력은 높다고 판단한 이번 판결을 고려할 때 우리는 청소년에게 이 법정 최고형 선고를 내리는 일은 드물 것으로 생각한다." 법정에서는 판사나 배심원은 청소년에게 법정 최고형을 내리기 전에 범법자의 범죄 당시의 나이 등 경감 사유를 반드시 고려해야 한다고 판결을 내렸다.

대법원에서 새로운 판결을 내릴 때마다 청소년은 헌법적으로 성인과 다르며, 따라서 처벌 또한 달라져야 한다는 것이 거듭 확인되었지만, 대법원에서는 청소년기에 저지른 범죄 때문에 가석방 없는 종신형을 선고받고 현재 복역 중인 수감자들에게도 이러한 판결을 소급 적용할 것인지에 대한 판단은 각 주의 재량에 맡겨놓았다(현재 미시간 주, 아이오와 주, 미시시피 주는 이 판결을 소급 적용하는 데 동의했다).

마침내 법에서는 형량을 선고할 때 청소년 범죄자의 미성숙한 뇌를 고려하게 되었지만, 우리 사회가 정신장애를 겪는 청소년 범죄자를 어떻게 대처할 것인지 이해하려면 아직 갈 길이 멀다(성인 범죄자에 대해서도 마찬가지다). 미성숙한 뇌와 장애가 있는 뇌를 구분하는 것도 문제다. 10장에서도 설명했듯이 이런 구분이 때로는 쉽지 않기 때문이다. 총기 난사 사건을 비롯해 끔찍한 10대 범죄에 관한 뉴스가 요즘에는 너무 흔해졌다는 데는 논란의 여지가 없다. 하지만 언론의 취재 범위가 넓어지고, 일상생활에서 이런 뉴스가 포화 상태라는 사실 때문에 가려진 한 가지 사실이 있다. 1985년에서 1994년 사이에 증가했던 청소년 폭력 범죄율이 1995년에서

2011년 사이에는 절반으로 감소했다는 사실이다.

　미국정신의학법률학회에서는 청소년 범죄의 위험 요인이 화기에 대한 접근 용이성과 약물에서 가난, 부모의 방치, 가정불화, 텔레비전과 영화, 인터넷을 통한 폭력 노출까지 다양하게 나타난다고 지적했다. 하지만 마찬가지로 분명한 사실은 정신질환의 유병률이 일반 대중보다 청소년 범죄자 사이에서 더 높다는 것이다. 반면, 범죄를 저지르는 청소년들 대다수는 정신질환자가 아니다. 이런 점에서 볼 때 마음을 더욱 심란하게 만드는 통계는 정신질환을 앓고 있는 범죄 청소년 중 치료를 받는 청소년이 25%도 안 된다는 사실이다.

　핵심적인 문제는 이것이다. 신경과학에 큰 발전이 있었고, 인간의 뇌에 대해 많이 알게 되었음에도 불구하고 우리가 아직 모르는 것에 비하면 여전히 초라하기 그지없는 성과라는 것이다. 아무리 과학적인 판결이라고 해도 현재 알려진 내용을 바탕으로 판결을 내리는 것은 좋게 말해서 무모한 것이고, 나쁘게 말하면 위험하기 짝이 없는 일이다. 이는 신경 미성숙과 실생활의 활동, 특히 범죄행동 사이의 인과관계에 대한 객관적 증거를 지적할 때는 분명히 해당되는 이야기다. 뇌 스캔 영상은 고정 불변의 경험적 자료를 제공해주는 듯 보이지만 해석이 필요하기 때문에 사실 객관성과는 거리가 있다. 뇌 영상, 특히 fMRI 영상을 연구하는 과학자들은 연구에 사용되는 기술, 영상의 선명도, 실험 표본이나 설문 대상의 선택 등 이것저것을 신중하게 따져야 하고, 마지막으로 주어진 뇌 영역과 특정 인지 기능 사이에 일대일 대응 관계를 찾아내고픈 유혹을 이겨내야 한다. 한마디로 그런 대응 관계는 존재하지 않기 때문이다.

우리가 이용하는 모든 뇌 영역은 여러 가지 인지 과정에 관여한다. 사실 우리가 내리는 판단, 우리가 느끼는 기분은 모두 여러 인지 과정이 관여한 결과다. 몇 년 전에 발표된 청소년의 성숙과 뇌에 대한 중요한 논문의 공동저자 제이 기드는 이렇게 적었다. "실험실에서 밝혀낸 내용을 실생활에 그대로 적용하기가 더욱 어려운 이유는 뇌의 역할을 인간의 행동에 영향을 미치는 다른 생물학적 시스템과 맥락으로부터 구분하여 분석하는 일이 사실상 불가능하기 때문이다.[9] 청소년기, 그리고 평생에 걸쳐 일어나는 행동은 경험, 양육 환경, 사회경제적 지위, 개별 작인, 자기 효능, 영양 상태, 문화, 심리적 안녕, 신체적 환경, 구축 환경, 사회적 관계와 상호작용 등을 비롯한 여러 가지 상호작용의 영향력의 함수로 나타나는 것이다."

기드는 미국국립정신보건원의 아동정신의학부 뇌 영상 부서의 책임자이다. 그가 청소년의 행동에 영향을 미치는 것들을 많이 나열했지만, 사실 그것이 전부는 아니다. 내가 앞에서 말했던 것도 그 부분적인 이유다. 바로 인간의 뇌에 대해 알아내야 할 부분이 아직도 많다는 점이다. 뇌 과학의 내용을 행동에 직접 적용하는 데 따르는 한계를 이해하기가 더 복잡해지는 또 다른 이유가 있다. 점점 더 많은 과학자들이 신경성숙neuromaturity의 나이를 늘여 잡고 있다는 점이다. 바꿔 말하면 이쯤이면 누군가가 신경학적으로 성숙했다고 말할 수 있는 수치상의 나이, 혹은 정확한 경계나 구분선이 존재하지 않는다는 말이다. 대신 뇌의 성숙이 20대로 접어들어서도 계속 이어진다는 것이 점점 더 분명해지고 있다.

과학자이자 의사로서 나는 모든 질문에는 해답이 있고, 삶의 모든 사건과 단계에는 명확한 경계가 존재한다고 믿고 싶지만, 현실은 그렇지 못하다는 것을 알고 있다. 일단 혼란의 10대를 넘기고 나면 그다음부터는 모든 것이 다 순탄하리라 믿고 싶지만, 사실 그렇지 못하다. 한편 우리 지방 자치정부에서는 위험에 빠진 청소년들을 위한 갱생 프로그램이나 상담 프로그램을 만드는 일보다는 감옥 시설을 만드는 데 더 많은 돈을 쏟아붓고 있다.

15장   여전히 뇌는 성장하고 있다

대학 시절이 끝날 무렵까지도 대부분의 학생들은 계속해서 진화한다. 나는 연구실에서 이런 성장 과정을 매일 목격한다. 우리는 대학원에 진학할지, 의대에 진학할지, 혹은 대학원 과정은 아예 접고 현실 세계로 나가 정규직을 얻을지 아직 결정하지 못한 대학 졸업생들을 실험실로 데려온다. 학업성적이 아주 뛰어난 밝고 젊은 학생들이 이곳에 와 연구실 보조원으로 일한다. 이들의 임무는 박사 과정 대학원생이나 과학자들의 실험을 돕고, 장비를 청소하고 유지하여 연구실이 계속 돌아가게 하고, 지시 사항이 제대로 이행되고 있는지 확인하고, 회의 일정을 잡는 일 등이다.

연구실에 들어오면 이들은 우리의 연구를 뒷받침하는 과학과 관련해서 아주 가파른 학습 곡선을 그리기 시작한다. 하지만 이들이 겪는 더욱 큰 변화는 훨씬 미묘하게 찾아온다. 이 변화는 이들이 서로 다른 유형의 수많은 사람과 소통해야 하고, 과제를 정리해서 우선순위를 정하고, 다른 사람들이 자신에게 의지하고 있음을 알게 됨에 따라 찾아오는 변화다. 2년 정도가 지나면 이들은 진정한 성인이 된다. 여기서 생기는 책임감과 전문적 환경에서의 소통 기술은 아마도 이들이 전체 경험으로부터 얻는 것 중 가장 큰 혜택이 아닐까 싶다. 내 아들 앤드루도 이와 똑같은 일을 했다. 물리학 석사 과정을 떠나며 분야를 바꿔 우리 연구실과 크게 다르지 않은 뉴욕의 한 연구실에서 일한 것이다. 나는 앤드루의 직업윤리가 성장하고 다중의 과제를 체계를 잡아 수행하는 능력도 커지고, 내 연구실에서 근무하는 다른 사람들과 마찬가지로 실무에서 성공적인 경험을 쌓으면서 크나큰 자신감을 얻는 것을 보았다. 여기서의 경험은 앤드루가 이제 상위 학위를 따러 대학원에 들어가서도 큰 도움이 될 것이다.

연구실에서 보면 젊은이들이 이곳을 떠날 때 이런 성장이 빛을 발한다. 특히 대학원이나 의대에 진학하거나, 직장에서 일을 구하기 위해 면담할 때 그렇다. 이들의 추천서를 써주는 것이 내게는 정말 큰 기쁨이다. 그리고 나는 이 연구실에서 1~2년 정도를 지낸 거의 모든 젊은이들에게서 적어도 어느 정도는 이런 변화가 일어난다는 사실에 놀란다. 가끔 부모님을 연구실에 모시고 오는 학생도 있는데, 이런 장한 아들, 딸을 두셔서 얼마나 자랑스러우시냐고 얘기하는 것이 내게는 큰 기쁨이다. 물론 이런 식으로 우리 젊은이들을 민망하게 만드는 재미도 쏠쏠하다.

꼭 기억해야 할 중요한 부분이 있다. 젊은 성인기 역시 학습하기에 더할 나위 없이 좋은 시간이라는 점이다. 이때도 청소년기와 마찬가지로 뇌의 가소성이 무척 뛰어나고, 뇌의 연결성이 좋아졌기 때문에 다중작업의 능력 또한 좋아져 있다. 학습 능력이 고등학생 때보다 이때 와서 훨씬 더 좋아졌다고 느끼는 젊은 성인이 많다. 정리 정돈의 기술도 향상되고, 추상적 사고 능력도 더 좋아진다. 이마엽으로의 접근이 용이해짐에 따라 판단력, 통찰력, 균형감도 모두 향상되어 있다.

대학에 진학하기 전에 1년 정도 갭이어gap year(고등학교를 졸업한 후 바로 대학에 진학하지 않고 쉬면서 다양한 경험을 쌓는 한 해-옮긴이)를 두는 학생이 많다는 것은 발달이라는 면에서 볼 때 여러 모로 의미가 깊다. 국가적으로 갭이어를 요구하는 나라가 많다. 몇몇 유럽 국가에서는 10대들이 고등학교를 졸업할 때 '봉사의 해'를 둔다. 이스라엘에서는 남학생과 여학생 모두 군대에 징집한다. 남자는 3년을 복무하고, 여자는 2년을 복무하는데 일부 정통 유대교 집단 출신의 사람들은 종교적인 제한 때문에 면제를 받지만, 이들 또한 국가를 대상으로 다른 형태의 봉사 활동에 참여하는 경우가 많다. 이스라엘 젊은이들은 군복무를 마치고 대학에 진학하기 전에 갭이어를 둔다. 그 기간 동안 수많은 젊은이들이 고등교육을 시작하기 전에 아시아, 남미, 인도로 여행을 간다.

이제는 미국에서도 아메리코Ameri-Corps(미국 내 지역사회 봉사 단체. 회원은 집 짓기, 집수리, 공원 청소 등을 하고 학비 지원을 받기도 한다-옮긴이)의 프로그램인 시티이어City Year와 같은 지역 봉사 활동이나 자원봉사 인턴 근무 등을 통해 비공식적으로 갭이어를 두고 있다. 그리고 젊은 성인들의 증언에 따르면 갭이어야말로 자기 삶에서 가장 값진 시간이었다고들 한다. 나는 내 아들 윌을 통해 직접 목격했다. 윌은 고등학교를 졸업한 후에 1년 동안 혼자 세계 여행도 가고, 일도 찾아서 했다. 윌은 첫 6개월은 남미의 집중 학습 과정을 통해 스페인어를 배우고, 그다음 6개월은 보스턴 소프트웨어 회사에 취직해 일을 했다. 하버드대학에 입학할 준비가 되었을 때 윌은 정서적으로나 지적으로 더욱 성숙해져 있었고, 윌은 이 갭이어의 시간이 자기의 발달에 더할 나위 없이 값진 시간이었다고 여러 번 이야기했다.

젊은 성인기young adulthood가 별개의 발달 단계인지를 두고 사회학자, 심리학자, 과학자들 사이에서 논란이 계속 이어지고 있다.[1] 20세기 중반의 심리학자 에릭 에릭슨Erik Erikson은 성인기도 여러 단계로 이루어진다고 처음 제안했다. 그는 성인기를 대략 만 20세에서 45세 사이, 그리고 만 45세에서 65세 사이, 그리고 65세 이후 사망까지로 단계별로 나누었다. 하지만 1970년에, 독창적이었으나 지금은 다소 잊힌 연구 논문인 「젊음: 인생의 새로운 단계Youth: A New Stage of Life」를 쓴 케네스 케니스턴Kenneth Keniston은 가정하였다. 20대, 즉, 청소년기와 젊은 성인기 사이의 기간을 별도의 발달 단계라고. 당시 케니스턴은 예일대학교의 심리학자였는데, 이 시기의 주된 특징을 자유, 움직임, 변화, 양가감정으로 보았다. 그는 이 '젊음'의 단계를 지배하는 몇몇 주제와 쟁점에 대해서도 기술했다.

- 자신과 사회 사이의 갈등
- 만연한 양가감정
- 조심스러운 탐색

- 관계의 소원
- 무궁무진한 잠재력
- 사회화 거부
- 젊은이 특유의 정체성
- 움직임
- 정체되는 것에 대한 혐오
- 잘 감동 받음, 헤쳐 나가는 돌파력
- 발달에 대한 평가
- 죽음에 대한 공포
- 성인의 관점
- 젊은이 특유의 반문화

오늘날 노년층으로 접어든 베이비부머에 대해 쓰고 있던 케니스턴은 다음과 같이 말했다. "한때는 일부 질문에 대해 어떻게 대답하느냐로 성인을 정의하기도 했는데 그런 질문에 어떻게 대답할지 결정하지 못한 후기청소년postadolescents의 소수집단이 점차 커지고 있다. 바로 기존 사회와의 관계에 대한 질문, 소명에 대한 질문, 사회적 역할과 생활방식에 대한 질문이다." 그는 이런 젊음에서 가장 결정적 특성은 "자신과 사회를 향해 만연해 있는 양가감정"이라고 말했다. 이것은 좋은 소식이자 나쁜 소식이다. 이 발달 단계의 특징인 넘치는 에너지와 새로움 추구의 경향은 적응에 대단히 유리하고 10대로 하여금 자신이 갖춘 기술에 어울리는 새로운 영역을 탐험할 수 있게 해준다. 반면 이런 행동이 이들을 위험한 환경에 노출시킬 수도 있다. 이들은 삶의 경험이 부족하기 때문에 양가감정과 두려움이 더욱 커질 수 있다. 하지만 이 부분은 청소년이 자기가 겪은 삶의 경험에 대해 맥락을 파악하는 동안 가족과 지역 사회가 함께 나서서 청소년을 안심시키고 그 맥락에 체계를 부여해줌으로써 도울 수 있다.

결국 이것은 우리 세대를 정확하게 묘사한 것으로 밝혀졌지만, 성인기 이전의 인생 단계를 말하는 케니스턴의 후기청소년 이론은 제대로 자리 잡지 못했다. 그러다가 심리학자 제프리 젠슨 아네트Jeffrey Jensen Arnett가 10년 전에 『성인 모색기: 10대 후반과 20대를 관통하는 구불구불한 길Emerging Adulthood: The Winding Road from the Late Teens Through the Twenties』이라는 책을 쓰고 나서야 자리 잡게 되었다. 케니스턴의 연구를 바탕으로 아네트는 자신이 '성인 모색기emerging adulthood'라 명명한 별개의 발달 단계를 상정했다.[2] 성인 모색기는 대부분 문화적, 경제적 변화 때문에 야기된 것이다. 이런 변화들 때문에 20대들은 불안을 느끼고, 좀 더 교육을 받아야 할 필요성을 느끼고, 일자리를 찾기는 어려워지고, 혼전 성관계가 받아들여짐에 따라 결혼을 서두르지 않고, 생식 기술의 발달로 아이를 늦게 갖게 되었다. 아네트는 성인 모색기는 탐험의 연령이자 불안정의 나이라고 했지만, 시대가 변해 요즘에는 자기열중의 나이로 여겨지기도 한다.

이런 부분은 HBO의 연속극 〈걸스〉에서도 분명하게 드러난다. 이 드라마에는 뉴욕에서 살고, 사랑하며, 성공하는 법을 찾기 위해 노력하는 20대 여성들이 등장한다. 이 드라마의 세상은 〈섹스

앤 더 시티〉에 나오는 세상과는 거리가 멀다. 코미디 드라마로 알려져 있지만 그 안에는 불편하고 극적인 순간들이 가득 있다. 〈걸스〉는 2012년에 당시 만 26세였던 레나 던햄Lena Dunham이라는 작가가 만들어냈다. 레나 던햄은 장차 작가가 되기를 꿈꾸는 '해나'라는 이름의 주인공으로도 등장한다. 드라마 초반에 해나의 부모는 그녀에게 브루클린 아파트 월세를 더는 보태주지 못하겠다고 말한다. 그래서 해나는 상사에게 급여를 달라고 요청했고, 결국 무급 인턴직에서 해고를 당하고 만다. 나중에 그녀는 변호사 사무소에서 직원으로 일했지만 실패하고 결국에는 커피숍 일자리에 정착할 수밖에 없게 된다. 해나의 삶은 언제나 혼란의 연속인 듯 보인다. 그녀는 남자 친구와 여러 번 헤어졌다 다시 만나고, 한 아파트에 함께 사는 동성 친구와 감정적으로 다투고 난 다음에는 잠시 그 아파트를 나와 살기도 한다. 한마디로 해나는 심리, 감정, 연애, 진로 모두가 엉망이다. 이것은 해나만의 얘기가 아니다. 그래서 이 드라마가 더 인기를 끌고 있다. 특히 젊은 여성들 사이에서 인기가 많다.

한번은 해나가 미시간에 사는 중상층의 부모님을 찾아갔다가 옛 친구인 헤더를 만난다. 헤더는 해나에게 자신의 크나큰 꿈에 대해 말하는데, 해나는 그 얘기를 회의적으로 바라보았다. 하지만 해나가 또 다른 친구에게 그 대화에 대해 얘기하는데 마치 자기 자신의 이야기를 하고 있는 듯 보인다.

헤더가 전문 댄서가 되기 위해 캘리포니아로 이사 간대. 그러니 우리 모두 슬프고 걱정될 수밖에…… 아무도 헤더한테 얘기를 안해. 헤더는 LA로 가서 허접한 아파트에서 살게 될 거라고. 그리고 항상 무섭고, 슬프고, 외롭다 느끼게 되겠지.[3]

해나도 자신의 처지를 깨닫는 순간들이 있었지만 드물었다. 대신 그녀와 친구들은 일에 대해, 남자에 대해, 그리고 크고 작은 결정에서 갈피를 못 잡고 계속 마음이 흔들린다. 이런 장면은 다 자란 듯 아직 다 자라지 못한 18세와 34세 사이의 독특한 연령대에 속하는 약 7천만 명의 미국인들에게서 너무나 쉽게 볼 수 있는 모습이다. 20대는 자기몰두의 연령대이자, 앞으로 펼쳐질 가능성에 흥분하고, 특히나 취업, 직장 생활, 인간관계의 불확실성에 불안을 느끼는 연령대이다. 나는 누구이며, 어디로 가고 있고, 언제 그곳에 도달할 수 있을까? 이들은 고민이 많다. 전 세계 모든 선진국에서 젊은 성인들은 이 질문에 대답하려 애쓰고 있다. 그리고 이들은 적어도 근래의 인류 역사를 통틀어 집에서 독립하고, 학교를 마치고, 결혼하고, 직업을 찾는 데 가장 많은 시간이 걸린다. 이들이 지나친 자기열중에 빠져드는 것은 당연한 일이 아닐까?

미국국립보건원에 따르면 1980년에서 2000년 사이에 태어난 밀레니엄 세대는 실제로 자기애성 인격장애의 발생률이 65세 이상인 사람들보다 3배나 높다. 요즘의 수많은 10대와 젊은 성인들이 스마트폰으로 자신의 모습을 찍는 행동을 지칭하는 '셀피selfie'라는 단어가 옥스퍼드 영어사전에서 선정하는 2013년 올해의 단어로 지정된 것도 놀랄 일이 아니다. 밀레니엄 세대가 겉보기에 너무 자기중심적으로 변한 것이 부모들 때문이라 믿는 사람들이 많다.⁴ 자녀들을 지나치게 칭찬하다 보니 아이들이 더욱 자기에게 열중하고 스스로를 너무 중시한다는 것이다. 플로리다주립대학교에서 심리학을 가르치는 로이 바우마이스터Roy Baumeister는 이런 부모들이 자녀들에게 지나친 자신감을 불어넣어주다 보니 뜻하지 않게 엄청난 자기도취와 특권 의식을 심어주었다고 말한다. 따라서 10대의 경험에 확신을 불어넣어줄 때는 지켜야 할 균형이 있다. 확신이 부족하면 자녀는 길을 잃은 듯한 느낌을 받을 테지만, 확신이 지나치면 비현실적인 자신감에 빠져 나중에 문제의 씨앗이 될 수 있다.

밀레니엄 세대의 긍정적인 부분을 보면 칭찬해줄 만한 부분도 무척 많다. 이들은 지난 세대들처럼 이상주의적이지는 않지만 솔직하고, 실용적이고, 9/11 테러와 두 번의 전쟁, 심각한 경기 침체의 그늘을 지나왔음에도 불구하고 낙관적이기까지 하다. 『20대, 정답은 없다20 Something Manifesto』라는 책에서 크리스틴 해슬러 Christine Hassler는 인생의 이 특정 단계를 독특한 스트레스 속에서 보내고 있는 젊은 성인들의 이야기를 모아놓았다. 한 25세 여성은 이렇게 말했다. "내가 어딘가에 성공적으로 도달하기 위해 해야 한다는 그 모든 일에 대해 생각하다 보면 조금은 겁이 납니다. 사람들은 자신의 열정을 쫓고, 꿈꾸었던 삶을 살고, 위험을 감수하고, 좋은 사람들과 네트워크를 이루고, 정신적 스승을 찾고, 경제적으로 책임을 질 줄 알고, 자원봉사를 하고, 열심히 일하고, 대학원에 진학하고, 사랑에 빠지고, 개인적인 안녕과 정신적 건강과 영양 상태를 관리해야 한다고 말하죠. 그럼 존재 자체로 만족하고 인생을 즐길 시간은 대체 언제죠?" 또 다른 25세 여성은 이렇게 적었다. "우리 문화는 정말 젊음과 성공에만 초점을 맞춥니다. 그래서 30살에 굉장한 부자가 되지 않으면 실패자라고 느끼는 사람이 많아요."

심리학자이자 성인 모색기의 문제들을 전문적으로 다루는 사립 정신병원인 옐로브릭의 원장 로라 험프리Laura Humphrey는 이 연령대와 관련된 독특한 사안들을 다음과 같이 묘사한다.

성인 모색기를 지나고 있는 모든 사람들에게 발달상의 의제는 더 큰 공동체와 이 세상과의 관계 속에서 자기 자신과 자기 인생의 더 큰 목표를 정의하는 것이다. 이들은 가족 안에서 자기 자신을 새로이 정의하는 것과 동시에 이 일을 해내야 한다. 그리고 그 과정에서 가족과 정서적으로는 여전히 연결되어 있으면서도 차츰 가족으로부터 독립해야 한다. 성인으로서의 삶에서 이보다 더 큰 발달상의 도전 과제는 없다.[5]

통계는 젊은 성인들의 저변에 깔려 있는 불안정성을 입증해주는 듯하다. 20대 미국인들 중 1/3은 매년 이사를 다니며, 40%는 대학 졸업 후 적어도 한 번은 부모의 집으로 다시 들어온다. 젊은 성인들은 30대가 되기 전에 평균 7번 정도 직장을 옮기며, 2/3 정도는 적어도 20대의 어느 한 시절 결혼하지 않은 채 애인과 동거를 한다. 아네트는 자신의 연구에 참여한 20대 실험 대상자 중 60%가

자기가 다 자란 듯한 느낌과 아직 다 자라지 못했다는 느낌을 동시에 느낀다고 말했다고 한다.

대학을 졸업하고 혼자 나와서 사는 자녀가 세탁 방법도 모르고, 예산을 짤 줄도 모르고, 새로 들어간 아파트에서 공과금을 내는 법도 모른다면, 자녀가 이제 청소년은 아니지만, 아직도 이마엽에서 백질이 만들어지면서 뇌의 시스템들을 서로 연결하고 있는 중임을 다시 한 번 기억하자.[6] 청소년들처럼 젊은 성인들도 뇌가 여전히 변화 중이기 때문에 가끔은 그 희생자가 될 때가 있다. 청소년기 이후에도 백질이 연결되는 중이라는 사실은 상당한 위험을 안고 있다. 이마엽 영역에서의 백질 이상은 청소년기뿐 아니라 젊은 성인기에도 정신질환의 발달에 한몫하는 것으로 보인다. 사실 세계보건기구에 따르면 정신질환은 미국의 젊은 성인들이 짊어지고 있는 질병의 부담 중 거의 절반을 차지한다고 추정된다. 최근의 한 연구에서 대학생과 대학에 진학하지 않은 그 또래들 중 거의 절반이 그 전해에 진단 가능한 정신질환의 진단 기준에 부합하는 것으로 나타났다. 그중에는 알코올 사용 장애가 가장 흔했다. 하지만 젊은 성인의 경우 정신건강을 위협하는 잠재적 위험 요인에 대해 알려진 것이 다른 연령대에 비해 훨씬 부족하다.

주의력에 관여하는 백질 경로에서 발생하는 이상으로 성인 주의력결핍 과잉행동장애의 잦은 발생을 설명할 수 있을지 모른다. 성인 ADHD는 보통 아동기나 청소년기에 처음 나타나지만 진단이 이루어지지 않고 지나갈 수 있다. 삶의 질이라는 측면에서 보면 ADHD가 있는 젊은 성인은 일상생활에 상당한 지장을 받는다. 연구에 따르면 이들은 ADHD 증상이 없는 젊은 성인에 비해 고등학교 이후의 학업 목표를 성취하는 경우가 적고, 정규직으로 고용되는 비율이 낮고, 평균 가계 소득도 적다. 다른 연구에 따르면 이들은 체포되거나 이혼하는 경우가 2배나 높고, 담배에 중독되는 확률도 78% 높으며, 실직 가능성은 3배, 성병에 감염될 확률도 4배나 높다.

성인 모색기는 얼마나 취약한 시기일까? 만 20~24세 사이 성인의 투옥 비율이 지난 10년간 거의 2배로 뛰었다. 정신건강에 문제가 있는 젊은 성인은 대학을 중퇴하거나, 계획에 없던 임신을 하거나, 취직이 되지 않거나, 약물 남용이나 알코올 남용으로 고통받을 위험이 크다. 하지만 10대에서 젊은 성인으로 옮겨 가면서 정신 보건 서비스의 혜택을 받는 사람이 급격히 감소한다. 입원 치료나 재택 치료를 받는 성인 모색기 성인은 10대의 절반도 되지 않는다. 이는 오늘날 20대와 30대들이 신체적으로, 정신적으로 특별한 문제로 고통받고 있다는 점은 포함하지 않은 내용이다.

하지만 그렇다고 젊은 성인들이 방치되고 있는 것은 아니다. 버지니아 주 윈체스터의 뉴 라이프스타일스처럼 성인 모색기의 사람들을 위한 거주형 치료센터가 있다. '성인 모색기 연구 학회 Society for the Study of Emerging Adulthood'와 같은 학회도 있고, 이 연령대에 대해서만 전문적으로 다루는 학술지도 있다.

젊은 성인에 대한 신경과학이 아직 유아기 단계에 머물고 있기 때문에 과연 20대가 뇌 발달의 마지막 단계를 활용할 수 있는 최후의 기회인지 아닌지 아직 확실치 않다. 부모, 과학자, 혹은 교육자의 입장에 선 우리는 20대에게 무언가 충고를 하긴 해야 하는데, 나이가 들면서 학습 곡선이 슬슬 아래로 처지기 전에 하루라도 빨리 전문적인 직업을 찾으라고 재촉해야 하는 것인지, 아니면 반대로 창의적 사고가 아직 신경생물학적인 절정에 있을 때 새로운 가능성을 마지막으로 실험해보라고 해야 하는 것인지도 아직 모른다. 누구보다도 10대의 뇌에 대해 오랫동안 연구해온 미국국립정신보건원의 제이 기드조차 기자에게 이렇게 말했다. "아직은 그 질문에 대답하기 어렵습니다." 하지만 지난 10년 동안 우리가 신경과학에 대해 한 가지라도 배운 것이 있다면, 그 대답은 바로 '계속 주목하고 있을 것'이 아닐까 싶다.

나가는 말　　**결국 당신과 아이는 한 팀**

─────── 하루가 저물어간다. 10대 자녀를 둔 이에게는 이 하루가 아주 길
수 있다는 것을 나도 잘 안다. 자녀들은 아직 더 자라야 하고, 스스
로 발달하고, 학습하고, 성숙해야 한다. 당신이 그것을 대신해줄
수는 없다. 부디 이 책이 당신의 자녀가 다른 행성에서 온 외계인
이 아니며, 다만 아직 완벽한 조화를 이루지 못한 발달의 결정적
단계에 와 있음을 이해하는 데 도움이 되었기를 바란다. 이 점을
당신이 분명하게 이해하고 자녀에게 더욱 잘 설명할수록 자녀의
10대 시절이 좀 더 순탄하게 넘어갈 수 있을 것이다. 물론 이 시기
를 완전히 순탄하게 넘어갈 수는 없다. 언제라도 머리카락을 쥐어
뜯고 싶어질 수 있다. 그래서 여기서 몇 가지 중요한 부분을 정리
해보려 한다.

- 10대 자녀가 일으키는 작은 사고들을 참아낼 수 있어야 하지
  만, 그 실수에 대해 차분하게 대화를 나누는 것을 잊지 말자.
- 10대 자녀가 무언가 어리석은 일을 하고도 왜 그랬는지 모르

겠다고 말할 때 충격을 받지 말자. 당신은 이제 그 이유를 알고 있다. 하지만 자녀에게도 그 이유를 설명해주어야 한다. 앞이마엽이 아직 연결이 완성되지 않았기 때문이라고 말이다. 그리고 명심하자. 제아무리 똑똑하고, 말 잘 듣고, 온순한 아이라고 해도 청소년기를 졸업하기 전에 무언가 어리석은 일을 저지르기 마련이다.

- 소셜 미디어와 웹사이트는 10대 자녀와 소통할 수 있는 중요한 창구다. 문자메시지를 주고받은 덕분에 10대 자녀와 가장 성공적이고 의미 깊은 대화를 나눌 수 있었다고 말하는 부모들도 있다. 문자메시지를 하는 법을 모르겠다면 자녀에게 물어보자.

적절한 상황이 찾아오면 이 책의 정보를 이용해 10대 자녀와 대화를 시작할 수 있기 바란다. 책의 시작 부분에서 말했듯이 10대들은 정보를 중요하게 생각하고 자신의 정체성에 대해 선천적으로 호기심이 많다.

이 책에 담긴 과학적 사실에 대해 대화를 나누면 자녀와의 대립을 피하고, 자녀에게 사사건건 시비를 걸게 되는 악순환에 빠지지 않을 수 있을 것이다. 10대는 학습의 시기다. 그 점을 십분 활용해야 한다. 아무런 설명도 없이 화를 내며 잔소리를 하면 10대는 더욱 멀어질 뿐이다. 행동에 대한 비판은 그 이유에 대한 설명이 뒤따를 때 가장 효과적이다. 그런 행동이 일어난 맥락 역시 함께 고려되어야 한다. 전 과목 A학점을 받는 자녀라면 물구나무서기를 한 채로 과제를 한들 문제가 되지 않는다. 물론 부모의 입장에서는 이것이 너무나 독특한 접근 방식이라 느껴지겠지만 말이다. 하지만 당신의 10대 자녀가 성적이 나오지 않아 힘들어하고, 정리 정돈도 제대로 안 되고, 점점 뒤처지고 있다면 거기에 개입해서 도와주고 이런 일이 일어나는 이유에 대해 함께 고민하는 것이 당신이 해야 할 일이다.

자녀가 어린아이였을 때와 비교해보면 이제는 다 컸다고 여길지 모르겠지만 10대 자녀에게 생각보다 더 많은 시간과 노력을 투자해야만 할 것이다. 부모는 자녀가 성적이 떨어지는 것에 대해 신경을 쓰기는 하는지 알아내야 한다. 만약 신경을 쓰지 않고 있다면, 자녀에게 그저 공부 방식만이 아닌 더 깊은 문제가 생겼다는 의미다. 이런 순간이 오면 이것이 그저 독립과 통제력에 대한 주장에 불과한 것인지 판단해야 한다. 만약 그렇다면 왜 아이가 자신에 대한 통제력을 과시해야 할 필요성을 느끼게 되었을까? 가정, 혹은 그들의 삶에 무언가 고비가 찾아온 것인가? 아니면 공부에 무관심한 것을 자랑으로 여기는 또래 집단에 속해 있어서 그런 압박을 받고 있는 것인가? 담배나 음주를 시작한 것인가? 아니면 우울증이나 다른 정신질환의 초기 징조일지 모를 자부심 문제를 겪고 있는 것일까? 어떤 경우인가에 따라 대응 방식이 달라진다.

반대로 떨어지는 성적에 자녀 역시 낙담한 상태라면 부모가 문제 해결을 위해 부드럽게 충고를 해주면 어느 정도는 귀를 기울일 가능성이 크다. 가능하면 자녀로부터 직접 답을 이끌어내야 한다. 이렇게 하면 독립적으로 문제를 해결하는 능력을 발휘할 수 있도록 도와줄 수 있다. 최후의 보루는 효과적인 방법을 당신이 직접 지도해주는 것이다. 만약 자녀가 당신의 지도를 따르려는 노력이 라도 보인다면 적어도 미래에 도움이 될 정적 강화의 토대는 마련한 셈이다. 최소의 수준으로 어떤 포상을 제공하는 것 역시 도움이 된다. 하룻밤 사이에 갑자기 성적이 좋아져 그 자체로 포상의 역할을 해줄 가능성은 크지 않기 때문이다.

되도록 긍정적인 자세를 유지해야 한다. 그래야 10대 자녀에게 힘을 불어넣고, 10대가 인생에서 얼마나 놀라운 기회의 시간인지 이해시킬 수 있기 때문이다. 당신이 해야 할 일은 자녀를 억압하는 것이 아니라 자녀가 자신의 에너지를 긍정적인 방향으로 쏟아부을 수 있게 돕는 것이다. 이것을 도와줄 수 있는 방법 한 가지는 아이들이 성장할 수 있는 차분하고 짜임새 있는 환경을 만들어주는 것이다. 당신의 삶에 스트레스와 혼란이 적을수록 자녀의 삶에도 스트레스와 혼란이 적어진다.

그리고 밖에 어떤 위험이 도사리고 있는지, 자녀가 어떤 위험에 노출되고 있는지 알고 있어야 한다. 따라서 자녀가 속한 세상으로 들어가볼 필요가 있다. 자녀가 어떤 음악을 듣고, 어떤 텔레비전 프로그램과 영화를 보고, 어떤 책을 읽는지 알아야 한다. 그렇다고 꼭 10대 자녀와 둘도 없는 친구가 되어야 한다는 얘기는 아니다. 그들을 더 잘 이해하고, 충고하고, 한계를 그어줄 수 있도록 그들의 삶에서 어떤 일이 벌어지고 있는지만 알고 있으면 된다.

결국 당신은 자녀의 첫 번째이자 가장 중요한 역할 모델이다. 그들은 언제나 당신을 지켜보고 있다. 물론 자녀들도 그 사실을 인식하지 못하고 있을 것이다. 하지만 당신이 삶에 어떻게 접근하는지, 삶의 도전적 과제에 어떻게 대처하는지 등이 모두 자녀에게는 학습의 경험을 제공해준다. 따라서 자녀들이 그런 경험에 압도당하지 않게 주의하면서 그것을 자녀들과 함께 나누자. 결국 당신과 자녀는 한 팀이다.

2000년에 나와 두 아들이 화재를 겪었을 때는 이 말이 정말 가슴에 와닿았다. 내가 저녁 6시쯤 일을 마치고 돌아왔을 때는 두 아들 모두 집에 있었다. 앤드루는 다음 날 레슬링 경기가 있었는데 신발을 잃어버렸다고 했다. 그래서 우리 셋은 다시 차를 타고 신발을 사러 갔다. 한 30분쯤 지났을까, 내 삐삐가 울리기 시작했다. 이 소리는 집 안에 설치해놓은 경보기와 연결된 신호였다. 그래서 차를 돌려 다시 집으로 향했다. 집에 다 왔을 무렵 소방차들이 보였다. 충격을 받았지만 곧 이렇게 마음을 추슬렀다. '불에 탄 것은 그저 물건들에 불과해. 무엇을 잃어버렸든 간에 내게 가장 소중한 것은 지금 내 옆에 있어. 내 두 아들이 안전하게 차 뒤에 앉아 있으니 말이야.'

우리 세 사람이 불타는 집 주변에 몰려든 사람들을 헤치고 걸어 들어가던 것이 기억난다. 아들들을 보고 있으니 이웃들이 아이들을 둘러싸고 위로하는 것이 보였다. 집은 겉보기에는 멀쩡했지만 안쪽은 완전히 망가져 있었다. 전기 깡통따개가 쓰러지면서 플라스틱 용기에 불이 붙었을지도 모른다는 말을 들었다. 나는 집 안이 거의 복구되기 전에는 절대로 아들들을 집 안에 들여보내지 않았다. 아이들이 이후에라도 불타버린 자기 방의 모습을 떠올리게 하고 싶지 않았기 때문이다. 이런 종류의 스트레스는 아동이나 10대들에게는 불필요하다. 그리고 적어도 그 부분에서만큼은 내가 아이들을 보호할 수 있었다. 이웃들도 이런 점을 알고 있었다. 이웃들이 우리 아이들을 둘러싸고 불타버린 집을 보지 못하게 멀리 데려간 것도 다 그런 이유 때문이다.

그 후로 몇 달 동안 나는 이 화재가 우리에게 큰 상처를 주기도 했지만, 우리를 유대감으로 묶어주는 경험이기도 했다는 사실을 깨달았다. 내 아들은 물질적인 것은 그리 중요한 것이 아님을 배웠다. 우리는 한 팀이었고, 나는 계속해서 아이들에게 말했다. 괜찮다고, 우리 모두 살아서 여기 있고, 이제 새로 시작할 수 있을 것이라고 말이다. 그것이 가장 중요한 부분이었다. 당시에 앤드루는 만 13세, 윌은 만 11세였다. 이제 막 10대로 접어든 시기였다. 이것은 우리가 마주해야 했던 첫 번째 도전에 불과했지만, 그 후로 어떤 도전이 찾아오더라도 우리는 함께 이겨낼 수 있었다.

감사의 말

나와 함께 이 책을 쓰면서 인내심을 보여주고 지원을 아끼지 않은 에이미 엘리스 넛Amy Ellis Nutt에게 감사드린다. 그녀의 지식에 대한 열정과 조사 능력은 이 책에서 소개한 정보의 조각들을 하나로 잇는 데 큰 도움이 되었다. 책을 함께 쓰면서 또 하나의 소득이 있었다. 바로 새로운 친구를 얻은 것이다.

이 책을 쓰느라 주말 일정이나 다른 활동도 모두 미루며 기다려준 가까운 친구와 가족에 대한 고마움은 말로 다 설명할 수 없다. 특히 내 아들 앤드루와 윌, 부모님에게 감사드린다. 물론 제프Jeff에게도 고마운 마음이다. 제프야말로 이 세상에서 가장 인내심이 많은 사람이고, 그의 아낌없는 후원에 특별한 감사를 표해야 마땅하다고 생각한다.

각각 연구와 제작을 담당해준 펜실베이니아대학교의 연구 전문가 마커스 핸디Marcus Handy와 생물의학 일러스트레이터 메리 레너드Mary Leonard에게 감사의 마음을 전한다. 이 책에 사용한 그림들은 이들의 작품이다.

이 책을 쓰도록 격려해주고, 이 책을 쓰는 동안 연구 자료를 공유해준 하버드대학교와 펜실베이니아대학교의 수많은 동료들에게 감사드린다. 그리고 가장 먼저 격려를 해준 매사추세츠 콩코드 아카데미의 전직 학생주임 패티 해거Patty Hager에게 감사드린다. 그가 던진 많은 질문 덕분에 엘리자베스 홀 심포지엄의 프로그램을 개발할 마음을 품게 되었다. 동료인 보스턴 어린이 병원의 신경학 부교수 데이비드 우리온David Urion 박사, 그리고 매사추세츠 터프츠대학교 신경심리학과 교수 매리언 울프Maryanne Wolf 박사에게도 감사드린다. 데이비드와 매리언 모두 '10대의 뇌 입문' 강의를 처음 시작할 때 나와 함께 연단에 서주었다.

그리고 마지막으로 이 책의 필요성을 적극적으로 옹호해준 웬디 스트로스먼Wendy Strothman에게 감사드리고, 편집자 클레어 와치텔Claire Wachtel에게 감사드린다. 그녀의 지혜로운 충고와 명쾌한 생각들이 이 책의 여기저기에 녹아들어 있다.

주석

들어가는 말   1. Granville Stanley Hall, *Adolescence: Its Psychology and Its Relations to Physiology, Anthropology, Sociology, Sex, Crime, Religion and Education* (New York: D. Appleton, 1904).
2. Ibid.

1장   1. *Popular Science,* Apr. 1941.
2. Sharron Solomon-McCarthy, "The History of Child Labor in the United States: *Hammer v. Dagenhart,*" in *The Supreme Court in American Political History* (New Haven: Yale–New Haven Teachers Institute, 2004).
3. Tom W. Smith, "Coming of Age in 21st Century America: Public Attitudes Towards the Importance and Timing of Transitions to Adulthood," National Opinion Research Center, University of Chicago, GSS Topical Report No. 35, Mar. 2003.
4. Thomas Hine, *The Rise and Fall of the American Teenager* (New York: William Morrow, 1999).
5. Granville Stanley Hall, *Adolescence.*
6. B. B. Van Bockstaele, "Genes Have Been Discovered for the Brain Pathway That Triggers Puberty," *Digital Journal,* Dec. 12, 2008.
7. Hui Shen, Qi Hva Gong, et al., "Reversal of Neurosteroid Effects at $\alpha 4\beta 2\delta$ GABA$_A$ Receptors Triggers Anxiety at Puberty," *Nature Neuroscience* 10, no. 4 (Apr. 2007).

2장   1. Sandra F. Witelson, Debra L. Kigar, and Thomas Harvey, "The Exceptional Brain of Albert Einstein," *Lancet* 353, no. 9170 (June 19, 1999).
2. Wilder Penfield and Edwin Boldrey, "Somatic Motor and Sensory Representation in the Cerebral Cortex of Man as Studied by Electrical

Stimulation," *Brain* 60, no. 4, (Dec. 1937).

3. David H. Hubel and Thorsten N. Wiesel, "The Period of Susceptibility to the Physiological Effects of Unilateral Eye Closure in Kittens," *Journal of Physiology* 206, no. 2 (Feb. 1970).

4. National Institute of Mental Health, "Teenage Brain: A Work in Progress," NIMH Fact Sheet, 2001. Also, R. K. Lenroot and J. N. Giedd, "Brain Development in Children and Adolescents: Insights from Anatomical Magnetic Resonance Imaging," *Neuroscience and Biobehavioral Reviews* 30, no. 6 (2006).

5. Frederik Edin, Torkel Klingberg, et al., "Mechanism for Top-Down Control of Working Memory," *Proceedings of the National Academy of Sciences* 106, no. 16 (Apr. 3, 2009).

6. Allstate/Sperling's Best Places, "America's Teen Driving Hotspots Study" (May 2008).

7. Moshe Naveh-Benjamin, Angela Kilb, and Tyler Fisher, "Concurrent Task Effects on Memory Encoding and Retrieval: Further Support for Asymmetry," *Memory and Cognition* 34, no. 1 (Jan. 2006).

8. Luke Dittrich, "The Brain That Changed Everything," *Esquire,* Oct. 25, 2010.

3장

1. Kathleen McAuliffe, "Life of Brain," *Discover,* June 2007.

2. Carla Shatz et al., "Dendritic Growth and Remodeling of Cat Retinal Ganglion Cells During Fetal and Postnatal Development," *Journal of Neuroscience* 8, no. 11 (Nov. 1988).

3. R. K. Lenroot and J. N. Giedd, "Brain Development in Children and Adolescents: Insights from Anatomical Magnetic Resonance Imaging," *Neuroscience and Biobehavioral Reviews* 30, no. 6 (2006).

4. Amelia Hill, "Red Cross Study Reveals Problems with Teenagers and Drink," *Guardian,* Sept. 12, 2010.

5. Alan Burke, "Cops: Freezing Teen Hit; Friends Lied," *Salem News,* Jan. 23, 2009.

4장

1. "Massachusetts Gaining in Its Care for the Retarded," *New York Times,* Jan. 4, 1987.

2. Charles Sherrington, *Man on His Nature,* reissue edition (Cambridge: Cambridge University Press, 2009).
3. Mark A. Gluck et al., *Learning and Memory: From Brain to Behavior* (New York: Worth Publishers, 2007).
4. Nico Spinelli and Frances Jensen, "Plasticity: the Mirror of Experience," *Science* 203, no. 4375 (Jan. 1979).
5. Eleanor Maguire et al., "London Taxi Drivers and Bus Drivers: A Structural MRI and Neuropsychological Analysis," *Hippocampus* 16, no. 12 (2006).
6. Patricia McKinley et al., "Effect of a Community-Based Argentine Tango Dance Program on Functional Balance and Confidence in Older Adults," *Journal of Aging and Physical Activity* 16, no. 4 (Oct. 2008).
7. Tim Bliss et al., *Long-Term Potentiation: Enhancing Neuroscience for 30 Years* (Oxford: Oxford University Press, 2004).
8. Emily Kilroy et al., "Relationships Between Cerebral Blood Flow and IQ in Typically Developing Children and Adolescents," *Journal of Cognitive Science* 12, no. 2 (2011).
9. Carol K. Seligman and Elizabeth A. Rider, *Life Span Human Development,* 7th ed. (Belmont, CA: Wadsworth Publishing, 2012). Also, Sue Ramsden et al., "Verbal and Non-Verbal Intelligence Changes in the Teenage Brain," Nature 479, no. 7371 (Oct. 19, 2011).
10. Angela M. Brant, John K. Hewitt, et al., "The Nature and Nurture of High IQ: An Extended Sensitive Period for Intellectual Development," *Psychological Science* 24, no. 8 (Aug. 2013).
11. Christina Moutsiana, Tali Sharot, et al., "Human Development of the Ability to Learn from Bad News," *Proceedings of the National Academy of Sciences* 110, no. 41 (Oct. 8, 2013).

5장
1. Jim Horne, *Sleepfaring: A Journey Through the Science of Sleep* (Oxford: Oxford University Press, 2007).
2. M. H. Hagenauer et al., "The Neuroendocrine Control of the Circadian System: Asociescent Chronotype," *Frontiers in Neuroendocrinology* 33 (2012).
3. Marc G. Berman et al., "The Cognitive Benefits of Interacting with Nature," *Psychological Science* 19, no. 12 (2008).
4. Robert Stickgold, "Sleep-Dependent Memory Consolidation," Nature 437,

no. 7063 (Oct. 27, 2005).

5. Edward B. O'Malley and Mary B. O'Malley, "School Start Time and Its Impact on Learning and Behavior," in *Sleep* and *Psychiatric Disorders in Children and Adolescents,* ed. A. Ivanenko (New York: Informa Healthcare, 2008).

6. Jeffrey M. Donlea et al., "Use-Dependent Plasticity in Clock Neurons Regulates Sleep Need in *Drosophila,*" *Science* 324, no. 5923 (Apr. 3, 2009).

7. Norihito Oshima et al., "The Suicidal Feelings, Self-Injury, and Mobile Phone Use After Lights Out in Adolescents," *Journal of Pediatric Psychiatry* 37, no. 9 (Oct. 2012).

8. Samantha S. Clinkinbeard et al., "Sleep and Delinquency: Does the Amount of Sleep Matter?" *Journal of Youth and Adolescence* 40, no. 7 (July 2011).

9. "Update on Emergency Department Visits Involving Energy Drinks: A Continuing Public Health Concern," SAMHSA *Dawn Report,* Drug Abuse Warning Network, Jan. 10, 2013.

10. Mariana Figueiro et al., "Light Level and Duration of Exposure Determine the Impact of Self-Luminous Tablets on Melatonin Suppression," *Applied Ergonomics* 44, no. 2 (Mar. 2013).

11. Katie Worth, "Casting Light on Astronaut Insomnia: ISS to Get Sleep-Promoting Lightbulbs," *Scientific American,* Dec. 4, 2012.

6장

1. Richard Knox, "The Teen Brain: It's Just Not Grown Up Yet," National Public Radio, Mar. 1, 2010, http://www.npr.org/templates/story/story.php?stryId=124119468.

2. Aristotle, *The Rhetoric of Aristotle* (London and New York: Macmillan, 1886).

3. Ibid.

4. Beatriz Luna et al., "What Has fMRI Told Us About the Development of Cognitive Control Through Adolescence?" *Brain and Cognition* 72, no. 1 (Feb. 2010).

5. Valerie Reyna and Frank Farley, "Risk and Rationality in Adolescent Decision Making: Implications for Theory, Practice and Public Policy," *Psychological Science in the Public Interest* 7, no. 1 (Sept. 2006).

6. Laurence Steinberg, "A Social Neuroscience Perspective on Adolescent Risk-Taking," *Developmental Review* 28, no. 1 (Mar. 2008).

7. Brian Knutson et al., "The Neural Basis of Financial Risk-Taking," *Neuron* 47, no. 5 (Sept. 1, 2005).

8. Leah H. Somerville et al., "Frontostriatal Maturation Predicts Cognitive Control Failure to Appetitive Cues in Adolescents," *Journal of Cognitive Neuroscience* 23, no. 9 (Sept. 2011).

9. Michael Levenson and Jenna Russell, "Milton Academy Rocked by Expulsions," *Boston Globe,* Feb. 20, 2005.

10. Abigail Jones and Marissa Miley, *Restless Virgins: Love, Sex, and Survival at a New England Prep School* (New York: William Morrow, 2008).

11. Ibid.

12. Margo Gardner and Laurence Steinberg, "Peer Influence on Risk-Taking, Risk Preference, and Risky Decision Making in Adolescence and Adulthood: An Experimental Study," *Developmental Psychology* 41, no. 4 (July 2005).

7장

1. Regina Benjamin, "Preventing Tobacco Use Among Youth and Young Adults: A Report of the Surgeon General, 2012," http://www.surgeongeneral.gov/library/reports/preventing-youth-tobacco-use/index.html.

2. Mark Weiser et al., "Cognitive Test Scores in Male Adolescent Cigarette Smokers Compared to Non-Smokers: A Population-Based Study," *Addiction* 105, no. 2 (Feb. 2010).

3. Kimberly Yolton, Richard Hornung, et al., "Exposure to Environmental Tobacco Smoke and Cognitive Abilities Among US Children and Adolescents," *Environmental Health Perspectives* 113, no. 1 (Jan. 2005).

4. Joseph DiFranza et al., "Symptoms of Tobacco Dependence After Brief, Intermittent Use: The Development and Assessment of Nicotine Dependence in Youth-2 Study," *Archives of Pediatric and Adolescent Medicine* 161, no. 7 (July 2007).

5. Brenda Wilson, "Study: A Cigarette a Month Can Get a Kid Hooked," National Public Radio, May 31, 2010, http://www.npr.org/templates/story/story.php?storyId=127241145.

6. Sergio D. Iniguez et al., "Nicotine Exposure During Adolescence Induces a Depression-Like State in Adulthood," *Neuropsychopharmacology* 34, no. 6 (May 2009).

8장

1. Heather McCarron, "Taylor Meyer Laid to Rest," *Milford Daily News,* Oct. 29, 2008.

2. Aaron White, "What Happened? Alcohol, Memory Blackouts, and the Brain," National Institute on Alcohol Abuse and Alcoholism, 2004.

3. Susanne E. Tanski, James D. Sargent, et al., "Parental R-Rated Movie Restriction and Early-Onset Alcohol Use," *Journal of Studies on Alcohol and Drugs* 71, no. 3 (May 2010).

4. Kim Willsher, "Lyon Aims to Reduce Le Binge Drinking," *Guardian,* July 17, 2011.

5. H. Wesley Perkins et al., "Misperceptions of the Norms for the Frequency of Alcohol and Other Drug Use on College Campuses," *Journal of American College Health* 47, no. 6 (May 1999).

6. Michael A. Taffe et al., "Long-Lasting Reduction in Hippocampal Neurogenesis by Alcohol Consumption in Adolescent Nonhuman Primates," *PNAS* 107, no. 24 (June 1, 2010).

7. Patrick M. O'Malley et al., "Epidemiology of Alcohol and Other Drug Use Among American College Students," *Journal of Studies on Alcohol* 14, supplement (Mar. 2002).

8. Susan F. Tapert and Sunita Bava, "Adolescent Brain Development and the Risk for Alcohol and Other Drug Problems," *Neuropsychology Review* 20, no. 4 (Dec. 2010).

9. American Academy of Pediatrics Committee on Substance Abuse, "Alcohol Use by Youth and Adolescents: A Pediatric Concern," *Pediatrics* 125, no. 5 (May 1, 2010).

10. Caitlin Abar and Robert Turrisi, "How Important Are Parents During the College Years? A Longitudinal Perspective of *Indirect* Influence Parents Yield on Their College Teens' Alcohol Use," *Addiction Behavior* 33, no. 10 (Oct. 2008).

11. Haske van der Vorst et al., "Do Parents and Best Friends Influence the Normative Increase in Adolescents' Alcohol Use at Home and Outside the Home?" *Journal of Studies on Alcohol and Drugs* 71, no. 1 (Jan. 2010).

12. Heather McCarron, "Arrested Teens Accused of 'Hypocrisy,'" *Milford Daily News,* Nov. 25, 2008.

9장

1. Sheryl S. Smith, "The Influence of Stress at Puberty on Mood and Learning: Role of the α4βδ GABA$_A$ Receptor," *Neuroscience* 249 (Sept. 2012).
2. Melanie P. Leussis, Susan L. Andersen, et al., "Depressive-Like Behavior in Adolescents After Maternal Separation: Sex Differences, Controllability and GABA," *Developmental Neuroscience* 34, nos. 2–3 (2012).
3. John Fairbank et al., "Building National Capacity for Child and Family Disaster Mental Health Research," *Professional Psychology, Research and Practice* 41, no. 1 (Feb. 1, 2010).
4. BJ Casey et al., "Biological Substrates of Emotional Reactivity and Regulation in Adolescence During an Emotional Go-Nogo Task," *Biological Psychiatry* 63, no. 10 (May 15, 2008).
5. Craig Bryan, "Understanding and Preventing Military Suicide," *Archives of Suicide Research* 16, no. 2 (2012).
6. Erin Edmiston et al., "Corticostriatal-Limbic Gray Matter Morphology in Adolescents with Self-Reported Exposure to Childhood Maltreatment," *Archives of Pediatric and Adolescent Medicine* 165, no. 12 (Dec. 2011).
7. American Psychological Association, "Children and Trauma," Presidential Task Force on Posttraumatic Stress Disorder and Trauma in Children and Adolescents, 2008.

10장

1. J. Kim-Cohen, A. Caspi, et al., "Prior Juvenile Diagnoses in Adults with Mental Disorder: Developmental Follow-Back of a Prospective-Longitudinal Cohort," *Archives of General Psychiatry* 60, no. 7 (July 2003).
2. Kathleen R. Merikangas, Ronald C. Kessler, et al., "The National Comorbidity Survey Adolescent Supplement (NCS-A): I. Background and Measures," *Journal of the American Academy of Child and Adolescent Psychiatry* 48, no. 4 (Apr. 2009).
3. Renee Hsia and Myron Belfer, "A Framework for the Economic Analysis of Child and Adolescent Mental Disorders," *International Review of Psychiatry* 20, no. 3 (June 2008).
4. Centers for Disease Control and Prevention, "Suicide Prevention: Youth Suicide," Jan. 2014, http://www.cdc.gov/violenceprevention/pub/youth_suicide.html.
5. National Institute of Mental Health, "Anti-Depressant Medications for

Children and Adolescents: Information for Parents and Caregivers," undated, http://www.nimh.nih.gov/health/topics/child-and-adolescent-mental-health/antidepressant-medications-for-children-and-adolescents-information-forparents-and-caregivers.shtml.

6. Deborah Sontag, "Who Was Responsible for Elizabeth Shin?" *New York Times,* Apr. 28, 2002.

7. Calen Pick, "Bringing Change to Mind on Mental Illness," Society for Neuroscience annual meeting, San Diego, Nov. 15, 2010.

8. Helene Verdoux, "Cannabis Use and Psychosis: A Longitudinal Population-Based Study," *American Journal of Epidemiology* 156, no. 4 (Apr. 17, 2002).

9. National Institute of Mental Health, "Brain Emotion Circuit Sparks as Teen Girls Size Up Peers," July 15, 2009, http://www.nimh.nih.gov/news/science-news/2009/brain-emotion-circuit-sparks-as-teen-girls-size-up-peers.shtml.

10. Sari Frojd et al., "Associations of Social Phobia and General Anxiety with Alcohol and Drug Use in a Community Sample of Adolescents," *Alcohol and Alcoholism* 46, no. 2 (Mar.–Apr. 2011).

11장

1. Susan Moeller, "24 Hours: Unplugged," International Center for Media and the Public Agenda and the Salzburg Academy on Media & Global Change, 2011.

2. Roman Gerodimos, "Going 'Unplugged': Exploring Students' Relationship with the Media and Its Pedagogic Implications," Centre for Excellence in Media Practice, Bournemouth University, Mar. 2011.

3. Amanda Lenhart et al., "Social Media and Mobile Internet Use Among Teens and Young Adults," Pew Research Center, Feb. 3, 2010.

4. Dave Mosher, "High Wired: Does Addictive Internet Use Restructure the Brain?" *Scientific American,* June 17, 2011.

5. Fuchin Lin, Hao Lei, et al., "Abnormal White Matter Integrity in Adolescents with Internet Addiction Disorder: A Tract-Based Spatial Statistics Study," *PLoS ONE* 7, no. 1 (2012).

6. Soon-Beom Hong, Soon-Hyung Yi, et al., "Reduced Orbitofrontal Cortical Thickness in Male Adolescents with Internet Addiction," *Behavioral and Brain Functions* 9, no. 11 (Mar. 2013).

7. Simone Kuhn and Jurgen Gallinat, "Amount of Lifetime Video Gaming Is

Positively Associated with Entorhinal, Hippocampal and Occipital Volume," *Molecular Psychiatry* (Aug. 20, 2013).

8. Philip A. Chan and Terry Rabinowitz, "A Cross-Sectional Analysis of Video Games and Attention Deficit Hyperactivity Disorder Symptoms in Adolescents," *Annals of General Psychiatry* 5, no. 16 (2006).

9. Zheng Wang and John M. Tchernev, "The 'Myth' of Media Multitasking: Reciprocal Dynamics of Media Multitasking, Personal Needs, and Gratification," *Journal of Communication* 62, no. 3 (June 2012).

10. Jeff Grabmeir, "Multitasking May Hurt Your Performance but It Makes You Feel Better," Research and Innovation Communications, Ohio State University, Apr. 30, 2012.

11. Christina Lopez, "Oregon Teen Arrested After Posting 'Drivin Drunk' Facebook Status," ABCNews.go.com, Jan. 4, 2013.

12. Kevin Dolak, "LOL Facebook Post After DUI Accident Lands Woman in Jail," ABCNews.go.com, Sept. 18, 2012.

13. Sulaiman Abdur-Rahman, "4 Adults, 10 Youths Charged in Center City Disturbance," *Philadelphia Inquirer,* Apr. 11, 2013.

14. Amy Ellis Nutt, "Teens Find World of Hurt at Their Fingertips," *Star-Ledger* (Newark, NJ), Sept. 30, 2010.

15. Matt Richtel, "Silicon Valley Says Step Away from the Device," *New York Times,* July 23, 2012.

12장

1. Racquel E. Gur, Ruben C. Gur, et al., "Sex Differences in the Structural Connectome of the Human Brain," *Proceedings of the National Academy of Sciences* 111, no. 2 (Sept. 2013).

2. James R. Booth et al., "Sex Differences in Neural Processing of Language Among Children," *Neuropsychologia* 46, no. 5 (Mar. 2008).

13장

1. Semyon Slobounov et al., "Sports-Related Concussion: Ongoing Debate," *British Journal of Sports Medicine* 48, no. 2 (Jan. 2014).

2. Steve Broglio, "Biomechanical Properties of Concussions in High School Football," *Medicine and Science in Sports and Exercise* 42, no. 11 (Nov. 2010).

3. Suzanne Slade, *Feel the G's: The Science and Gravity of G-Forces* (Mankato, MN:

Compass Point Books, 2009).

4. Eric Nauman et al., "Functionally-Detected Cognitive Impairment in High School Football Players Without Clinically-Diagnosed Concussion," *Journal of Neurotrauma* 31, no. 4 (Feb. 15, 2014).

5. Alan Schwarz, "Girls Are Often Neglected Victims of Concussions," *New York Times,* Oct. 2, 2007.

6. Nadia Kounang, "Brain Bank Examines Athletes' Hard Hits," CNN, Jan. 27, 2012, http://www.cnn.com/2012/01/27/health/big-hits-broken-dreams-brain-bank.

7. Charles H. Tator, "Sport Concussion Education and Prevention," *Journal of Clinical Sport Psychology* 6, no. 3 (Sept. 2012).

8. "Can Just One Concussion Change the Brain?" National Public Radio, Mar. 15, 2013, http://www.npr.org/2013/03/15/174409382/can-just-one-concussion-change-the-brain.

14장

1. Supreme Court of the United States, *Graham v. Florida,* no. 08-7412, argued Nov. 9, 2009, decided May 17, 2010, http://www.supremecourt.gov/opinions/09pdf/08-7412.pdf.

2. International Justice Project, "Background—The Constitutionality of the Juvenile Death Penalty," Feb. 12, 2004, http://www.internationalj — usticeproject.org/juvConst.cfm.

3. William Blackstone, *Commentaries on the Laws of England*, book IV, ch. 2 (London: Clarendon Press, 1769).

4. Eugene Aubrey Stratton, *Plymouth Colony: Its History and People, 1620–1691* (Provo, UT: Ancestry Publishing, 1986).

5. William H. Channing, "A Sermon, Preached at New-London, December 20th, 1786, Occasioned by the Execution of Hannah Ocuish, a Mulatto Girl, Aged 12 Years and 9 Months, for the Murder of Eunice Bolles, Aged 6 Years and 6 Months" (New London, CT: T. Greene, 1786).

6. New York City Department of Juvenile Justice, "Juvenile Detention in New York: Then and Now" (a display at John Jay College of Criminal Justice, New York, 1999).

7. Julian Mack, "The Juvenile Court," *Harvard Law Review* 23 (1909).

8. Adam Liptak and Ethan Bronner, "Justices Bar Mandatory Life Terms for

Juveniles," *New York Times,* June 26, 2012.

9. Jay N. Giedd, "Adolescent Maturity and the Brain: The Promise and Pitfalls of Neuroscience Research in Adolescent Health Policy," *Journal of Adolescent Health* 45, no. 3 (June 27, 2010).

15장

1. Kenneth Keniston, "Youth: A 'New' Stage of Life," *American Scholar* 39, no. 4 (Autumn 1970).

2. Jeffrey Arnett, *Emerging Adulthood: The Winding Road from the Late Teens Through the Twenties* (Oxford: Oxford University Press, 2004).

3. Lena Dunham, screenwriter, "The Return," *Girls,* HBO, season 1, episode 6, 2012.

4. Joel Stein, "The New Greatest Generation: Why Millennials Will Save Us All," *Time,* May 20, 2013.

5. Laura Humphrey, "A Developmental Psycho-Neurobiological Approach to Assessment of Emerging Adults," *Yellowbrick Journal of Emerging Adulthood* 1, no. 1 (2010).

6. Catherine Lebel and Christian Beaulieu, "Longitudinal Development of Human Brain Wiring Continues from Childhood into Adulthood," *Journal of Neuroscience* 31, no. 30 (July 27, 2011)

참고문헌

- Acheson, S.; Richardson, R.; and Swartzwelder, H. "Developmental Changes in Seizure Susceptibility During Alcohol Withdrawal." *Alcohol* 18 (1999).
- Acheson, S.; Stein, R.; and Swartzwelder, H. "Impairment of Semantic and Figural Memory by Acute Alcohol: Age-Dependent Effects." *Alcoholism: Clinical and Experimental Research* 22 (1998).
- Adam, E. "Transactions Among Adolescent Trait and State Emotion and Diurnal and Momentary Cortisol Activity in Naturalistic Settings." *Psychoneuroendocrinology* 31, no. 5 (June 2006).
- Adam, E.; Doane, L.; et al. "Prospective Prediction of Major Depressive Disorder from Cortisol Awakening Responses in Adolescence." *Psychoneuroendocrinology* 35, no. 6 (July 2010).
- Amnesty International. "Indecent and Internationally Illegal: The Death Penalty Against Child Offenders." AMR 51/143/2002 (2002), http://www. amnesty.org/en/library/asset/AMR51/143/2002/en/060e0781-d7e8- 11dd-9df8-936c90684588/amr511432002en.pdf.
- Anderson, P.; De Bruijn, A.; Angus, K., et al. "Impact of Alcohol Advertising and Media Exposure on Adolescent Alcohol Use: A System-atic Review of Longitudinal Studies." *Alcohol and Alcoholism* 44, no. 3 (2009).
- Andrew, M.; Smith, B.; et al. "The 'Inner Side' of the Transition to Adulthood: How Young Adults See the Process of Becoming an Adult." *Advances in Life Course Research* 11 (Jan. 2006).
- Andrews, M. "Why Do We Use Facial Expressions to Convey Emotions?" Scientific American, Nov. 8, 2010.
- Arnett, J. *Emerging Adulthood: The Winding Road from the Late Teens Through the Twenties.* Oxford: Oxford University Press, 2004.
- Arnone, D., et al. "Corpus Callosum Damage in Heavy Marijuana Use: Preliminary Evidence from Diffusion Tensor Tractography and Tract-Based Spatial Statistics." *NeuroImage* 41, no. 3 (July 1, 2008).
- Baillargeon, A.; Lassonde, M.; et al. "Neuropsychological and Neuro –

physiological Assessment of Sport Concussion in Children, Adolescents and Adults." *Brain Injury* 26, no. 3 (2012).

- Baird, A., et al. "What Were You Thinking? An fMRI Study of Adolescent Decision-Making." Poster presented at the annual meeting of the Cognitive Neuroscience Society, 2005.
- Baird, A., and Fugelsang, J. "The Emergence of Consequential Thought: Evidence from Neuroscience." *Philosophical Transactions of the Royal Society of London, Series B: Biological Sciences* 359, no. 1451 (Nov. 29, 2004).
- Baumrind, D., ed. "Why Adolescents Take Chances—and Why They Don't." First commemorative address sponsored by the National Institute of Child Health and Human Development on the occasion of Child Health Day, 1983.
- Bawden, D., and Robinson, L. "The Dark Side of Information: Overload, Anxiety and Other Paradoxes and Pathologies." *Journal of Information Science* 35, no. 2 (Apr. 2009).
- Bawden, D. and Robinson, L. "A Distant Mirror: The Internet and the Printing Press." *ASLIB Proceedings* 52, no. 2 (2000).
- Beckman, M. "Adolescence: Akin to Mental Retardation?" *Science* 305, no. 5684 (July 30, 2004).
- Beckman, M. "Crime, Culpability, and the Adolescent Brain." *Science* 305, no. 5684 (July 30, 2004).
- Benedict, C. "Mute 19 Years, He Helps Reveal Brain's Mysteries." *New York Times,* July 4, 2006.
- Bentley, P. "Is This Proof Smoking Lowers Your IQ? Study Suggests Those on 20 a Day Are Less Intelligent." *Daily Mail Online,* Mar. 30, 2010.
- Bjork, J.; Knutson, B.; and Hommer, D. "Incentive-Elicited Brain Activation in Adolescents: Similarities and Differences from Young Adults." *Journal of Neuroscience* 24, no. 8 (Feb. 25, 2004).
- Blakemore, S., and Choudhury, S. "Development of the Adolescent Brain: Implications for Executive Function and Social Cognition." *Journal of Child Psychology and Psychiatry* 47, no. 3 (Mar. 2006).
- Blum, K. "The Addictive Brain: All Roads Lead to Dopamine." *Collier's* (2012).
- Blumberg, H.; Edmiston, E.; et al. "Corticostriatal-Limbic Gray Matter Morphology in Adolescents with Self-Reported Exposure to Childhood Maltreatment." *Archives of Pediatric and Adolescent Medicine 165*, no. 12 (Dec. 2011).

• Boden, B.; Mueller, F.; et al. "Catastrophic Head Injuries in High School and College Football Players." *American Journal of Sports Medicine* 35, no. 7 (July 2007).

• Boot, W., Gratton, G., et al. "The Effects of Video Game Playing on Attention, Memory, and Executive Control." *Acta Psychologica* 129, no. 3 (Nov. 2008).

• Brenhouse, H.; Sonntag, K.; and Andersen, S. "Transient D-1 Dopamine Receptor Expression on Prefrontal Cortex Projection Neurons: Relationship to Enhanced Motivational Salience of Drug Cues in Adolescence." *Journal of Neuroscience* 28, no. 10 (Mar. 5, 2008).

• Broglio, S., Zimmerman, J., et al. "Head Impacts During High School Football: A Biomechanical Assessment." *Journal of Athletic Training* 44, no. 14 (July–Aug. 2009).

• Bronson, P., and Merryman, A. *NurtureShock: New Thinking About Children.* New York: Twelve, 2009.

• Brown, S.; Tapert, S.; Granholm, E.; and Delis, D. "Neurocognitive Functioning of Adolescents: Effects of Protracted Alcohol Use." *Alcoholism: Clinical and Experimental Research* 24, no. 2 (Feb. 2000).

• Burman, D.; Bitan, T.; and Booth, J. "Sex Differences in Neural Processing of Language Among Children." *Neuropsychologia* 46, no. 5 (Apr. 2008).

• Bushy, D.; Tononi, G.; and Cirelli, C. "Sleep and Synaptic Homeostasis: Structural Evidence in *Drosophila.*" Science 332, no. 6037 (June 24, 2011).

• Byrnes, E.; Johnson, N.; and Carini, L. "Multigenerational Effects of Morphine Exposure on the Mesolimbic Dopamine System." Poster presented at the annual meeting of the Society of Neuroscience, Nov. 14, 2010.

• Byrnes, J.; Babb, J.; Scanlan, V.; and Byrnes, E. "Adolescent Opioid Exposure in Female Rats: Transgenerational Effects on Morphine Analgesia and Anxiety-Like Behavior in Adult." *Behavioural Brain Research* 218, no. 1 (Mar. 17, 2011).

• Cannon, T.; Heinssen, R.; et al. "Prediction of Psychosis in Youth at High Clinical Risk: A Multisite Longitudinal Study in North America." *Archives of General Psychiatry* 65, no. 1 (Jan. 2008).

• Cao, J.; Li, M.; et al. "Gestational Nicotine Exposure Modifies Myelin Gene Expression in the Brains of Adolescent Rats with Sex Differences." *Translational Psychiatry* 3 (Apr. 2013).

• Carr, N. *The Shallows: What the Internet Is Doing to Our Brains.* New York: W.

W. Norton, 2010.

• Carrion, V.; Reiss, A.; et al. "Converging Evidence for Abnormalities of the Prefrontal Cortex and Evaluation of Midsagittal Structures in Pediatric Posttraumatic Stress Disorder Study: An MRI Study." *Psychiatry Research* 172, no. 3 (June 30, 2009).

• Carskadon, M. "When Worlds Collide: Adolescent Need for Sleep Versus Societal Demands." In *Adolescent Sleep Needs and School Starting Times,* edited by K. Wahlstrom. Phi Delta Kappa Educational Foundation, 1999.

——— . *Adolescent Sleep Patterns: Biological, Social, and Psychological Influences.* Cambridge: Cambridge University Press, 2002.

• Casey, B.; Getz, S.; and Galvan, A. "The Adolescent Brain." *Developmental Review* 28 (2008).

• Casey, B.; Giedd, J.; and Thomas, K. "Structural and Functional Brain Development and Its Relation to Cognitive Development." *Biological Psychology* 54, nos. 1–3 (Oct. 2000).

• Casey, B.; Tottenham, N.; et al. "Transitional and Translational Studies of Risk for Anxiety." *Depression and Anxiety* 28, no. 1 (Jan. 2011).

• Caster, J.; Walker, Q.; and Kuhn, C. "Enhanced Behavioral Response to Repeated-Dose Cocaine in Adolescent Rats." *Psychopharmacology* 183, no. 2 (Dec. 2005).

• Chambers, R.; Taylor, J.; and Potenza, M. "Developmental Neurocircuitry of Motivation in Adolescence: A Critical Period of Addiction Vulnerability." *American Journal of Psychiatry* 160, no. 6 (June 2003).

• Chan, P., and Rabinowitz, T. "A Cross-Sectional Analysis of Video Games and Attention Deficit Hyperactivity Disorder Symptoms in Adolescents." *Annals of General Psychiatry* 5, no. 16 (2006).

• Cohen, M.; Tottenham, N.; and Casey, B. "Translational Developmental Studies of Stress on Brain and Behavior: Implications for Adolescent Mental Health and Illness?" *Neuroscience* 26, no. 249 (Sept. 2013).

• Collingridge, G.; Isaac, J.; and Wang, Y. "Receptor Trafficking and Synaptic Plasticity." *Nature Reviews Neuroscience* 5, no 12 (Dec. 2004).

• Colvin, A.; Mullen, J.; Groh, M.; et al. "The Role of Concussion History and Gender in Recovery from Soccer-Related Concussion." *American Journal of Sports Medicine* 37, no. 9 (Sept. 2009).

• Common Sense Media. "Social Media, Social Life: How Teens View Their

Digital Lives." A Common Sense Media Research Study, June 26, 2012.

• Copeland, W.; Costello, E.; et al. "Posttraumatic Stress Without Trauma in Children." *American Journal of Psychiatry* 167, no. 9 (Sept. 2010).

• Covassin, T.; Swanik, C.; and Sachs, M. "Sex Differences and the Incidence of Concussions Among College Athletes." *Journal of Athletic Training* 38, no. 3 (2003).

• Craft-Rosenberg, M., and Pehler, S., eds. *Encyclopedia of Family Health,* vol. 2. Thousand Oaks, CA: Sage Publications, 2011.

• Cuonotte, D.; Spjiker, S.; et al. "Lasting Synaptic Changes Underlie Attention Deficits Caused by Nicotine Exposure During Adolescence." *Nature Neuroscience* 14, no. 4 (Apr. 2011).

• Cyranowski, J.; Frank, E.; Young, E.; and Shear, M. "Adolescent Onset of the Gender Difference in Lifetime Rates of Major Depression: A Theoretical Model." *Archives of General Psychiatry* 57, no. 1 (Jan. 2000).

• Dahl, J. "Throwaway Children: Juvenile Justice in Collapse." *Crime Report,* Feb. 9, 2010.

• Dahl, R., and Spear, L. P. "Adolescent Brain Development: Vulnerabilities and Opportunities." *Annals of the New York Academy of Sciences* (June 2004).

• Dawes, M. A., and Dougherty, D. M. "Adolescent Suicidal Behavior and Substance Abuse: Developmental Mechanisms." *Substance Abuse* 31, no. 2 (Oct. 31, 2008).

• Daza-Losada, M.; Rodriguez-Arias, M.; Maldonado, C.; et al. "Behavioural and Neurotoxic Long-Lasting Effects of MDMA Plus Cocaine in Adolescent Mice." *European Journal of Pharmacology* 590, nos. 1–3 (Aug. 20, 2008).

• Dean, D., and Webb, C. "Recovering from Information Overload." *McKinsey Quarterly* (Jan. 2011).

• De Bellis, M.; Clark, D.; Keshavan, M.; et al. "Hippocampal Volume in Adolescent-Onset Alcohol Use Disorders." *American Journal of Psychiatry* 157, no. 5 (May 2000).

• De Bellis, M.; Keshavan, M.; Boring, A.; et al. "Sex Differences in Brain Maturation During Childhood and Adolescence." *Cerebral Cortex* 11, no. 6 (June 2001).

• DeGaetano, G. *Parenting Well in the Media Age: Keeping Our Kids Human.* Fawnskin, CA: Personhood Press, 2004.

• De Graaf, R., et al. "Early Cannabis Use and Estimated Risk of Later Onset of Depression Spells: Epidemiologic Evidence from the Population-Based World Health Organization World Mental Health Survey Initiative." *American Journal of Epidemiology* 172, no. 2 (July 15, 2010).

- De Win, M.; Van den Brink, W.; et al. "Sustained Effects of Ecstasy on the Human Brain: A Prospective Neuroimaging Study in Novel Users." *Brain* 131, no. 11 (Nov. 2008).

- Diaz-Arrastia, R.; Agostini, M.; Madden, C.; and Van Ness, P. "Posttraumatic Epilepsy: The Endophenotypes of a Human Model of Epileptogenesis." *Epilepsia* 50, no. 2 (Feb. 2009).

- DiFranza, J., et al. "Symptoms of Tobacco Dependence After Brief, Intermittent Use: The Development and Assessment of Nicotine Dependence in Youth-2 Study." *Archives of Pediatric and Adolescent Medicine* 161, no. 7 (July 2007).

- Do Couto, B.; Minarro, J.; Aguilar, M.; et al. "Adolescent Preexposure to Ethanol and 3,4-Methylenedioxymethylamphetamine (MDMA) Increases Conditioned Rewarding Effects of MDMA and Drug-Induced Reinstatement." *Addiction Biology* 17, no. 3 (May 2012).

- Dokoupil, T. "Is the Web Driving Us Mad?" *Newsweek,* July 9, 2012.

- Eagleman, D. "The Brain on Trial." *Atlantic,* July–Aug. 2011.

- Estelles, J.; Rodriguez-Arias, M.; Maldonado, C.; et al. "Gestational Exposure to Cocaine Alters Cocaine Reward." *Behavioural Pharmacology* 17, nos. 5–6 (Sept. 2006).

- European College of Neuropsychopharmacology. "The Emotional Brain in Youth: Research Suggests How to Diagnose and Treat Mood Disorders in Children and Adolescents." *Science Daily,* Sept. 6, 2011, http://www.sciencedaily.com/releases/2011/09/110904140340.htm.

- Evans, B. E.; Greaves-Lord, K.; et al. "The Relation Between Hypothalamic-Pituitary-Adrenal (HPA) Axis Activity and Age of Onset Alcohol Use." *Addiction* 107, no. 2 (Feb. 2012).

- Feinstein, S., ed. *Secrets of the Teenage Brain: Research-Based Strategies for Reaching and Teaching Today's Adolescents.* Thousand Oaks, CA: Corwin Press, 2009.

- Ferguson, A.; Jimenez, M.; and Jackson, R. "Juvenile False Confessions and Competency to Stand Trial: Implications for Policy Reformation and Research." *New School Psychology Bulletin* 7, no. 1 (2010).

- Fisher, P., and Pfeifer, J. "Conceptual and Methodological Issues in Neuroimaging Studies of the Effects of Child Maltreatment." *Archives of Pediatrics and Adolescent Medicine* 165, no. 12 (Dec. 2011).
- Foa, E., and Andrews, L. *If Your Adolescent Has an Anxiety Disorder: An Essential Resource for Parents.* Oxford: Oxford University Press, 2006.
- Foy, M.; Stanton, M.; Levine, S.; and Thompson, R. "Behavioral Stress Impairs Long-Term Potentiation in Rodent Hippocampus." *Behavioral and Neural Biology* 48, no. 1 (July 1987).
- Frantz, K.; O'Dell, L.; and Parsons, L. "Behavioral and Neurochemical Responses to Cocaine in Periadolescent and Adult Rats." *Neuropsychopharmacology* 32, no. 3 (Mar. 2007).
- Fried, P.; Watkinson, B.; James, D.; and Gray, R. "Current and Former Marijuana Use: Preliminary Findings of a Longitudinal Study of Effects on IQ in Young Adults." *Canadian Medical Association Journal* 166, no. 7 (Apr. 2, 2002).
- Frojd, S.; Ranta, K.; Kaltialo-Heino, R.; and Marttunen, M. "Associations of Social Phobia and General Anxiety with Alcohol and Drug Use in a Community Sample of Adolescents." *Alcohol and Alcoholism* 46, no. 2 (2011).
- Frommer, L.; Gurka, K.; Cross, K.; Ingersoll, C.; Comstock, R. D.; and Saliba, S. "Sex Differences in Concussion Symptoms of High School Athletes." *Journal of Athletic Training* 46, no. 1 (Jan.–Feb. 2011).
- Furstenberg, F.; Settersten, R.; et al. "Growing Up Is Harder to Do." *Contexts* 3, no. 3 (Aug. 2004).
- Fuss, J., and Gass, P. "Endocannabinoids and Voluntary Activity in Mice: Runner's High and Long-Term Consequences in Emotional Behaviors." *Experimental Neurology* 224, no. 1 (July 2010).
- Galles, N. "A Primer on Learning: A Brief Introduction from the Neurosciences." *Organisation for Economic Co-Operation and Development* (July 2004).
- ———. "Adolescent Development of the Reward System." *Frontiers in Human Neuroscience* 4, no. 6 (2010).
- Galvan, A. "Neural Plasticity of Development and Learning." *Human Brain Mapping* 31, no. 6 (June 2010).
- Galvan, A.; Hare, T.; et al. "Earlier Development of the Accumbens Relative to Orbitofrontal Cortex Might Underlie Risk-Taking Behavior in Adolescents." *Journal of Neuroscience* 26, no. 25 (June 21, 2006).

- Gardner, H.; Lawn, N.; Fatovich, D.; and Archer, J. "Acute Hippocampal Sclerosis Following Ecstasy Ingestion." *Neurology* 73, no. 7 (Aug. 18, 2009).
- Gardner, M., and Steinberg, L. "Peer Influence on Risk-Taking, Risk Preference, and Risky Decision Making in Adolescence and Adulthood: An Experimental Study." *Developmental Psychology* 41, no. 4 (July 2005).
- Garrett, A.; Carrion, V.; Reiss, A.; et al. "fMRI Response to Facial Expression in Adolescent PTSD." Presented at 49th Annual Meeting of the American Academy of Child and Adolescent Psychiatry, San Francisco, CA, October 22–27, 2002.
- Gerrard, M.; Gibbons, F.; and Gano, M. "Adolescents' Risk Perceptions and Behavioral Willingness." In *Reducing Adolescent Risk: Toward an Integrated Approach,* edited by D. Romer. Thousand Oaks, CA: Sage Publications, 2005.
- Gessel, L.; Fields, S.; Comstock, R.; et al. "Concussions Among United States High School and Collegiate Athletes." *Journal of Athletic Training* 42, no. 4 (Oct.–Dec. 2007).
- Giedd, J. "The Teen Brain: Primed to Learn, Primed to Take Risks." *Cerebrum,* Feb. 26, 2009.
- Gill, K., and Mizumori, S. "Spatial Learning and the Selectivity of Hippocampal Place Fields: Modulation by Dopamine." In *Hippocampal Place Fields: Relevance to Learning and Memory,* edited by S. Mizumori. Oxford: Oxford University Press, 2008.
- Gogtay, N. "Dynamic Mapping of Human Cortical Development During Childhood Through Early Adulthood." *Proceedings of the National Academy of Sciences* 101, no. 21 (May 25, 2004).
- Gong, G.; He, Y.; and Evans, A. "Brain Connectivity: Gender Makes a Difference." *Neuroscientist* 17, no. 5 (Oct. 2011).
- Gould, T. "Addiction and Cognition." *Addiction Science and Clinical Practice* 5, no. 2 (Dec. 2010).
- Grady, M. "Concussion in the Adolescent Athlete." *Current Problems in Pediatric and Adolescent Health Care* 40, no. 7 (Aug. 2010).
- Gray, P. "The Dramatic Rise of Anxiety and Depression in Children and Adolescents: Is It Connected to the Decline in Play and Rise in Schooling?" *Psychology Today,* Jan. 26, 2010.
- Grier, C.; Terwilliger, R.; Teslovich, T.; Velanova, K.; and Luna, B.

"Immaturities in Reward Processing and Its Influence on Inhibitory Control in Adolescence." *Cerebral Cortex* 20, no. 7 (2010).

- Guerri, C., and Pascual, M. "Mechanisms Involved in the Neurotoxic, Cognitive, and Neurobehavioral Effects of Alcohol Consumption During Adolescence." *Alcohol* 44, no. 1 (Feb. 2010).

- Gulley, J.; Paul, K.; and Cox, C. "Lasting Alterations in Synaptic Transmission and Intrinsic Properties of Rat Prefrontal Cortical Neurons Following Adolescent Exposure to Amphetamines." Poster presented at the Society for Neuroscience, 2010.

- Gulley, J., and Stanis, J. "Adaptations in Medial Prefrontal Cortex Function Associated with Amphetamine-Induced Behavioral Sensitization." *Neuroscience* 166, no. 2 (Mar. 17, 2010).

- Gurian, M. *Boys and Girls Learn Differently! A Guide for Teachers and Parents.* Hoboken, NJ: Jossey-Bass, 2001.

- Hagenauer, M., and Lee, T. "The Neuroendocrine Control of the Circadian System: Adolescent Chronotype." *Frontiers in Neuroendocrinology* 33, no. 3 (Aug. 2012).

- Hallowell, E., and Ratey, J. *Delivered from Distraction.* New York: Ballantine Books, 2006.

- Halstead, M., and Walter, K. "Clinical Report: Sport-Related Concussion in Children and Adolescents." *Pediatrics* 126, no. 3 (Sept. 2010).

- Hechinger, S. "Another Bite at the Graham Cracker: The Supreme Court's Surprise Revisiting of Juvenile Life Without Parole in *Miller v. Alabama and Jackson v. Hobbs.*" *Ipsa Loquitur,* online companion to Georgetown Law Journal, Sept. 2011.

- Henig, R. "Why Are So Many People in Their 20s Taking So Long to Grow Up?" *New York Times,* Aug. 18, 2010.

- Hester, R.; Nestor, L.; and Garavan, H. "Impaired Error Awareness and Anterior Cingulate Cortex Hypoactivity in Chronic Cannabis Users." *Neuropsychopharmacology* 34, no. 11 (Oct. 2009).

- Hiller-Sturmhofel, S., and Swartzwelder, S. "Alcohol's Effects on the Adolescent Brain: What Can Be Learned from Animal Models." *Alcohol Research and Health* 28, no. 4 (Winter 2004).

- Hingson, R.; Hereen, T.; and Winter, M. "Age at Drinking Onset and Alcohol Dependence: Age at Onset, Duration, and Severity." *Archives of Pediatric and*

Adolescent Medicine 160, no. 7 (July 2006).

- Hirsch, A. "Reflections from the Front Lines: A Career Counselor's View of Emerging Adulthood." *Yellowbrick Journal of Emerging Adulthood* 2, no. 1 (2011).

- Hooper, C.; Luciana, M.; Conklin, H.; and Yarger, R. "Adolescents' Performances on the Iowa Gambling Task: Implications for the Development of Decision Making and Ventromedial Prefrontal Cortex." *Developmental Psychology* 40, no. 6 (Nov. 2004).

- Humphrey, L. "A Developmental Psycho-Neurobiological Approach to Assessment of Emerging Adults." *Yellowbrick Journal of Emerging Adulthood* 1, no. 1 (2010).

- Hyman, S.; Malenka, R.; and Nestler, E. "Neural Mechanisms of Addiction: The Role of Reward-Related Learning and Memory." *Annual Review of Neuroscience* 29 (2006).

- Ingalhalikar, M.; Verma, R.; et al. "Sex Differences in the Structural Connectome of the Human Brain." *Proceedings of the National Academy of Sciences* 111, no. 2 (Jan. 14, 2014).

- Iniguez, S., and Bolanos-Guzman, C. "Nicotine Exposure During Adolescence Induces a Depression-Like State in Adulthood." *Neuropsychopharmacology* 34, no. 6 (May 2009).

- International Center for Media and the Public Agenda. The World UNPLUGGED, 2011, http://theworldunplugged.wordpress.com.

- Jabr, F. "Neuroscience of 20-Somethings: 'Emerging Adults' Show Brain Differences." *Scientific American,* Aug. 29, 2012.

- Jacobson-Pick, S., and Richter-Levin, G. "Short and Long Term Effects of Juvenile Stressor Exposure on the Expression of GABAA Receptor Subunits in Rats." *Stress* 15, no. 4 (July 2012).

- Jager, J., and Ramsey, N. "Long-Term Consequences of Adolescent Cannabis Exposure on the Development of Cognition, Brain Structure and Function: An Overview of Animal and Human Research." *Current Drug Abuse Research* 1, no. 2 (June 2008).

- James, T. "The Age of Majority." *American Journal of Legal History* 4, no. 1 (Jan. 1960).

- Janssen, D. *Growing Up Sexually: A World Atlas,* vol. 1, Magnus Hirschfeld Archive for Sexology, last revised Feb. 2006, http:// www.sexarchive.info/

GESUND/ARCHIV/GUS/INDEXATLAS.HTM.

• Johnson, S.; Blum, R.; and Giedd, J. "Adolescent Maturity and the Brain: The Promise and Pitfalls of Neuroscience Research in Adolescent Health Policy." *Journal of Adolescent Health* 45, no. 3 (Sept. 2009).

• Johnson, S., and Jones, V. "Adolescent Development and Risk of Injury: Using Developmental Science to Improve Interventions." *Injury Prevention* 17, no. 1 (Feb. 2011).

• Jones, R. "Lasting Effects of Endocannabinoids." *Nature Reviews Neuroscience* 4, no. 525 (July 2003).

• Kaiser, A.; Halle, S.; Schmitz, S.; and Nitsch, C. "On Sex/Gender Related Similarities and Differences in fMRI Language Research." *Brain Research Reviews* 61, no. 2 (Oct. 2009).

• Kaiser Family Foundation, Program for the Study of Media and Health. "Media Multitasking Among American Youth: Prevalence, Predictors and Pairings." Dec. 12, 2006.

• Kalish, N. "The Early Bird Gets the Bad Grade." *New York Times,* Jan. 14, 2008.

• Kelley, A.; Schochet, T.; and Landry, C. "Risk Taking and Novelty Seeking in Adolescence." *Annals of the New York Academy of Sciences* 1021, no. 1 (June 2004).

• Kensinger, E., and Payne, J. "Sleep's Role in the Consolidation of Emotional Episodic Memories." *Current Directions in Psychological Science, Association for Psychological Science* 19, no. 5 (Oct. 2010).

• Kerstetter, K., and Kantak, K. "Differential Effects of Self-Administered Cocaine in Adolescent and Adult Rats on Stimulus-Reward Learning." *Psychopharmacology* 194, no. 3 (Oct. 2007).

• Killgore, W.; Oki, M.; and Yurgelun-Todd, D. "Sex Specific Developmental Changes in Amygdala Responses to Affective Faces." *Neuroreport* 12, no. 2 (Feb. 12, 2001).

• Kim-Cohen, J.; Caspi, A.; Poulton, R.; et al. "Prior Juvenile Diagnoses in Adults with Mental Disorder: Developmental Follow-Back of a Prospective-Longitudinal Cohort." *Archives of General Psychiatry* 60, no. 7 (July 2003).

• Knutson, B.; Wimmer, G.; Kuhnen, C.; and Winkielman, P. "Nucleus Accumbens Activation Mediates the Influence of Reward Cues on Financial Risk-Taking." *Neuroreport* 19, no. 5 (Mar. 26, 2008).

• Kolb, B., and Whishaw, I. "Brain Plasticity and Behavior." *Annual Review of*

Psychology 49 (1998).

• Krueger, F.; Moll, J.; Zahn, R.; Heinecke, A.; and Grafman, J. "Event Frequency Modulates the Processing of Daily Life Activities in Human Medial Prefrontal Cortex." *Cerebral Cortex* 17, no. 10 (Oct. 2007).

• Kuhl, P., et al. "Foreign Language Experience in Infancy: Effects of Short-Term Exposure and Social Interaction on Phonetic Learning." *Proceedings of the National Academy of Sciences* 100 (2003).

• Kupchik, A. *Judging Juveniles: Prosecuting Adolescents in Adult and Juvenile Courts.* New York: New York University Press, 2006.

• "The Life and Death of a Neuron." National Institute of Neurological Disorders and Stroke, last updated Dec. 19, 2013, http://www .ninds.nih. gov/disorders/brain_basics/ninds_neuron.htm.

• Lau, J.; Britton, J.; Pine, D.; et al. "Distinct Neural Signatures of Threat Learning in Adolescents and Adults." *Proceedings of the National Academy of Sciences* 108, no. 11 (Mar. 15, 2011).

• Lebel, C., and Beaulieu, C. "Longitudinal Development of Human Brain Wiring Continues from Childhood into Adulthood." *Journal of Neuroscience* 31, no. 30 (July 27, 2011).

• Lenhart, A.; Purcell, K.; Smith, A.; and Zickuhr, K. "Social Media and Mobile Internet Use Among Teens and Young Adults." *Pew Research Center,* Feb. 3, 2010.

• Lenroot, R. K., and Giedd, J. N. "Brain Development in Children and Adolescents: Insights from Anatomical Magnetic Resonance Imaging." *Neuroscience and Biobehavioral Reviews* 30, no. 6 (2006).

———. "Sex Differences in the Adolescent Brain." *Brain and Cognition* 72, no. 1 (Feb. 2010).

• Lincoln A.; Caswell, S.; Almquist, J.; Dunn, R.; Norris, J.; and Hinton, R. "Trends in Concussion Incidence in High School Sports: A Prospective 11-Year Study." *American Journal of Sports Medicine* 39, no. 5 (May 2011).

• Lise, E. "Girl Brain, Boy Brain?" *Scientific American,* Sept. 8, 2009.

• Luciana, M., et al. "The Development of Nonverbal Working Memory and Executive Control Processes in Adolescents." *Child Development* 76, no. 3 (May–June 2005).

• Luna, B.; Padmanabhan, A.; and O'Hearn, K. "What Has fMRI Told Us About the Development of Cognitive Control Through Adolescence?"

Brain and Cognition 72, no. 1 (Feb. 2010).

• Lynskey, M.; Agrawal, A.; and Heath, A. "Genetically Informative Research on Adolescent Substance Use: Methods, Findings and Challenges." *Journal of the American Academy of Child and Adolescent Psychiatry* 49, no. 12 (Dec. 2010).

• MacDonald, A. "Distinguishing Depression from Normal Adolescent Mood Swings." Harvard Health Publications blog, Harvard Medical School, Sept. 13, 2010, http://www.health.harvard.edu/blog/distinguishing-depression-from-normal-adolescent-mood-swings-20100913335

• McCormick, C.; Mathews, I.; et al. "Social Instability Stress in Adolescent Male Rats Alters Hippocampal Neurogenesis and Produces Deficits in Spatial Location Memory in Adulthood." *Hippocampus* 22, no. 6 (June 2012).

• McCormick, C.; Mathews, I.; Thomas, C.; and Waters, P. "Investigations of HPA Function and the Enduring Consequences of Stressors in Adolescence in Animal Models." *Brain and Cognition* 72, no. 1 (Feb. 2010).

• McCrory, E.; Viding, E.; et al. "Heightened Neural Reactivity to Threat in Child Victims of Family Violence." *Current Biology* 21, no. 23 (Dec. 6, 2011).

• McDermott, Terry. *101 Theory Drive: A Neuroscientist's Quest for Memory.* New York: Pantheon Books, 2010.

• McQueeny, T.; Schweinsburg, B.; and Tapert, S. "Altered White Matter Integrity in Adolescent Binge Drinkers." *Alcoholism: Clinical and Experimental Research* 33, no. 7 (July 2009).

• Meehan W.; d'Hemecourt, P.; Collins, C.; and Comstock, R. "Assessment and Management of Sport-Related Concussions in United States High Schools." *American Journal of Sports Medicine* 39, no. 11 (Nov. 2011).

• Meier, M.; Moffitt, T.; et al. "Persistent Cannabis Users Show Neuropsychological Decline from Childhood to Midlife." *Proceedings of the National Academy of Sciences* 109, no. 40 (Oct. 2, 2012).

• Mesches, M.; Fleshner, M.; Heman, K.; Rose, G.; et al. "Exposing Rats to a Predator Blocks Primed Burst Potentiation in the Hippocampus in Vitro." *Journal of Neuroscience* 19 (1999).

• Mosher, D. "High Wired: Does Addictive Internet Use Restructure the Brain?" *Scientific American,* June 17, 2011.

• Mosholder, A., and Willy, M. "Suicidal Adverse Events in Pediatric Randomized, Controlled Clinical Trials of Antidepressant Drugs Are Associated with Active Drug Treatment: A Meta-Analysis." *Journal of Child and Adolescent Psychopharmacology* 16, nos. 1–2 (Feb.–Apr. 2006).

• Naveh-Benjamin, M.; Kilb, A.; and Fisher, T. "Concurrent Task Effects on Memory Encoding and Retrieval: Further Support for an Asymmetry." *Memory and Cognition* 34, no. 1 (2006).

• Nestler, E., and Malenka, R. "The Addicted Brain." *Scientific American,* Mar. 2004.

• Niehaus, J.; Cruz-Bermudez, N.; and Kauer, J. "Plasticity of Addiction: A Mesolimbic Dopamine Short-Circuit?" *American Journal on Addictions* 18, no. 4 (July–Aug. 2009).

• Nielsen Market Research. "Mobile Youth Around the World." *Mobile Use Trends and Analysis,* Dec. 2010.

• Ophir, E.; Nass, C.; and Wagner, A. "Cognitive Control in Media Multitaskers." *Proceedings of the National Academy of Sciences* 106, no. 37 (Sept. 15, 2009).

• Ortiz, C. "Was That My Phone Vibrating?" *Discovery News,* July 10, 2012.

• Otallah, S., and Hayden, G. "Concussion in Young Athletes: Heads Up on Diagnosis and Management." Pediatrics Consultant Live (www.pediatricsconsultantlive.com), Apr. 1, 2011.

• Pak, T., et al. "Binge-Pattern Alcohol Exposure During Puberty Induces Sexually Dimorphic Changes in Genes Regulating the HPA Axis." *American Journal of Physiology Endocrinology and Metabolism* 298, no. 2 (Feb. 2010).

• Paus, T., et al. "Structural Maturation of Neural Pathways in Children and Adolescents: In Vivo Study." *Science* 283, no. 5409 (Mar. 19, 1999).

• Payne, J.; Stickgold, R.; Swanberg, K.; and Kensinger, E. "Sleep Preferentially Enhances Memory for Emotional Components of Scenes." *Psychological Science* 19 (2008).

• Pew Internet and American Life Project. "Trend Data for Teens: Teen Gadget Ownership." Pew Research Center (2009).

• Placzek, A.; Zhang, T.; and Dani, J. "Age Dependent Nicotinic Influences over Dopamine Neuron Synaptic Plasticity." *Biochemical Pharmacology* 78, no. 7 (Oct. 1, 2009).

• Pyapali, G.; Turner, D.; Wilson, W.; and Swartzwelder, H. "Age and Dose Dependent Effects of Ethanol on the Induction of Hippocampal Long-Term Potentiation." *Alcohol* 19, no. 2 (Oct. 1999).

• QEV Analytics. "Survey of American Attitudes on Substance Abuse XVII:

Teens." National Center on Addiction and Substance Abuse at Columbia University, Aug. 2012.

- Rohrer, D., and Pashler, H. "Concurrent Task Effects on Memory Retrieval." *Psychonomic Bulletin and Review* 10, no. 1 (Mar. 2003).

- Rosen, C. "The Myth of Multitasking." *New Atlantis,* Spring 2008.

- Rosenzweig, M. "Modification of Brain Circuits Through Experience." In *Neural Plasticity and Memory: From Genes to Brain Imaging,* edited by F. Bermudez-Rattoni. Boca Raton: CRC Press, 2007.

- Russo, S.; Dietz, D.; Nestler, E.; et al. "The Addicted Synapse: Mechanisms of Synaptic and Structural Plasticity in Nucleus Accumbens." *Trends in Neuroscience* 33, no. 6 (June 2010).

- Samson, K. "Adolescent Marijuana Use May Cause Lasting Cognitive Deficits." *Neurology Today* 10, no. 24 (Dec. 2010).

- Savage, R. "The Developing Brain After TBI: Predicting Long-Term Deficits and Services for Children, Adolescents and Young Adults." International Brain Injury Association, last modified Dec. 6, 2012, http://www.internationalbrain.org/articles/the-developing-brain-after-tbi.

- Schochet, T.; Kelley, A.; and Landry C. "Differential Expression of Arc mRNA and Other Plasticity-Related Genes Induced by Nicotine in Adolescent Rat Forebrain." *Neuroscience* 135, no. 1 (2005).

- Schoonover, C. *Portraits of the Mind: Visualizing the Brain from Antiquity to the 21st Century.* New York: Abrams Books, 2010.

- Schramm, N., et al. "LTP in the Mouse Nucleus Accumbens Is Developmentally Regulated." *Synapse* 45, no. 4 (Sept. 15, 2002).

- Schweinsburg, A.; Brown, S.; and Tapert, S. "The Influence of Marijuana Use on Neurocognitive Functioning in Adolescents." *Current Drug Abuse Review* 1, no. 1 (Jan. 2008).

- Scott-Taylor, T. "The Implications of Neurological Models of Memory for Learning and Teaching." *Investigations in University Teaching and Learning* 6, no. 1 (Autumn 2010).

- Settersten, R., and Ray, B. "What's Going On with Young People Today? The Long and Twisting Path to Adulthood." *Future of Children* 20, no. 1, "Transition to Adulthood" (Spring 2010).

- Shapira, N.; Goldsmith, T.; Keck, P.; et al. "Psychiatric Features of Individuals with Problematic Internet Use." *Journal of Affective Disorders* 57, nos. 1–3

(Jan.–Mar. 2000).

• Shen, R., and Choong, K. "Different Adaptations in Ventral Tegmental Area Dopamine Neurons in Control and Ethanol Exposed Rats After Methylphenidate Treatment." *Biological Psychiatry* 59, no. 7 (Apr. 1, 2006).

• Silva, J. "Constructing Adulthood in an Age of Uncertainty." *American Sociological Review* 77, no. 4 (Aug. 2012).

• Small, G., and Vorgan, G. *iBrain.* New York: HarperCollins Publishers, 2008.

• Smith, T. "Coming of Age in 21st Century America: Public Attitudes Towards the Importance and Timing of Transitions to Adulthood." National Opinion Research Center, Topical Report 35 (2003).

• Snyder, L.; Milici, F.; Slater, M.; Sun, H.; et al. "Effects of Alcohol Advertising Exposure on Drinking Among Youth." *Archives of Pediatrics and Adolescent Medicine* 160, no. 1 (Jan. 2006).

• Solowij, N.; Jones, K.; Yucel, M.; et al. "Verbal Learning and Memory in Adolescent Cannabis Users, Alcohol Users and Non-Users." *Psychopharmacology* 216, no. 1 (July 2011).

• Sowell, E., et al. "In Vivo Evidence for Post-Adolescent Brain Maturation in Frontal and Striatal Regions." *Nature Neuroscience* 2, no. 10 (1999).

• Sowell, E., et al. "Mapping Cortical Change Across the Human Life Span." *Nature Neuroscience* 6, no. 3 (Mar. 2003).

• Spear, L. "The Adolescent Brain and Age-Related Behavioral Manifestations." *Neuroscience and Biobehavioral Reviews* 24, no. 4 (June 2000).

• Spear, L., and Varlinskaya, E. "Adolescence: Alcohol Sensitivity, Tolerance, and Intake." In Recent Developments in Alcoholism. Vol. 17, *Alcohol Problems in Adolescents and Young Adults: Epidemiology, Neurobiology, Prevention, Treatment,* edited by M. Galanter. New York: Springer, 2005.

• Spinelli, N., and Jensen, F. "Plasticity: The Mirror of Experience." *Science* 203, no. 4375 (Jan. 1979).

• Stamoulis, K. "An Exploration into Adolescent Online Risk-Taking." Dissertation submitted to the Temple University Graduate Board. Philadelphia: Temple University Libraries, 2009.

• Steinberg, L. "Cognitive and Affective Development in Adolescence." *Trends in Cognitive Sciences* 9, no. 2 (Feb. 2005).

———. "Risk Taking in Adolescence: New Perspectives from Brain and Behavioral Science." *Current Directions in Psychological Science* 16, no. 2 (Apr.

2007).

———. "A Social Neuroscience Perspective on Adolescent Risk-Taking." *Developmental Review* 28, no. 1 (Mar. 2008).

- Stella, N.; Schweitzer, P.; and Piomelli, D. "A Second Endogenous Cannabinoid That Modulates Long-Term Potentiation." *Nature* 388 (Aug. 21, 1997).

- Stetler, C. "HBO's 'Girls': A Window into the Psyche of Emerging Adulthood." *Rutgers Today,* June 14, 2012.

- Stoolmiller, M.; Wills, T.; Sargent, J.; et al. "Comparing Media and Family Predictors of Alcohol Use: A Cohort Study of U.S. Adolescents." *British Medical Journal* 2, no. 1 (2012).

- Strauman, T. J.; Costanzo, P. R.; and Garber, J. *Depression in Adolescent Girls: Science and Prevention.* New York: Guilford Press, 2011.

- Sturman, D., and Moghaddam, B. "Reduced Neuronal Inhibition and Coordination of Adolescent Prefrontal Cortex During Motivated Behavior." *Journal of Neuroscience* 31, no. 4 (Jan. 2011).

- Taffe, M.; Kotzebue, R.; Crean, R.; and Mandyam, C. "Long-Lasting Reduction in Hippocampal Neurogenesis by Alcohol Consumption in Adolescent Nonhuman Primates." *Proceedings of the National Academy of Sciences* 107, no. 24 (June 1, 2010).

- Talavage, T.; Nauman, E.; Leverenz, L.; et al. "Functionally-Detected Cognitive Impairment in High School Football Players Without Clinically-Diagnosed Concussion." *Journal of Neurotrauma* 31, no. 4 (Feb. 15, 2014).

- Tamm, L.; Menon, V.; and Reiss, A. "Maturation of Brain Function Associated with Response Inhibition." *Journal of the American Academy of Child and Adolescent Psychiatry* 41, no. 10 (Oct. 2002).

- Tapert, S.; Schweinsburg, A.; Medina, K.; et al. "The Influence of Recency of Use on fMRI Response During Spatial Working Memory in Adolescent Marijuana Users." *Journal of Psychoactive Drugs* 42, no. 3 (Sept. 2010).

- "Technology Addiction." *From Laptops to LOLcats: Exploring Teen Tech Use,* undated, http://teentechuse.wordpress.com/how-technology-uses-you/hey-how-long-have-you-been-staring-at-this-screen.

- Tegner, J.; Compte, A.; and Klingberg, T. "Mechanism for Top-Down Control of Working Memory Capacity." *Proceedings of the National Academy of Sciences* 106, no. 16 (Apr. 21, 2009).

• Toga, A.; Thompson, P.; and Sowell, E. "Mapping Brain Maturation." *Trends in Neuroscience* 29, no. 3 (May 2006).

• Toledo-Rodriguez, M., and Sandi, C. "Stress During Adolescence Increases Novelty Seeking and Risk-Taking Behavior in Male and Female Rats." *Frontiers in Behavioral Neuroscience* 5, no. 17 (Apr. 7, 2011).

• Trafton, A. "Parts of Brain Can Switch Functions: In People Born Blind, Brain Regions That Usually Process Vision Can Tackle Language." MIT News Office, Mar. 1, 2011.

• Vaidya, H. "Playstation Thumb." *Lancet* 363, no. 9414 (Mar. 27, 2004).

• Vanderschuren, L. J.; Di Ciano, P.; and Everitt, B. J. "Involvement of the Dorsal Striatum in Cue-Controlled Cocaine Seeking." *Journal of Neuroscience* 25, no. 38 (Sept. 21, 2005).

• Vassiliadis, A., and Mederich, J. "Digital Withdrawal: I'm a Teenage Tech Addict." *Huffington Post,* Mar. 1, 2012.

• Viner, J., and Davae, U. "High Strung and Strung Out: Clinically Relevant Questions Regarding Adult ADHD and Comorbid Bipolar and Substance Abuse Disorder." *Yellowbrick Journal of Emerging Adulthood* 2, no. 1 (2011).

• Viner, J., and Tanner, J. "Psychiatric Disorders in Emerging Adulthood." *Yellowbrick Journal of Emerging Adulthood* 1, no. 1 (2010).

• Walker C., and McCormick, C. "Development of the Stress Axis: Maternal and Environmental Influences." In *Hormones, Brain, and Behavior,* edited by A. Arnold et al. Amsterdam: Elsevier, 2009.

• Walker, Q., and Kuhn, C. "Cocaine Increases Stimulated Dopamine Release More in Periadolescent Than Adult Rats." *Neurotoxicology and Teratology* 30, no. 5 (Sept.–Oct. 2008).

• Walsh, D. *Why Do They Act That Way?* New York: Free Press, 2004.

• Wargo, E. "Adolescents and Risk: Helping Young People Make Better Choices." ACT for Youth, Department of Human Development, College of Human Ecology, Cornell University, 2007.

• Waters, P., and McCormick, C. "Caveats of Chronic Exogenous Corticosterone Treatments in Adolescent Rats and Effects on Anxiety-Like and Depressive Behaviour and HPA Function." *Biology of Mood and Anxiety Disorders* 1, no. 4 (2011).

• Weder, N. "Prevalence of Mental Health Disorders in Children and Adolescents Around the Globe." *Journal of the American Academy of Child and*

Adolescent Psychiatry 49, no. 10 (Oct. 2010).

- Weiser, M.; Lubin, G.; et al. "Cognitive Test Scores in Male Adolescent Cigarette Smokers Compared to Non-Smokers: A Population-Based Study." *Addiction* 105, no. 2 (Feb. 2010).

- Weissenborn, R., and Duka, T. "Acute Alcohol Effects on Cognitive Function in Social Drinkers: Their Relationship to Drinking Habits." *Psychopharmacology* 165, no. 3 (Jan. 2003).

- Wheeler, A.; Frankland, P.; et al. "Adolescent Cocaine Exposure Causes Enduring Macroscale Changes in Mouse Brain Structure." *Journal of Neuroscience* 33, no. 5 (Jan. 30, 2013).

- White, A., and *Swartzwelder*, H. "Hippocampal Function During Adolescence: A Unique Target of Ethanol Effects." *Annals of the New York Academy of Sciences* 1021, no. 1 (June 2004).

- White, A.; Truesdale, M.; Bae, J.; et al. "Differential Effects of Ethanol on Motor Coordination in Adolescent and Adult Rats." *Pharmacology, Biochemistry and Behavior* 73, no. 3 (Oct. 2002).

- Wojnar, M., et al. "Sleep Problems and Suicidality in the National Comorbidity Survey Replication." *Journal of Psychiatric Research* 43, no. 5 (Feb. 2009).

- Wolfe, J. "Fewer Teens Perceive Risk in Marijuana Use." *Psychiatric News* 46, no. 20 (Oct. 21, 2011).

- Wood, J.; Heitmiller, D.; et al., "Morphology of the Ventral Frontal Cortex: Relationship to Femininity and Social Cognition." *Cerebral Cortex* 18, no. 3 (Mar. 2008).

- Yeates, K., et al. "Reliable Change in Postconcussive Symptoms and Its Functional Consequences Among Children with Mild Traumatic Brain Injury." *Archives of Pediatrics and Adolescent Medicine* 166, no. 7 (July 1, 2012).

- Zhang, T.; Morrisett, R.; et al. "Synergistic Effects of the Peptide Fragment D-NAPVSIPQ on Ethanol Inhibition of Synaptic Plasticity and NMDA Receptors in Rat Hippocampus." *Neuroscience* 134, no. 2 (2005).

옮긴이 김성훈

치과의사의 길을 걷다가 번역의 길로 방향을 튼 엉뚱한 번역가. 중학생 시절부터 과학에 대한 궁금증이 생길 때마다 틈틈이 적어온 과학노트는 아직도 보물 1호로 간직하고 있다. 학생 시절부터 흥미를 느꼈던 번역작업을 통해 같은 꿈을 꾸는 사람들과 함께 이런 관심을 나누길 원한다. 경희대학교 치과대학을 졸업했고, 출판번역 및 기획그룹 바른번역 회원으로 활동 중이다. 『뇌의 미래』, 『우주 탄생의 비밀』, 『엑시덴탈 유니버스』, 『아인슈타인의 주사위와 슈뢰딩거의 고양이』, 『이 문제 풀 수 있겠어?』, 『무한을 넘어서』, 『인간의 본능』 등 다수의 책을 우리말로 옮겼으며, 『늙어감의 기술』로 제36회 한국과학기술도서상 번역상을 수상했다.

10대의 뇌

초판 1쇄 발행 2018년 12월 28일
초판 17쇄 발행 2024년 8월 26일

지은이 프랜시스 젠슨, 에이미 엘리스 넛 **옮긴이** 김성훈

발행인 이봉주 **단행본사업본부장** 신동해
편집장 김예원 **디자인** 권으뜸
마케팅 최혜진 이은미 **홍보** 반여진 허지호 송임선
국제업무 김은정 김지민 **제작** 정석훈

브랜드 웅진지식하우스 **주소** 경기도 파주시 회동길 20
문의전화 031-956-7361(편집) 02-3670-1123(마케팅)
홈페이지 www.wjbooks.co.kr
인스타그램 www.instagram.com/woongjin_readers
페이스북 https://www.facebook.com/woongjinreaders
블로그 blog.naver.com/wj_booking

발행처 ㈜웅진씽크빅
출판신고 1980년 3월 29일 제406-2007-000046호

한국어판 출판권 ⓒ 웅진씽크빅, 2018
ISBN 978-89-01-22876-1 (03510)